"十二五"国家重点音像出版规划
《一技之长闯天下》多媒体丛书
家政职业技能多媒体培训系列

YUESAO YUERSAO DUOMEITI
JIAOCHENG

月嫂 育儿嫂 多媒体教程

YUESAO YUERSAO

丁丽翔　主编

农村读物出版社

图书编写人员名单

主　　编　丁丽翔（婴之宝——北京靓婴堂咨询服务有限公司总经理）

编写人员　丁丽翔（婴之宝——北京靓婴堂咨询服务有限公司总经理）

　　　　　贺宝晶（原北京东四妇产医院产科主任）

　　　　　崔玉涛（北京和睦家医院新生儿科主任）

音像制品编制人员名单

监　　制　孙玉田

出 品 人　王华勇

责任编辑　王华勇　李　夷

制 片 人　李　夷

科学顾问　丁丽翔（婴之宝——北京靓婴堂咨询服务有限公司总经理）

主　　讲　贺宝晶（原北京东四妇产医院产科主任）

　　　　　田二俊（原北京展览路医院儿童保健科主治医师）

特约出镜　韩冠雄　刘莉莉　韩佳璇　刘开珍　乐　乐

摄　　像　栗永刚　李　夷

摄　　影　韩冠雄

绘　　图　王宇辰

技术编辑　栗永刚　李　夷　陆　蓓　刘金华　程万春

撰　　稿　丁丽翔　贺宝晶　田二俊

审　　片　李　夷　赵丽超　王　怡　刘金华

编　　辑　赵丽超　王　怡　陆　蓓　刘金华

2012 年是继往开来，跨越发展的一年，是我国实施"十二五"规划的第二个年头。"十二五"规划纲要第四篇提出了"加快发展生产性服务业"、"大力发展生活性服务业"、"营造有利于服务业发展环境"的方针政策，为我国家庭服务业的发展指明了方向。现代家庭服务业的发展是"十二五""富民"政策的精髓，是安民、便民、利民、惠民的重大民生工程之一。也是中国长期持续稳定发展不可缺少的重要组成部分。家庭服务业是面向千家万户，面向百姓的事业，在促进消费、吸纳就业、帮助解决百姓实际生活需求等方面具有现实而重要的作用。

国办发（2010〔43号〕文件）第五条"提高从业人员职业技能。"第十八款"以规模经营企业和技工院校为主，充分发挥各类职业培训机构、行业协会以及工青妇组织的作用，根据当地家庭服务市场需求和用工情况，开展订单式培训、定向培训和在职培训。"第十九款"家庭服务机构应坚持先培训后上岗制度，完善技能水平与薪酬挂钩机制，引导从业人员积极参加培训和鉴定考核，鼓励家庭选择持有家庭服务职业资格证书或专项职业能力证书的从业人员提供服务"。这些政策措施十分重要。没有高素质的服务水平和能力，就没有家政服务工作者的社会价值和尊严。因此，千方百计提升家政人员的思想素质、技能素质，推进家庭服务事业的产业化、社会化具有重要的意义。

母婴事业是面向未来的事业，今天的婴儿，是明天国家的栋梁，他们将肩负起未来社会的历史重任；今天的新妈妈、新爸爸是当前国家建设的生力军。专业的、高素质的家庭服务可以有效地提高民族素质、解决年轻父母的后顾之忧，同时安置大批失业人员就业，是一举多得，利国利民的大好事。

　　国家"十二五"重点音像出版规划中的选题之一《一技之长闯天下》，选中"月嫂、育儿嫂"这个比较有代表性的家庭服务项目，由新闻出版总署批准，出版《月嫂育儿嫂多媒体教程》，是对月嫂岗位走专业化、规范化职业道路的大力推动。我高兴地看到在中国农业出版社各级领导的大力协助下，经过母婴行业的先行者及新锐产科、儿科专家共同努力，撰写的这本图文并茂、言简意赅、易学易懂并配有 10 张教学光盘的图书正式出版，这是对家庭服务行业健康发展的重要贡献。这本书从职业道德到职业必备能力全面系统地讲解了母婴护理的精髓，它是广大从事及即将从事母婴护理职业的人员不可多得的指导性书籍，是母婴服务培训的教科书，也是新妈妈、新爸爸的贴心枕边书。希望中国家庭服务业的会员单位在使用此书的过程中，不断提出宝贵意见和建议，为教材的下一步改进和修订提供帮助，为家庭服务业更加科学化、世界化尽绵薄之力！

中国家庭服务业协会会长

2012.2.18

目录

3

第一讲
月嫂、育儿嫂的职业道德、
行为准则、工作职责

专题一 月嫂、育儿嫂的职业道德

月嫂、育儿嫂是以个体形式进入私人家庭，为雇主提供满足个性化要求的服务职业，这种工作形式，对服务人员的道德素质要求高于其他行业。因此，做一个称职的月嫂、育儿嫂不仅要有一定的操作技能，而且必须具备较高的道德修养和职业操守。

一、道德和职业道德

（一）道德

道德是思想意识的反映，其构成有道德观念和行为准则两个方面，是人类社会维系社会、家庭、个人的行为规范。

宪法规定"中华人民共和国公民必须遵守宪法和法律，保护国家机密，爱护公共财产，遵守劳动纪律和公共秩序，尊重社会公德。"社会公德、家庭美德、职业道德都是用来约束人们行为，调整人与人之间关系的。

道德是一种客观存在，在社会中每个人的言行都是道德行为的反映。道德是靠社会舆论和个人内心信念等力量来发挥和维持其社会作用的。按照社会道德规范行事的人，才能胜任不同岗位的工作。

（二）职业道德

职业道德是指一个人在自己的职业活动中，应当遵循的特定的道德原则、行为规范，以及与之相适应的道德观念、情操和品质。职业道德的内容可以通过人们的职业活动、职业关系、职业态度、职业作风以及社会效果表现出来。

它既是对本职业人员在职活动中行为的要求，也是职业对社会所负的道德责任与义务。从事某种特定职业的人，有着共同的劳动方式，接受共同的职业训练，因而形成与职业活动和职业特点密切相关的观念、兴趣、爱好、传统心理和行为习惯，结成某种特殊的关系，形成独特的职业责任和职业纪律。从而产生特殊的行为规范和道德要求，各行各业都有自己的职业道德。职业道德通过从业人员的知识结构、自身能力及责任心来表现出来，并推动行业的不断发展。

二、月嫂、育儿嫂的职业道德

忠于职守，精益求精，全心全意为社会、为人民服务，对职业具有献身精神是现代社会对各行各业人们的共同要求。

不同职业的工作者有特定的职业规范和要求，月嫂、育儿嫂应具有的职业道德是：热爱本职，高效快捷；勤奋好学，精益求精；谦虚谨慎，戒骄戒躁；以诚相待，善解人意；摆正关系，做该做的事；遵纪守法，自尊自爱；遵守行规，学会自律；顽强拼搏、奋发进取。

（一）热爱本职，高效快捷

热爱本职工作，是做好工作的前提，行业的产生是社会发展的必然，是社会需求的结果，行业只存在分工不同，没有贵贱、高低之分。选择它，就要热爱它，尽心尽力地做好它。拥有一颗爱心，是做好本职的关键，要像爱护自己的孩子一样爱护雇主的孩子，要像照顾自己的家人一样照顾产妇。

要善于安排各项工作的顺序，在最佳的时间做好最佳的护理工作，充分利用好时间不要让雇主提醒。应自觉高标准要求自己，讲求效率，努力通过自己的劳动，为产妇护理贴心周到，为婴儿护理细致入微，为雇主营造整洁、温馨、有条理的家庭环境，解决雇主的后顾之忧，让雇主感到满意。月嫂、育儿嫂的工作要积极主动，讲究信用，以自己的尽心、爱心和关心，换得雇主的称心、放心和安心，让产妇及新生儿得到良好的护理，让自己成为产妇、新生儿月子里不可缺少的得力护理专家。

（二）勤奋好学，精益求精

照顾产妇、新生儿处处是学问，从事月嫂、育儿嫂工作，肩负着重要的使命，应不断地学习，掌握最前沿的护理知识，否则就会被不断发展的行业甩在后面，难以永远胜任这个职位。养成良好的工作、学习习惯，在每一家工作期间，认真记录每个宝宝、每个产妇的每一个特殊问题，工作结束后，认真向专业教师咨询，闲暇之时可以到书店购买一些对提高业务有指导作用的书籍，例如：产妇营养配餐、新生儿早期智力开发等，每服务完一个客户，都总结一下自己的得失，只有以积极的心态勤奋学习，精益求精，才能不断提高护理技能和技巧，满足各种不同层次的用户需要，跟上时代的发展，站在月嫂服务职业技能的最前沿。

（三）谦虚谨慎，戒骄戒躁

谦虚是中华民族的传统美德，谦虚使人进步。学无止境，三人行必有我师，这都是前人总结的经典论据，在任何时候都应牢记在心中。任何雇主都不会拒绝谦虚的月嫂、育儿嫂，无论你自己认为自己的工作如何到位，也无论你学了多少专业知识，记住你都未必可以满足所有客户的要求，所以谦虚地、主动地征询客户的意见，才是最积极主动地工作态度，对顺利地执行雇主的旨意，提高工作质量，掌握更多的技能都有不可估量的作用。

（四）善解人意，以诚相待

要以诚相待，善解人意。有时工作出了差错，或某件事情没有做好，及时致歉说明情况，说一声"对不起"，问题往往就迎刃而解。在护理工作中，对雇主的某些做法或提议不赞成或有意见，可以真诚地与之交换意见，及时沟通。遇到实在解决不了的问题，也不要强硬对待，可以婉转地通过公司或第三方出面解决。

（五）摆正关系，做该做的事

月嫂、育儿嫂进入雇主家庭工作，对雇主家的情况做到该问的问、不该问的不问，尊重雇主家的隐私权，不对外人宣扬雇主家的情况，这是每一个月嫂、育儿嫂应有的道德素养。

月嫂、育儿嫂还要注意不参与雇主家的内部事务。当遇到雇主家庭内部矛盾时应保持清醒的头脑，不介入，不为双方的过激言词做旁证。促进家庭和睦事多做，反之不做。

月嫂、育儿嫂在雇主家工作，实际上就如同在公司给老板打工，要摆正

3

上、下级关系。对职责范围以外的事，例如：雇主家内部事情，坚决回避，不参与，不旁听，做一个有修养的月嫂、育儿嫂。

（六）遵纪守法，自尊自爱

遵纪守法，是每个公民应尽的义务。月嫂、育儿嫂也一样，应自觉遵守宪法和各项法律法规。私拆偷看别人的信件，盗窃雇主财务都是犯罪的行为，将受到法律的制裁。在外籍雇主家庭工作的月嫂、育儿嫂，要忠于祖国和人民，坚决维护国家主权和民族尊严，做到自尊自爱。

（七）遵守行规，学会自律

要通过行业正规公司与雇主签订正式合同上岗，不要私自与雇主口头约定服务与被服务的关系。在当前行业尚未完全成熟的情况下，有很多诱惑摆在月嫂、育儿嫂面前，例如为了蝇头小利，与雇主私下形成雇佣关系；或雇主主动要求形成脱离你所在的公司跟雇主私下合作。通常这样的情况，自身的利益和客户长远的利益都难以得到保障，因此产生的劳而无获、安全不能保障、正常的休息时间和饮食得不到保障，长期在雇主家没有更新和增加新知识的培训使职业技能落后等，自己酿成的苦果只能自己承担，无处申诉，到头来落得占小便宜吃大亏。所以要通过正规的渠道，得到正规的工作，保障自己的合法权利（权力）不受损害。

（八）顽强拼搏，奋发进取

许多从事月嫂、育儿嫂工作的大姐，家里都存在着这样、那样的困难，肩负着家庭的重担，通过自己的双手，从事力所能及的工作去改变自己的命运、改变家庭的命运、为自己的家庭和需要帮助的家庭尽自己的力量，是自强、自立、奋发向上的表现，是值得整个社会尊重的。从事月嫂、育儿嫂职业的大姐更要为此感到骄傲和自豪，不断进取，奋发向上，做一个有益于社会、有益于家庭、有益于自己的行业标兵。

专题二　月嫂、育儿嫂的行为准则
（简称"准则20条"）

月嫂、育儿嫂在工作中应严格要求自己，规范自己的一言一行，做正确的事，说正确的话。按下列要求约束自己的言行、举止。

一、言谈举止要文明，尽量使用"您"、"请"、"谢谢"、"对不起"、"没关系"等礼貌用语，不得使用粗鲁低俗的语言。月嫂、育儿嫂照顾的是最脆弱的且需要静养的产妇和新生儿，因此，说话要轻言细语，严禁大呼小叫、大声喧哗。

二、月嫂、育儿嫂要文明上岗，服装要干净、严肃、温馨，上岗期间不许佩戴各种首饰及浓妆艳抹，不得穿着太过暴露的衣服。

三、与雇主交谈要注意举止规范，不得指手画脚、手舞足蹈。

四、注意生活细节方面的问题，如：用餐时随意翻挑食物、口含食物与雇主交谈；打喷嚏或者咳嗽时面对其他人或食品不注意回避及不注意用手绢或纸巾掩住口鼻等。

五、月嫂、育儿嫂职业的特殊性，其中有一点就是入户服务，因此，时刻要检点自己的行为，如：洗手如厕时应注意关好门，进入雇主卧房时应先打招呼，听到容许进入时再进入，不要当着雇主的面换衣、脱鞋，和男雇主讲话时要注意女主人的感受等。

六、尊重雇主，雇主的生活习惯，对雇主的抉择要去适应、执行，而不应按自己的意愿随意更改。

七、在工作的过程中如遇有与雇主的意见不一致的地方，应协商解决，避免当面争执，更不容许与雇主发生吵架的行为。

八、在雇主家工作期间，应时刻把关注点集中在做好本职工作上，雇主隐私、雇主的资料、信件，严禁随意窥探和泄露。

九、分清主次，清楚理解雇佣关系，如：雇主在家时不得抢接电话，用餐时应分清主宾。雇主家来客时，协助做好接待服务，但不应充当主人招呼客户，喧宾夺主等。

十、谦虚谨慎，戒骄戒躁，不懂就问，不会就学，严禁擅自做主，不懂装懂，随意许诺或答应自己做不到的事情，更不应做自己力所不能及的事情。

十一、上班时间专时专用，禁止使用雇主电话随意聊天，禁止在岗时间看电视、看报纸或约自己的亲友来雇主家串门。

十二、上岗期间带好自己的生活必需品，不得擅自使用和食用雇主的专属用品，如：护肤品、营养补品等。

十三、靠自己的劳动获取应得的报酬，严禁行为不检，贪图小利，触犯法律。严禁在雇主家兼职推销产品或者从事私活，牟取私利。

十四、知错就改，在工作有失误时，不应推卸或逃避责任。

十五、衣物清洗要分清内衣、外衣、宝宝的还是产妇的，宝宝的衣物应用手洗，不应与成人衣物混合在一起机洗。

十六、各项操作应动作轻柔，避免动作粗鲁、禁止用脚挪动物品。

十七、要有良好的个人卫生和行为习惯，禁止随地吐痰、乱扔杂物、个人物件不得随意摆放。讲究个人卫生习惯，在护理产妇、新生儿、烹调之前一定先洗手，不得手未经清洁，直接操作。

十八、在制作产妇餐时，会接触到器皿、灶具、炊具、明火等，严禁将金属容器放入微波炉中加热；在明火烹饪食物时不得擅自离开；切生熟食物的刀案要严格分开，并应将生熟食物分开储存；瓜果蔬菜认真洗净，不得马虎大意。

十九、不参与雇主家事，不搬弄是非、不说长道短。不与雇主唠叨家事、不把个人的私事传递给雇主，严禁用各种借口暗示索取以及在雇主面前诉苦提各种要求。

二十、工作有条理，保持环境整洁有序，避免丢三落四、杂乱无章。

专题三　月嫂、育儿嫂的工作职责

月嫂、育儿嫂是 20 世纪 90 年代末兴起的一种新兴职业，这是国民经济发展以及社会文明进步的必然。月嫂、育儿嫂不单承担着一部分家政服务员的工作，同时，月嫂、育儿嫂均需经过特殊的专业培训，掌握必要的产后母婴护理知识，可以对产妇及婴儿实施 24 小时不间断的看护，这就不单减轻了产妇家人的负担，而且可以使月子期间的产妇及新生儿得到具有一定专业水平的陪护，实在是一种利国、利民的大好事，因此，受到了越来越多的产妇及其家属的欢迎。

月嫂、育儿嫂的工作范围主要包括如下几个方面：

一、产妇护理

月嫂一进入雇主的家庭，首先要对产妇的家庭和产妇本人的生活和身体状况有一个比较详细的了解，比如：产妇的民族、有没有什么饮食和其他生活方面的忌讳、产妇分娩是否顺利、目前还有没有需要注意的健康问题、医生有没有什么特殊的嘱咐等。具体的工作包括：

（一）生活起居照料

1. 观察产妇产褥期的恢复情况，如发现可能的异常情况，应建议产妇及时就医，以免延误治疗，但月嫂没有治疗疾病的责任。

2. 照顾产妇，帮助产妇洗澡更衣、负责洗涤产妇的衣物、定期更换床单、被罩，清扫产妇房间并做好通风换气的工作，保持产妇室内清洁、空气清新。

（二）营养膳食调配

为产妇煲汤、制作营养餐，合理安排产妇饮食，每日三餐三点或三餐二点，避免发生产后肥胖。（详见第一讲，专题四）

（三）产后乳房护理，这是月嫂产妇护理的一项最基本的工作

1. 熟练掌握乳房热敷、按摩、吸奶、挤奶及母乳喂养指导的各项技巧，适时给产妇进行乳房护理，落实各项促进母乳喂养的措施，帮助产妇做好母乳喂养的工作。

2. 熟练掌握乳头凹陷、乳房肿胀、乳汁淤积及乳头皲裂等乳房异常情况的护理技术，为产妇及时解除痛苦，促使异常情况及时得到改善。

（四）产后身体和心理护理

1. 指导产妇产后康复体操，结合母乳喂养及合理膳食，帮助产妇尽快恢复身材，预防生育性肥胖的发生。

2. 关注产妇的心理变化，做好心理疏导工作，常与产妇交流育儿心得，避免产妇发生"产后抑郁症"。

二、新生儿护理

月嫂、育儿嫂一进入雇主的家庭，就要对新生儿出生的各方面做一个比较详细的了解，比如：孩子是在哪家医院出生的、出生体重是多少、性别、婴儿在医院期间的大体健康情况、有没有患病的情况、出院时医生有没有什么特殊的嘱咐、目前是哪种喂养方法（完全吃母乳、部分吃母乳还是吃奶粉）、婴儿目前有没有什么特殊的情况等。这对你以后护理婴儿的工作会有着极大的

帮助。

具体工作内容包括：

（一）新生儿生活护理

1. 新生儿生活护理

为新生儿洗澡、更衣、换尿布，清洗宝宝衣物及尿布等，每天为婴儿的房间通风及做好清洁工作。

2. 新生儿喂养方面

指导母乳喂养、协助做好人工喂养、严格各项操作、做好奶具消毒，满月时婴儿体重、身长增长应达标。

（二）新生儿专业护理

新生儿脐带消毒以及皮肤、眼部、耳朵、鼻腔、口腔、臀部护理；观察大小便及体温等，及时发现宝宝身体可能出现的异常，提醒家长及时就医。

（三）新生儿常见异常情况的简单家庭护理

如：新生儿黄疸观察、新生儿鹅口疮、湿疹、便秘、尿布皮炎、脐炎的观察及简单家庭护理。

（四）新生儿智能提高训练

每天按时完成新生儿抚触、新生儿被动操以及五大智能早期开发的简单训练。

三、辅助家务

在照顾好产妇和新生儿的前提下，协助做好家务工作。

第二讲

产褥期基础医学知识
及产褥期家庭护理

月嫂与普通家政服务员不同之处，就在于月嫂肩负着维护产妇及新生儿两个方面身体健康的重大责任，稍有差池就会给母婴造成不良的甚至是严重的后果，因此，绝不可以有半点的马虎和懈怠。要做好这一工作，除了要有良好的职业道德，勤奋的工作精神，还应经过严格的培训，使月嫂掌握必要的产妇及新生儿的护理知识及技能，以科学、严谨的态度对待这项工作，才能更好地为母婴健康保驾护航。

本讲将具体介绍一些月嫂必须掌握的母婴家庭护理知识。

专题一　产褥期的基础医学知识

一、产褥期的概念

从胎盘分娩出到产后大约 6 周是产妇从怀孕的状态恢复到孕前或接近孕前状态的一段时间，这段时间称作产褥期，也就是我们常说的"坐月子"的时间。

由于产褥期是妇女由怀孕状态向正常生理状态的转变过程，因此，产褥期有很多产妇所特有的现象，作为为她们服务的月嫂要了解这些特点，并根据这些特点为她们提供服务。

二、产褥期产妇身体的特点

(一) 体温

产后 24 小时内，产妇体温可稍有升高，但不会超过 38℃，如果 24 小时内有两次超过 38℃的体温，应寻找原因，喝热水、热汤或出汗多都可能使体温稍高，对这种情况，可以等一会再重复试体温，重要的是要及时发现产后感染或其他异常。

（二）子宫复旧

1. 什么叫子宫复旧

子宫从怀孕的状态恢复到怀孕前的状态，称作子宫复旧。

2. 子宫是如何复旧的

产后由于胎儿、胎盘的排出，子宫体肌肉纤维收缩、血管受压、子宫肌肉缺液等原因，子宫肌肉细胞发生缺血、自溶现象，肌肉细胞体积逐渐缩小，从而使整个子宫体积逐渐缩小，与此同时，子宫腔内的胎盘剥离面随着子宫的缩小而相应缩小并逐渐被子宫内膜平复，直至完全恢复到怀孕前的状态，这个过程就是子宫复旧的过程。

产后子宫迅速下降到平肚脐的水平，以后每天下降一横指（大约 1.5 厘米），至产后 10 天进入骨盆腔，这时在肚子上就摸不到子宫底了。

3. 子宫复旧需要多长时间

子宫复旧大约需要 6 周时间。

如果有胎盘残留或产后感染的情况，子宫复旧就会受到影响，时间就会延长。

（三）褥汗

产妇在孕期为了满足母婴两个人新陈代谢的需要，体内储存了大量的水分，分娩后需要排出部分水分，因此，产妇产后特别爱出汗，尤其是夜间，衣服常常都会被汗水湿透，这是正常的生理现象，称为"褥汗"，这种爱出汗的现象一般在产后 1 周自行好转。

（四）消化功能差

产后进食少、卧床多、活动少、导致肠蠕动减慢，再加上产妇产后食物多流食和甜食、少纤维素，造成产妇易出现腹胀，便秘和消化不良。

消化系统功能的恢复需 1～2 周。

（五）易发生尿潴留

由于分娩过程排尿肌受压迫或因插尿管等原因，产妇产后易发生尿潴留。

尿潴留的意思就是有尿但产妇没有尿意，不能及时排尿，造成尿大量积在膀胱（体内存尿的器官），我们曾给一位尿潴留的产妇导出 5000 毫升尿液。

尿潴留是十分危险的，它不但可以引起产后尿路感染，并可造成膀胱破裂。

（六）恶露

1. 什么叫恶露

在产褥期从阴道排出的分泌物叫作"恶露"。恶露中含有血液，坏死的蜕膜组织，细菌及黏液等。

2. 恶露是如何变化的

恶露随时间的不同分 3 种情况　①血性恶露：产后 3～4 天内最多，含血液较多，呈红色，故被称之血性恶露或红恶露，血性恶露持续 1 周左右。②浆液性恶露：继血性恶露之后，恶露颜色慢慢变淡，呈褐色或粉红色，含黏液、白细胞及细菌较多，浆液性恶露持续两周左右。③白恶露：黏稠、色白，血性成分已很少，故呈白色，可持续两到三周。

3. 怎样判断恶露是否正常

正常恶露有血腥味，但不臭，恶露完全干净需 3～4 周。如果产后 2 周恶露仍为血性恶露或超过 4 周仍未干净，可能是子宫复旧不良或是子宫内有胎膜或胎盘组织残留；如有腐败臭味，则可能是产后感染的征象。

（七）产妇容易发生产褥感染

产褥感染俗称"产褥热"，在旧社会曾经是威胁产妇生命的主要原因。

产妇产后易发生感染的原因如下：

（1）产妇产后体力和抵抗力都明显的下降，产妇还存在多种发生感染的薄弱环节，例如：①分娩后胎盘从子宫壁剥离，在子宫壁上形成一个创面，这个创面要到产后 6 周左右才完全长好。②产后 10 日内子宫口还没有闭合，阴道内的细菌可以上行造成这个创面的感染。③产妇会阴部或剖宫产的伤口以及乳房，如果护理的不当很容易发生感染。

（2）恶露是细菌很好的培养基，恶露需要4周左右才能完全干净。如果不注意卫生，不勤换卫生巾，或用不干净的旧布、棉花等充当卫生巾，就可能导致感染。

（3）不注意产后性卫生，过早恢复性生活，就可能造成感染。

（八）泌乳

这是产妇所特有的生理现象，泌乳问题在母乳喂养部分将做具体的介绍。

（九）体重的恢复

产妇一般在产后6个月左右恢复到孕前体重，如果产褥期不注意科学饮食，就可能导致肥胖，这种肥胖常被称作"生育性肥胖"。在后面的学习中，我们会教会你怎样帮助产妇尽快回复体重。

（十）孕期的原有疾病易忽视

有些妇女孕期同时患有其他疾病，如妊娠期高血压疾病、糖尿病、贫血、肺结核等，生产后由于主要精力放在照顾婴儿上，往往会忽略对产妇的观察，致使情况可能加重，因此，凡孕期合并有其他疾病的产妇，产后一定要继续观察治疗。

专题二 产褥期产妇及新生儿家庭护理

产褥期是产妇最脆弱的时期，也是一个重要的生理恢复期，为了产妇和婴儿的健康，科学坐月子十分必要，这是月嫂的一项重要任务。

一、产妇的家庭护理

（一）产褥期产妇的生活护理

1. 活动与休息

（1）产妇产后要注意多休息，要求每天至少保持8～9小时的睡眠时间，保持充足的睡眠有利于情绪的调整。为解决又要照顾孩子又要休息这一的矛盾，产妇应该与婴儿同步睡眠，婴儿睡觉时，产妇就要抓紧时间睡觉。

（2）健康的产妇于产后 6～7 小时坐起，12 小时后自己到厕所大小便，24 小时可下床活动。早下床活动有利于子宫的复旧和恶露的排出、增加膀胱和排尿功能的迅速恢复，减少泌尿系感染、促进肠蠕动，增进食欲、减少便秘的发生，总之，早活动有利于产妇身体的尽快康复。

（3）有侧切及手术伤口的产妇不宜过早过多的活动，一般应在 3 天内做轻度活动，待拆线后伤口不感到疼痛时再开始进行产后形体恢复操的训练等。

（4）产后应避免重体力劳动和久蹲的姿势，以免发生子宫脱垂。

2. 产妇居室的要求

（1）室温 22～25℃，相对湿度 45%～60%，自然光照射（避免阳光直射）。

（2）盛夏或严冬可以用冷暖空调调节室温，但空调不管冬夏都以 25℃ 为宜，夏天不应低于 25℃，否则产妇会感到发凉，冬天不应超过 25℃，否则产妇会感到燥热，调节温度的同时还应注意居室保持一定的湿度，湿度调节可用加湿器，也可采用在室内放一盆水的方法来增加空气的湿度。

生火炉的家庭要注意安装风斗，注意通风换气，以保持室内的空气清新并防止一氧化碳中毒。

（3）产妇居室内严禁吸烟并尽量减少亲友探望，避免交叉感染。

（4）产妇房间不宜放置过多花卉，尤其不宜放置芳香气味的花木，以免引起产妇和新生儿过敏反应或其他异常反应。

（5）产妇房间保持相对安静即可，但不必过于安静，白天可放柔和的背景音乐，以利于产妇休养。

（6）产妇家中不宜养宠物。

3. 产妇休养环境的清洁与消毒

产妇居室清洁消毒分三个步骤：通风前室内清洁与消毒、室内通风、通风后调节温湿度。

（1）室内清洁与消毒　室内清洁与消毒前请产妇到其他房间，然后进行杂物清理，整理卧具及室内打扫。

居室消毒采用 1∶500 的 84 消毒液擦拭桌椅及喷洒地面，喷洒后 5～20 分钟开窗通风。

（2）室内通风　打开房间门窗，使空气对流，消毒液气味散尽，结束通风。

（3）通风完毕　室温恢复到 22～24℃，房间内空气清新，感觉舒适时，再请产妇及新生儿进入。

（4）室内清洁与消毒应注意事项　①严格按消毒液说明，调好浓度，以免因为浓度过大造成呼吸道刺激症状。②若家中另有幼儿，应将消毒液妥善收藏，以免造成孩子误食的危险。③注意通风后室温变化，避免与其他房间温差过大时让产妇进入。④由于产妇出汗较多应避免对流风，电风扇及空调风不要直吹产妇及婴儿，以免受凉。

4. 产妇个人卫生指导

（1）勤换衣　产后出汗多，产妇应勤换内衣，被褥应清洁干燥。

产妇衣着应选择柔软、宽松的棉织物，为方便喂奶，最好选择前开口的开衫，不要穿套头的衣服，因为，套头的衣服喂奶时需要拉到乳房的上方，易导致胃部受凉。乳罩不要过紧，适当使用腹带，如果不是室温过高一定要穿袜子，以免足部受凉。

（2）勤洗澡，要刷牙　洗澡次数可根据天气、家庭条件等，每日一次或隔一两日洗一次均可。产后洗澡应选择擦浴或淋浴，不宜盆浴，以免发生生殖道感染。

（3）产妇开始洗澡时间　①自然分娩又没有侧切伤口，产妇身情况许可，产后即可淋浴。②自然分娩有侧切伤口，可于 3 天后进行淋浴，此前应保持外阴的清洁并可进行全身擦浴。③剖宫产分娩，可于腹部伤口愈合后进行淋浴，拆线前可进行擦浴。

（4）协助产妇洗澡或擦澡　协助产妇洗浴分 3 个步骤：洗浴前的准备、洗浴、洗后保暖。①洗浴前的准备。关闭电风扇及空调，关好门窗，避免对流风；浴室温度 26～32℃，水温 39～42℃；备好洗浴用品（浴液、洗发液、浴巾等）。②洗浴。用水温计测量水温，控制适当，过热的水温易导致产妇缺氧、头晕甚至虚脱，当然，也不可过低，水温过凉易感冒，因此，水温过凉、过热对产妇都是不利的。产妇产后体质尚很虚弱，因此注意洗浴时间不宜过长，一般不超过 20 分钟，以免时间过久产妇发生虚脱、着凉等情况。为避免洗澡时间太长，可以让产妇洗头和洗澡分两次进行。③洗浴时可以让产妇坐在凳子上洗，月嫂一定要在旁边陪同，以避免产妇滑倒摔伤等意外的发生。

（5）洗后保暖 洗浴后，迅速协助产妇穿好衣服，迅速回到卧室盖好被子保温（产妇产后洗浴时易掉头发，这是由于雌孕激素在产后迅速下降所产生的，不必担心，这种现象会随着产妇激素水平的调节，于产后数月自然恢复）。

（6）产后刷牙 产褥期应照常刷牙，每日早晚用温开水刷牙一次，否则食物残渣存于牙间隙中或牙齿表面，使口腔内的细菌易于繁殖，腐蚀牙齿和牙周，易引起牙周病。过去那种产后不让洗澡、不让洗头、甚至不让刷牙的做法是不对的。

（二）产褥期产妇的特殊护理

1. 产后会阴侧切伤口的家庭护理

（1）保持会阴清洁 每天应该用温开水清洗会阴部，至少每天两次，每次大小便后都要清洗，应有专用的盆和毛巾，并定期煮沸消毒，以防止感染。

（2）清洗后更换消过毒的会阴垫，并注意会阴垫要勤换。

（3）会阴有水肿及疼痛的产妇，可用1：5 000高锰酸钾洗外阴，每天2～3次。然后以5％硫酸镁倒在卫生巾或纱布上，温敷会阴部（注意高锰酸钾不要配制太浓，药水的颜色呈淡紫色即可，没有感染情况时，会阴不用常规高锰酸钾清洗，以免导致会阴干燥）。

（4）如果出院回到家时，产妇的会阴侧切还没有拆线，产妇睡觉时应向伤口对侧侧卧，以免恶露污染伤口。

2. 腹部伤口的家庭护理

（1）腹部手术伤口如果没有特殊反应（红、肿、热、痛），一般不需处理。

（2）如果腹部手术伤口有轻度红肿者，可用75％的酒精每天涂擦2～3次。

（3）如果伤口红、肿、热、痛明显，应提醒产妇及时到医院就诊。

3. 乳房卫生

（1）产妇宜戴大小合适、不带钢托的棉质乳罩，以保护胀大的乳房、减轻乳胀带来的不适及防止乳房下垂。

（2）每次哺乳前，将双手、乳头、乳房周围用清水洗净。

（3）乳头不可用酒精、肥皂等刺激性的物品清洗，因为这些刺激物易造成乳头干燥并容易引发乳头皲裂。

产妇乳房其他的异常情况，将在母乳喂养章节中详细说明。

4. 加强产后心理关怀，预防产后抑郁症的发生

据统计产后有 30%～50% 的产妇会出现产后抑郁症的症状，这中间约有1% 的产妇还可能发展成为产后抑郁症或其他的精神类疾病。

产后抑郁症的症状主要表现在产褥期早期出现的以哭泣、忧郁和烦闷为主的情绪障碍，严重的可有失眠、对周围事物反映淡漠、易怒、自闭、自责等，甚至发展为狂躁或有自杀倾向的精神类疾病。产后抑郁症的症状多在产后 3 天出现，10 天后好转或消失。那么，产妇的这些症状产生的原因是什么？又该如何应对呢？

（1）产妇容易在产后出现精神、情绪异常的原因　心理学家认为生孩子是妇女在社会生活中可以引起较大精神反应的一个刺激。引起反应的原因：①从生理上讲，产后母体内以雌激素为主的激素水平迅速下降，会导致产妇有一种类更年期样的反应，需要有一个调整的过程。②从身体上讲，产后带孩子的劳累，睡眠时间短，再加上伤口疼等，都会增加产妇的痛苦。③从人际方面来讲，家庭中多了一个孩子，常引发家庭成员之间的意见不一致，出现人际关系反方面的许多新问题。④对孩子的担心和忧虑。有的产妇担心自己的奶水不足或对孩子的哭闹束手无策或因孩子生病造成的担心及经济负担加重。以上这些问题都很容易造成产妇情绪的不愉快，而面对上述情况每个人的反应不同，有的人仅表现为情绪的低落，短时间就可以消失；有的则感到消沉、沮丧、失眠、绝望、严重的甚至会导致"产后抑郁症"。一般来说，情绪急躁的妇女、爱生气的妇女、心眼比较小的妇女产后抑郁症的症状往往比较严重。

（2）重视产妇的心理护理，预防产妇发生产后抑郁症　①首先月嫂及产妇家人都要对产妇这个阶段出现的情绪变化充分理解，对可能出现的产后抑郁症有充分的认识和重视，不能简单的理解为产妇娇气、事多而简单从事，或忽略不管，以致导致严重后果。②关照产妇多休息，充足的睡眠有利于情绪的调整，解决喂奶与休息的矛盾就是要与婴儿同步，婴儿睡觉时，产妇就要抓紧时间睡觉，在产妇睡觉期间，月嫂可把孩子暂时抱开，产妇要求每天至少保持8～9 小时的睡眠时间。③月嫂入户后就要及时了解产妇的生活习惯、喜好与

禁忌，牢记并遵守，以取得产妇的信任。并应为产妇营造一个温馨、舒适的休养环境，脏乱环境本身对情绪就是一个不良刺激。④月嫂要与产妇多交流沟通、鼓励产妇树立克服困难的信心，及时为产妇排忧解难，并要多注意观察产妇的情绪变化，发现产妇情绪低落时，可以主动与之交流，争取产妇能够敞开心扉，谈出自己的感受，引导产妇向积极的方向思考问题。若产妇不愿谈感受时，不可追问，可以通过边干活、边建议的方式进行疏导。⑤在征得产妇同意的基础上，可将产妇的情绪变化适时告知家属，以取得家属的支持配合。家人的关心和爱护是产妇度过不良情绪阶段的重要因素。⑥注意与产妇及家属沟通的方式不要以指导者和命令的口气，以免引发不必要的矛盾。当产妇抱怨她的家属时，不可顺其思维褒贬其家人，应引导产妇换位思考，善意理解家人的行为。总之，月嫂的行为应以化解矛盾为目标，绝不应自己的言行导致矛盾的加剧，那将是适得其反的结果。⑦产妇的自我调节。知道了产后易发生心理异常的道理，月嫂及产妇家人要帮助产妇学会自我调节，使产后早期这一阶段暂时的情绪障碍顺利度过，让产妇注意多休息、远离不愉快的事情、多看看宝宝、多听听舒缓的音乐可有助于情绪的调节。如果心理异常状态持续存在，应看心理医生。产后抑郁症是一种自限性的疾病，就是说绝大多数的情况，无须治疗经过一段的时间这种病自己会痊愈。这段恢复时间大约需要 6 周。

（三）指导产妇做"产后形体恢复保健操"

分娩过程中阴道及骨盆底的肌肉由于胎儿娩出被撑开，使得阴道及骨盆底的肌肉纤维常有部分断裂，造成分娩后阴道及骨盆底的肌肉弹力减弱，变得松弛。产褥期如能坚持做产后保健操，可加速这些肌纤维的恢复，使之接近孕前状态。

坚持做产后保健操还可促进血液循环、预防血栓性静脉炎、促进子宫复旧以及形体恢复等多方面的好处，因此，月嫂的一个任务就是教会产妇做产后操，并督促产妇能持之以恒的坚持锻炼，如果不能坚持锻炼，也难以达到理想的效果。

1. 做产后操的最佳锻炼时间

（1）自然分娩产妇可在产后 1 周做产后操，但运动量不宜太大，时间不宜太长。

（2）侧切及剖宫产产妇可于产后 10 天开始做产后保健操。动作从上肢开始按顺序进行，运动量可逐渐增加，时间可由短到长。

（3）做操时间为每日一次，每次 30 分钟左右，时间可逐渐延长，但一次做操不宜超过 1 小时。

做操前房间要通风，产妇穿宽松的衣服，排空膀胱，最好在硬板床上，跟随着音乐开始做操。

2. 产妇保健操分节指导

（1）锻炼顺序　手指关节→腕关节→肩关节→腰→背→会阴肌肉、盆底肌肉的锻炼，除上述运动外还可增加下肢的运动，包括肌肉及韧带的锻炼。

（2）产后操分节指导　①深呼吸运动：促进血液循环。仰卧，全身放松，深吸气，腹壁下陷，然后呼气，重复 8～16 次。②缩肛运动：促进肛门、尿道括约肌的缩复，防止松弛。有节奏的肛门收缩、放松，可重复 8～16 次。③上肢运动（乳部运动）：增加肌肉收缩力，减少乳房下垂。仰卧平躺，两手臂向左右两侧伸直，接着上举直到双掌碰触后再恢复到原来的两侧平；将上臂缓缓举过头，平举过头慢慢收回。均可重复 8～16 次。④颈部运动：增加腹肌张力。仰卧，全身放平，双手放平，双腿伸直，将头部向前屈，使下颌贴近胸部，然后复原，重复 8～16 次。⑤下肢屈伸运动（也叫臀部运动）：促进腹肌收缩和子宫复旧。仰卧，两手放平于躯干两侧，将一下肢向腹部屈曲，尽量使大腿靠近腹部，小腿贴近臀部，然后伸直腿部放平。如此两腿交互操作。⑥下肢伸举运动：促进子宫复旧和腹部收缩。仰卧，平躺双手放平，将一只腿举高，脚尖伸直，膝部保持平直，然后将腿慢慢放下，再换另一只腿举高。如此交替操作 8～16 次；再将双腿同时抬高放平。重复 8～16 次。⑦腰背运动（也叫产道收缩运动）：促进阴道收缩，防止松弛。平躺仰卧，双腿张开约与身体同宽，平行，臀部抬高，脚跟往后缩，使与膝部成直角。身体完全用脚踝与肩部支撑着，接着再将双膝靠拢紧缩臀部和阴道肌肉。可重复 8～16 次。⑧子宫收缩运动：避免子宫位置异常及腰酸背痛。跪姿，成俯伏状。两膝分开与身体同宽，腰部伸直，胸部下伏至床面。腿部与平面呈垂直（膝胸卧位）。⑨全身运动：跪姿，以臂支撑床面，左右腿交替向背部高举，重复 8～16 次。⑩腹部运动（仰卧起坐）：收缩腹肌。平卧，两手叉腰坐起，两腿伸直，重复做 8～16 次（详见光盘）。

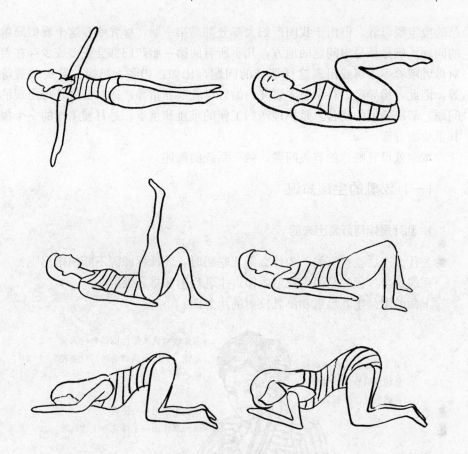

（3）做产后操有关注意事项 ①产后锻炼要本着循序渐进，量力而行的原则，隔日加一节，每隔 3～5 天后可以因人而异增加活动量，但要避免过劳。②做产后保健操的过程中，可能会有恶露的反复，比如：恶露快要干净时，在做操后恶露又有所增多，或者恶露已经干净，在做操后又有少量排出，这是正常的，但不应有红恶露出现，恶露量也不应超过月经量。锻炼过程中一旦有出血或其他不适反应，应立即停止，不可勉强。

二、泌乳的生理性知识及母乳喂养指导

用母乳喂养婴儿是最安全最好的方法，也是优生优育的最佳选择。这个问题经过多年的宣传和实践已为广大产妇所理解和接受。现在妈妈们都乐于给自

己的宝宝喂母乳。但由于我国产妇大部分都是第一胎，母乳喂养这个看似简单的问题，确是最易出问题的地方，几乎所有的第一胎产妇都会或多或少存在着对母乳喂养不了解或出现这样那样的问题，比如：奶胀、奶痛、乳头皲裂等等。因此，指导产妇科学喂养婴儿，做好母乳喂养指导，适时解决乳母出现的问题，解决她们的痛苦，是护理产妇工作的难点和重点，是月嫂工作的一个极其重要的方面。

本章就母乳喂养的有关问题，做一系统的阐述。

（一）泌乳的生理知识

1. 乳汁是如何分泌出来的

为什么产后就会有奶，为什么婴儿吃奶时，乳汁就源源不断的排出呢？

完成这个过程的是两个反射，即：生乳反射和排乳反射。

下面的图是生乳反射和泌乳反射的示意图：

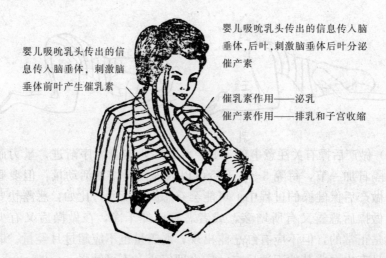

婴儿吸吮乳头传出的信息传入脑垂体，后叶，刺激脑垂体后叶分泌催产素

婴儿吸吮乳头传出的信息传入脑垂体，刺激脑垂体前叶产生催乳素

催乳素作用——泌乳
催产素作用——排乳和子宫收缩

（1）生乳反射（又叫泌乳反射）　当婴儿吸吮奶头的时候，就会刺激奶头上的神经感受器，将这种刺激传到大脑下面的脑下垂体前叶，使脑下垂体前叶分泌泌乳素（又叫催乳素），泌乳素经血液循环到达乳腺腺泡就会命令乳腺腺泡泌乳，这个过程叫生乳反射或泌乳反射。可见生乳素是泌乳的关键。

正常没有怀孕的妇女，泌乳素的平均水平是 10 毫微克/毫升，产后 4 周的妇女泌乳素的水平是 20～30 毫微克/毫升，但产后早期婴儿吸吮奶头时可以在 20～30 分钟内，使泌乳素的水平升高十几倍，而且，夜间泌乳素的水平高于白天。大量泌乳素的分泌是泌乳的动力，相反如果产后一周没有让孩子吃奶（即没有吸吮乳头），就可以造成泌乳素的急剧下降使泌乳减少甚至导致乳汁枯竭，一旦乳汁枯竭再想下奶就很难了，可见婴儿吸吮奶头的作用有多重要。

（2）排乳反射　同样是因为婴儿吸吮奶头，吸吮的刺激传到脑下垂体后叶，使垂体后叶分泌催产素，催产素经血液循环到达乳腺腺泡周围的肌肉细胞，使这些肌肉细胞收缩，这些肌肉细胞的收缩就可以将乳腺腺泡中的乳汁经乳腺导管排出到乳窦，这个过程称作排乳反射或射乳反射，同时，垂体后叶分泌的催产素经血液循环到达子宫，可引起子宫收缩起到止血和帮助子宫缩复的作用，因此，产后母乳喂养还有促进子宫恢复的作用。

（3）立乳反射　除上述的两个反射外，还有一个反射叫立乳反射又叫乳头勃起反射，是指婴儿找奶吃的过程中，母亲会感受愉快和接受孩子的信息，这时乳头会变粗变硬，直立起来，因此称作立乳反射。这个反射一方面可以加速泌乳，更快的下奶，同时有利于婴儿将乳头含在口中，便于婴儿进行吸吮和吞咽。

2. 乳汁的分泌、排出及应注意的问题

（1）乳房的基本结构及各部分的功能　要了解乳汁分泌的过程，我们就要先了解一下乳房的结构，以及乳房各个部分所承担的任务，下面的图是一个乳房结构的示意图，我们分别予以介绍：①乳腺腺泡：左图中一个个像树叶一样的膨大的泡状结构是乳腺腺泡，孩子吃的乳汁就是乳腺腺泡分泌的。②乳腺导管：连接各个乳腺腺泡的，像树枝一样的结构是乳腺导管，乳腺导管开口在乳头上，乳腺腺泡分泌的乳汁流经乳腺导管，最后由乳头上的小孔排出。③乳腺小叶：一根乳腺导管加上连接的几个乳腺腺泡，就构成一个乳腺小叶，每个乳房有 18～20 个乳腺小叶。乳腺腺泡生产的乳汁顺着乳腺导管排出。乳腺导管有的部位管腔很细，就如针眼般粗细，在孕末期及产后早期产生的少量乳汁很容易在乳腺管内形成乳汁栓子，堵住乳腺导管，如果在产后不能尽早的让婴儿吸吮乳房，将乳腺管内的栓子吸出，乳腺管就会发生堵塞。造成被堵塞以上部分的乳腺腺泡产生的乳汁无法排除，于是，就会形成乳汁淤积，这是产后最常遇到的问题。因此，产后应尽早让婴儿吸吮乳房。④乳窦：在接近乳头的部位

有一段乳腺导管扩张的部分，这个部分称作乳窦。从身体的外观上看，乳窦相应身体表面的部位是乳晕，乳晕即乳头后面一圈皮肤颜色较深的部分，换句话说乳晕的下面就是乳窦，乳窦是储存乳汁的地方。

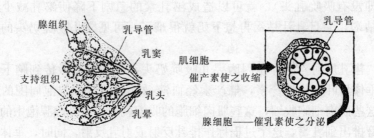

（2）早接触和早吸吮　为取得母乳喂养的成功，大多数医院都规定婴儿在娩出 30 分钟内母婴之间就要进行皮肤接触，并开始第一次喂奶，医学上称作早接触和早吸吮。比如经阴道分娩的产妇，产后在婴儿初步清洁擦拭后，就要让婴儿全身裸露着，趴在妈妈的胸前进行皮肤接触，并协助婴儿吸吮奶头，这就是早接触和早吸吮。

早接触和早吸吮可以有效的锻炼婴儿吃奶的能力，尽早的让婴儿学会吃奶并避免乳腺管发生堵塞（有关乳腺管堵塞的症状和处理，在本章的后面介绍）、促进产妇尽早下奶。

（3）什么是有效的吸吮　乳腺腺泡分泌的乳汁暂时储存在乳窦内，婴儿吸吮时挤压乳窦，乳汁即可排出，然后乳腺小叶产生的乳汁不断的流向乳窦。因此，婴儿吸吮时必须要让孩子不但要裹住乳头，同时还要裹住大部分乳晕，这样才叫有效地吸吮，如果，光裹住奶头而没有让孩子裹住大部分乳晕，不但孩子吃不到奶，还容易导致乳母奶头的损伤。

（4）婴儿频繁吸吮奶头的重要性　从上面的介绍可以看到泌乳的全部反射都是由婴儿吸吮乳头引起的，可见要想乳汁分泌充足，妈妈就要频繁的喂奶，也就是让婴儿频繁的吸吮乳头，只有这样才能刺激泌乳素和催产素的分泌，也才能达到有效地刺激泌乳和排乳，可以说任何的方法都没有婴儿吸吮奶头来的快捷和有效。

乳房内乳汁的排空也是一种重要的刺激乳汁分泌的因素。如果长时间不能充分排空乳房内的乳汁，也就是让孩子把奶吃空造成奶胀，其结果不仅会增加母乳乳房感染的机会，还会抑制乳汁的分泌。有的母亲认为奶越吃越少，总想把奶攒起来再吃，有时为了夜间休息好，夜里不喂奶，这些做法都是错误的，以上的道理可以讲明白，奶是越吃越多，而夜间泌乳素的水平高于白天，因此，一是频繁喂奶，二是夜间也要给孩子喂奶，才能使乳汁正常的分泌，越吃越多。

3. 母乳喂养的好处

母乳喂养的优点可以大致归纳为八个方面：

（1）营养成分全面合理　母乳是婴儿必需的和最理想的食品，母乳中含有婴儿生长发育所需要的各类营养物质，包括：蛋白质、脂肪、碳水化合物、维生素、矿物质和水等，且各种营养成分搭配合理。

（2）母乳易于消化吸收　母乳中还含有多种消化酶，如：蛋白酶、磷酸酶、脂肪酶等以及多种促生长因子，如表皮生长因子、神经生长因子等，因此，母乳易于消化吸收和利于婴儿的生长发育。

（3）吃母乳的孩子抵抗力比较强，少得病　母乳中含有多种抗病的物质，如可吞噬细菌的吞噬细胞，各种抵抗传染病的抗体、能够溶解消化细菌的溶菌酶等。这些免疫物质可增加新生儿的抵抗力，使婴儿少得病。尤其是初乳中富含分泌型 IgA，可以保护新生儿的呼吸道和泌尿道，降低婴儿腹泻，呼吸道和泌尿道感染的危险，因此，吃母乳的孩子少得病。

母乳还能预防过敏反应和婴幼儿哮喘病的发生以及成年后糖尿病和肥胖症的发生。

（4）母乳喂养有助于提高婴儿的智力　母乳富含亚油酸、亚麻酸、油酸、牛磺酸、维生素 A、D 等，这些物质有促进神经系统发育和眼发育的作用，而这些物质在牛乳中不是没有，就是含量极少。因此，母乳喂养的婴儿在智商、阅读能力、计算能力和学习成绩各方面都要优于吃牛乳的孩子。

（5）经济方便、温度适宜、不受细菌污染、永远新鲜。

（6）喂奶时母婴对视、接触、感受肌肤之亲，婴儿闻到母亲气味，听到母心跳等，可增进母婴感情。

（7）婴儿吸吮奶头可使乳母产生催产素，有利于子宫收缩、排出恶露、减少产后出血并促进子宫恢复、喂奶还可消耗母体的脂肪有助于母亲形体的恢复。

（8）降低母亲乳房癌及卵巢癌的发生危险并有助于推迟再次妊娠。

4. 母乳营养成分的特点

母乳与牛乳或其他的代乳品相比较有着自己多方面的优点和特点，而这些特点是完全适合孩子的需要的，是人类进化过程中逐渐形成的，是其他的乳品所无法替代的。

（1）时间特点　产后不同时间分泌的乳汁和每次喂奶前后分泌的乳汁会有所变化，而这些变化完全是根据婴儿的需要改变的。按产后不同天数来区分，母乳分为：初乳（产后 7 天内）、过度乳（产后 1～2 周）、成熟乳（产后 2 周后）及晚期乳（产后 10～20 个月）。①初乳：产后一周内所分泌的乳汁称初乳。初乳富含蛋白质、胡萝卜素及矿物质，外观呈金黄色且质稠，尤其是产后 1～2 天的初乳，蛋白质、抗体的含量最高，如：分泌型 IgA（初乳 208.8 毫克/分升、过度乳 81.4 毫克/分升、成熟乳 31.3 毫克/分升），可见初乳中分泌型 IgA 含量是最高的。所谓分泌型 IgA 就是一种不被肠道破坏的抗体，因为，它没有被破坏，就可以被肠道吸收，经过血液循化送到身体的其他部位发挥抵抗疾病的作用，因此，母乳喂养的婴儿不但少得肠道疾病，其他疾病，如呼吸道、泌尿道等的发病率都很低。此外初乳还含有丰富的维生素、胡萝卜素和抗病物质，可以保护孩子少得病。因此，我们常将初乳称为婴儿的第一次口服免疫。初乳还有助于胎便的排出。产后 3 天内，虽乳房尚未充盈，但每次孩子吃奶仍可吸吮出几毫升到 10 几毫升初乳，这是非常宝贵的精品，一定要给孩子吃掉，万万不可浪费。由于初乳有着其他乳品无可替代的优越性，人们常有一滴初乳一滴金之说。②过度乳：生后 1～2 周所分泌的乳汁称过渡乳（又叫移行乳）。此期乳中的蛋白质渐减而脂肪和糖渐增，可满足孩子迅速生长的需要，而分泌型 IgA 明显减少，但是，因为此时婴儿的吃奶量增加，孩子仍可得到足量的抗病物质。③成熟乳：产后 14 天后称成熟乳，成熟乳成分基本稳定，各营养素充足合理，既满足婴儿生长发育的需要又有利于婴儿的脑发育（见下面的对照表）。④晚期乳：生后 10～20 个月的乳汁。已不能满足婴儿生长发育的需要，因此，产后 4～5 个月后要及时给婴儿增加辅食，应该说及时添加辅食与母乳喂养具有同等的重要性。⑤每一次喂奶按时间前后顺序，母乳又可分为前奶和后奶。前奶：是指每次喂奶时先分泌出的乳汁称"前奶"，"前奶"外观较稀，颜色稍发蓝，含蛋白质较多，蛋白质是孩子生长所必需的。后奶：每次喂奶时后分泌的乳汁称"后奶"，"后奶"颜色很白，含脂肪比前奶多，可为孩子提供热量、神经系统发育和长胖的需要。两种营养物质对孩子都是十分重要的，因此，在每次喂奶中一定要先吃完一侧的乳房再换一侧乳房，并两侧轮流着喂，以保证孩子吃到全程奶。

　　（2）母乳中各种营养物质含量充足、比例合理　婴儿的营养成分共包括六种，即蛋白质、脂肪、碳水化合物（糖）、维生素、矿物质和水。下面就这母乳中的这六种成分特点分别介绍：①蛋白质。蛋白质是婴儿生长发育的主要的和必需的营养物质，被称为人体的构建物质。母乳中的蛋白质的含量是哺乳类含量最低的，仅为牛乳的 $1/2\sim2/3$。但其优秀的品质是最适合婴儿需要的。从蛋白质中乳清蛋白与酪蛋白的组成比例看，人乳蛋白的成分以乳清蛋白为主（占近80%），牛乳以酪蛋白为主（占近80%）。酪蛋白在遇酸、遇热或遇消化酶时就变成难以吸收的网状物，而乳清蛋白遇上述情况后就形成悬粒状，容易消化吸收。因此，喝牛奶的孩子大便中常见不消化的奶瓣，且容易发生呕吐和消化不良等现象，而人乳则不易。人乳蛋白中富含牛磺酸及各种抗感染因子，例如：吞噬细胞、各种抗体、溶菌酶、乳铁蛋白等，保护婴儿少得病。人乳中的乳清蛋白非常容易与钙结合，保证母乳中钙的吸收、而乳铁蛋白与铁的结合非常牢固，抑制很多需要铁的细菌的生长，并能促进铁的吸收。人乳蛋白还有促进婴儿睡眠的作用。②脂肪。脂肪是婴儿热量的主要来源，母乳所提供给婴儿的能量50%来自脂肪。母乳中脂肪滴小，易消化吸收；牛乳的脂肪颗粒大，不利于消化吸收。人奶中所含的多种必需脂肪酸，如：DHA、花生四烯酸、亚油酸和亚麻酸是牛奶中的多倍，这些脂肪酸可促进婴儿的脑、视网膜和免疫系统的发育与成熟。母乳中的脂肪酸不会干扰钙的吸收，而牛乳脂肪中的甘油单酯，被婴儿胃肠道中的酶消化后会分解出一种叫作游离棕榈酸的物质，这种物质可以和肠道内的钙结合，产生棕榈酸皂钙，这种棕榈酸皂钙不仅影响脂肪的吸收，还会影响钙的吸收，未被吸收的钙在孩子肠道内的不断沉积，就会导致孩子出现便秘的现象。这就是为什么吃奶粉或牛奶的孩子常常会便秘和脂肪吸收不良的原因所在。③碳水化合物（糖类）。糖类是提供人体热能的另一主要来源，在我们成人就是指的每天吃的主食。我们身体的一切活动包括呼吸、心跳在内都离不开糖类。母乳中的糖类同样也有很多的优点：母乳中的糖主要成分是乳糖，乳糖含量为每100毫升母乳含7克乳糖，乳糖具有好消化和吸收较慢的特点，这些特点最适合婴儿的肠道和消化能力，可以降低婴儿患坏死性小肠炎和高血糖的风险。乳糖在婴儿的消化道内可产生乳酸，使婴儿的肠道保持酸性的环境，酸性环境利于蛋白质、脂肪、钙、铁、锌等营养物质的吸收。乳酸还可促进肠道内乳酸杆菌大量繁殖，此种菌不但不致病还可抵抗其他致病菌对肠道的入侵，同时，母乳糖中含有的双歧因子可促使双歧杆菌的生长，双歧杆菌也是一种有益菌，它一方面保护婴儿肠道，免受致病菌的侵害，同时，随着血液循环可分布到婴儿的呼吸道和泌尿道等系统，保护那里的黏膜不受细菌感染，因此，母乳喂养的小儿很少发生消化道、泌尿道和呼吸道的感染。牛乳含乳糖4克/分升，使婴儿大便呈碱性，也不含双歧因子，因此，吃牛奶的婴儿易发生消化道、呼吸道的感染。④维生素。母乳含有多种维生素，如果乳母的饮食充足，其乳汁中的维生素足可以满足婴儿最初4～6个月营养和健康的需要，不易发生维生素缺乏。但母乳中的维生素K和维生素D相对不能保证婴幼儿的正常生长发育，所以，婴儿出生后医生会马上给新生儿注射一次维生素K；同时母乳喂养期间还要添加维生素D，纯母乳喂养期间需要每天添加400国际单位。上述这些问题在婴儿出院时，医生都会有所交代。而牛奶所含维生素甚少，因此，牛乳喂养的婴儿易发生维生素缺乏。⑤无机盐（矿物质）。母乳中微量元素：磷、钙、钾、钠、镁、铁、铜、锰等含量合理，比例合适，易于吸收。牛乳含钙1 000毫克/分升，是人乳的3倍，但牛乳的钙不易吸收，因为高磷不利于钙的吸收。母乳钙、磷比例为2∶1，易于钙的吸收；牛乳钙磷比例为1∶1，牛乳中磷的含量是人乳的6倍，高磷阻碍了钙的吸收；牛乳消化过程中产生的棕榈酸可与钙结合，形成不易吸收的棕榈酸钙皂，影响钙的吸收；牛乳所造成的婴儿肠道碱性环境，不利于钙的吸收。因此，吃牛奶的孩子易发生缺钙现象，而吃母乳的孩子不易发生缺钙的现象。牛乳中的铁含量与母乳相同，但母乳铁吸收率为70%，而牛乳的铁吸收率仅为30%（与肠道碱性环境有关），所以，吃母乳的孩子半年内不易发生缺铁性贫血，而吃牛奶的孩子易于发生缺铁性贫血。但母乳中的铁含量只能满足4～6个月以内婴儿生长发育的需要，所以母乳喂养期间4～6个月婴儿添加辅食时，必须添加富含铁的辅食，比如婴儿营养米粉、蛋黄等。钠盐也就是我们平时做菜用的食盐，母乳钠盐的含量为0.2克/分升、牛乳为0.7克/分升，牛乳钠含量是母乳的3倍。这么咸的奶如果不经过处理（如加适量的水），高含量钠盐就会使婴儿肠壁血管内的大量液体进入肠道，造成肠壁缺血，增加新生儿患坏死性小肠结肠炎的危险，母乳喂养则不会增加这种危险。牛乳的高钠盐还会增加婴儿的肾负荷，导致婴儿缺水或水肿。⑥水。水是人生命中不可或缺的营养物质。母乳含水90%以上，非特殊情况吃母乳的婴儿不用额外加水，而牛乳含水不到90%，再加上高钠盐，因此，吃牛奶的孩子奶间必须加水，否则，就会导致孩子缺水及肾损害。

　　下面就母乳与牛乳的成分特点做一比较：

母乳与牛乳营养成分的对照表

成　　分	母　　乳	牛　　乳
（一）蛋白质含量	0.9%	3.7%
△酪蛋白与乳清蛋白之比	40：60	76：24
△氨基酸（牛磺酸又称乙磺酸） （促进中枢神经细胞发育）	4.53 毫克/分升	0.6 毫克/分升
免疫物质		
分泌型 IgA	初乳 2～4 毫克/分升%	0
（作用：保护胃肠、呼吸道黏膜）	成熟乳 1～2 毫克/分升	0
△乳铁蛋白（抑制肠道细菌）	100～300 毫克/分升	极少
△溶菌酶（溶菌作用）	24 毫克/分升是牛乳的 300 倍	
△免疫细胞（白细胞 90%吞噬细 胞 T 细胞、B 细胞）	多	无
（二）脂类（含量）	2～5%	相似
	含长链不饱和脂肪酸多	短链饱和脂肪酸多
	亚油酸、油酸多有利神经 系统的发育和促进神经髓 鞘发育的作用	不利神经系统的发育
	脂肪球小，好消化	脂肪球大，不好消化
（三）碳水化合物	7 克/分升乳糖为主	4.8 克/分升
	（大便呈酸性，不利细菌生长）	（大便呈碱性，利于细菌生长）
双歧因子	有	无
（四）无机盐类		
钙	33 毫克/分升	125 毫克/分升
磷	15 毫克/分升	100 毫克/分升
铁含量	50 微克/分升	50 微克/分升
铁吸收率	40～70%（好吸收）	10～30%（不好吸收）
无机盐总含量	0.2 克/分升（含量合适）	0.7 克/分升（含量不合适）
（五）维生素	不易发生维生素缺乏	易发生
（六）水	含 90%以上	不到 90%
	不用另加水	需要加水
	不便秘	易便秘

（3）母乳喂养与婴儿免疫的关系　初生婴儿抵抗各种疾病的能力，主要来自几个方面，一是孩子出生前从妈妈体内获得的抗病物质，再有就是婴儿从母乳中所获得的各种抗体和其他的抗病物质，这是婴儿抵抗疾病的两个重要方面。总的来讲，母亲得过什么病，就会有那种病的抗体，母亲就会把这些抗体和自己体内其他的抗病物质通过胎盘和乳汁带给自己的孩子，使孩子获得对疾病的免疫力，因此，孩子一出生对很多疾病就具有一定的免疫力，如麻疹、风疹、猩红热、白喉等。

此外，就是孩子逐渐要建立自己的免疫系统，不断增长自己抵抗疾病的能力，比如：婴儿体内正常菌群的发育与完善就是一个方面。

在妈妈乳腺内及乳房外面存在着大量的菌群，这些菌群对宝宝出生后建立自己身体内正常的菌群系统，抵抗疾病的侵害是至关重要的，人体内如果没有正常的菌群系统，是无法生存的。

很多人认为乳房上会有细菌，因此在喂奶前把乳房擦的非常干净，甚至用消毒的方法清洁奶头；还有人认为刚开始分泌的乳汁脏，所以，在孩子吃奶之前先要挤出一些乳汁后再哺乳。要知道完全去除这些细菌，保持乳汁近乎无菌的状态，恰恰是不利于宝宝免疫系统发育的，同时，还会导致过敏性疾病和肥胖等免疫性疾病的出现，因为，这些免疫性疾病都与肠道菌群不健康或发育异常有关系，因此，这些不必要的习惯要去除。

哺乳前适当的清洁乳房是必要的，用湿毛巾擦拭乳头就可以达到乳房局部清洁的目的。新妈妈要认识到母乳确实是非常干净的营养液体，但干净不代表没有细菌，而细菌也不都是有害的，母乳喂养不是无菌喂养过程，而是有菌的喂养过程，而这个有菌的喂养过程对孩子是有益的和必需的。建议母亲们尽量直接喂养母乳，不需要过度消毒，更不需要把母乳加温或消毒处理。

与之相比较的是人工喂养吃配方奶或牛奶的孩子，就是属于近乎无菌的喂养，比如：奶瓶和奶嘴使用前要经过高温或化学消毒剂的消毒，而为避免有害菌对孩子的侵害，这种消毒又是必须的。同时，在孩子吃奶粉的过程中也很少有引入细菌的机会，这就使孩子难以取得建立正常菌群的机会。虽然，现今生产配方奶也会在奶粉中加入益生菌等有益菌的成分，但就菌群的协调和全面发育，配方奶是远远达不到直接母乳喂养的效果的，这又是母乳喂养对婴儿的一大好处和特点。

5. 母乳量

产后第一周——每日可泌乳 250～300 毫升

产后第二周后——每日泌乳约 500 毫升

产后第二个月——每日泌乳约 700 毫升

产后第 4 个月时——每日可泌乳 800～900 毫升

产后第 6 个月——每日可泌乳 1 000 毫升

产后 9 个月时——乳汁分泌开始减少

可见，产后至 6 个月，乳汁分泌量逐日增多。健康的乳母，产后第 2 天就有几十毫升的乳汁分泌，统计表明成熟乳在产后 6 个月内平均每日产乳汁量为 850 毫升，因此，乳母担心婴儿奶不够吃的顾虑应该打消。

6. 奶量的多少和哪些因素有关系

每个母亲都期望自己的奶好，不用为奶不够着急。那么奶量的多少和哪些因素有关系，怎样才能使奶量充足呢？

(1) 母婴同室 无论是正常产还是剖宫产都要母婴同居一室，母婴同室能增进母子感情，并可便于母亲照看婴儿，做到按需哺乳，而按需哺乳是促进乳汁分泌的重要措施。

(2) 按需哺乳 所谓按需哺乳就是每当婴儿需要或母亲觉得奶胀就应该哺乳，保证婴儿想吃就吃，并应当不分昼夜而不是定时定量的喂奶。如前所述夜间泌乳素的分泌要比白天多，因此，夜间喂奶对奶量的增加很重要。

(3) 喂奶的次数 只有频繁有效的吸吮奶头，才能达到下奶又快又多的效果。

在产褥期早期（7 天内）24 小时喂奶次数不得少于 8～12 次，每隔 1～2 小时喂奶一次，包括夜间在内喂奶间隔时间不得超过 3 小时。

乳房是一个很精致的供求器官，越吸的勤，越分泌的多，频繁吸吮还可预防奶胀、乳汁淤积、乳腺管堵塞等异常情况。

(4) 保持充足的睡眠 由于分娩的疲劳及产时出血等，产后产妇的身体很虚弱，因此，产妇一定要注意休息，每天至少 8～9 小时的睡眠，保持充足的睡眠，一方面，睡眠期间泌乳素的分泌量较多，同时，睡眠不好会影响乳汁的分泌量。

出生前几天婴儿每天要吃 8～12 次奶，产妇要求每天至少 8～9 小时的睡眠，解决喂奶和睡眠矛盾的方法就是产妇与婴儿同步休息，婴儿睡了，产妇抓紧时间睡，婴儿醒了抓紧时间喂奶，如果产妇太疲劳了，也可以在喂奶后产妇休息的时间，先将婴儿抱到另外的房间，该吃奶的时候，再抱回来，经过几天的时间，母婴就协调了。

（5）产妇在产后饮食方面应注意营养丰富并要均衡，多吃带汤水的食物，以保证乳汁的分泌，但不要多喝白水，并注意少盐。

（6）保持乐观愉快的情绪有助于乳汁的分泌，反之情绪不愉快、烦躁、忧愁、焦虑都会影响泌乳。

（7）泌乳过程，特别是产后的最初几天，不适当给婴儿喂哺其他食物，比如配方奶粉、葡萄糖水等，就会影响婴儿的食欲，减少了婴儿的吸吮奶头的积极性和兴趣，吸吮的次数减少就会造成对泌乳的不利影响。

如果感觉奶少，最重要的是增加喂奶次数，做到频繁有效地吸吮，必要时可服用一些下奶的药物。但一时的奶少，不一定就是奶少，常常是经过上述处理后奶就会多起来，什么时候都不要对母乳喂养失去信心。

（二）母乳喂养指导

用母乳喂养婴儿是最安全最好的方法，也是优生优育的最佳选择。国际上已将保护促进和支持母乳喂养提到保护儿童生存和权利的高度。因此，指导产妇科学喂养婴儿，做好母乳喂养是月嫂的一项重要工作。

1. 母乳喂养方法指导

说起来抱起孩子吃奶应该是一件很容易的事情，但事实上对第一胎的乳母来说，真的很难做到一步到位，而刚出生的婴儿也有一个学习的过程，作为月嫂让他们母婴尽快协调是必须尽到的责任。

（1）哺乳前的准备　①乳房的准备：准备好热水和毛巾，请产妇洗手。使用干净的温热毛巾为产妇清洁乳房，擦洗乳房的毛巾、水盆要专用，注意：乳头不用肥皂、酒精等刺激性的物品清洗，以免造成乳头干燥和皲裂。若乳房肿胀发硬时，先挤掉少许乳汁，使乳晕发软些以便婴儿吸住奶头。②换清洁尿布：在母乳喂养前，月嫂应先给新生儿换好清洁尿布，因为，哺乳时或哺乳后给新生儿换尿布，容易使刚吃过奶的婴儿发生呕吐。③用物的准备：产妇要选择吸汗、宽松的衣服，以方便哺乳（现在有专门的喂奶衫可供选择）。母婴用品要绝对分开使用，以免交叉感染。备一个稍矮的椅子或一个脚蹬，产妇哺乳时大腿要稍抬高，双脚要平放，不要踮着脚尖，以免妈妈疲劳。要准备吸奶器，母乳过多，在婴儿吃饱后奶仍胀时，要吸出剩余乳汁，以避免乳胀并可预防乳腺炎。乳房是一个很精致的供求器官，随着孩子吃奶过程的延长，孩子吃多少，乳房分泌多少的问题会很快协调起来，乳胀的问题就会解决。乳房内乳汁的排空也是一种重要的"泌乳"刺激。如果长时间不能充分排空乳房内的乳汁，让乳房一直肿胀着，其结果不仅会增加母乳乳房感染的机会，还会抑制乳汁的分泌。

(2) 母乳喂养的方法 ①喂奶姿势和注意事项。喂奶有坐姿位和侧卧位两种方法。坐姿位哺乳及"三贴"：坐姿位哺乳是产妇坐在较低的椅子上或在脚下踩一个脚蹬，把新生儿放在大腿上，前臂弯曲，手臂放在婴儿的头颈部和身体下面，手托住婴儿的后背，与宝宝胸贴胸，腹贴腹，乳头贴近新生儿的嘴（称之三贴），如果没有做到上面说的三贴，婴儿的口唇没有在妈妈乳头的下面，就很容易造成婴儿吃奶困难，造成孩子只叼住妈妈的奶头，这样一方面婴儿吃不到多少奶，还容易吃进空气，并易造成妈妈的乳头皲裂。侧卧位的哺乳方法：母亲侧卧位，一只手臂放在婴儿的身体下面，搂住新生儿，并且稍微垫高婴儿头部，使新生儿的嘴与母亲乳头成水平状，以适应婴儿吸吮乳头。同时，也要做到上述的正确含接姿势和三贴。但要注意避免产妇睡着后压住婴儿口、鼻发生婴儿窒息。产后的最初几天，母亲的身体较虚弱，可采用侧卧位。月嫂应提醒产妇在不是很疲劳的状态下尽量不要躺着喂宝宝，产妇躺下喂宝宝时，月嫂应在一旁看护，宝宝吃完奶，就从妈妈怀里抱走，以保证安全。②婴儿吸吮的要求——正确含接姿势。正确的含接姿势是婴儿抱好后，妈妈的另一只手四指放于乳房下，拇指放在乳头上方，呈"C"形托起乳房，用乳头轻碰婴儿的嘴唇，婴儿会自动寻找乳头，并张大嘴巴，此时快速将乳头及大部分乳晕送入宝宝的口中，这是正确的含接姿势，切忌让孩子只嘬住奶头，只叼住奶头的结果会很快造成产母乳头皲裂。一般应避免用食指与中指成"剪刀状"夹住奶头，送入孩子口中的方法（称剪刀式）。因为这种方法，影响婴儿吸住乳晕，只有在奶特多控制奶流量时才使用这种方法。

(3) 哺乳过程 ①宝宝吃奶时妈妈要保持心态平和，一定要用温柔爱抚的目光注视着宝宝的眼睛，还可跟宝宝适当对话，但注意不要说话太多干扰婴儿正常吃奶。②喂奶时先喂一侧乳房，吸空后再换另一侧，每一次喂奶时左右乳房的喂奶次序调换一下，以保证孩子吃到全程乳。③取出乳头时，可让宝宝自己张口或用手指放到宝宝的上下牙床之间让他松口吐出乳头，而不要强行拉出奶头以免奶头损伤。④婴儿退出乳头后挤出一些奶汁涂在乳头上和乳头周围并晾干，此法可以使乳汁在乳头形成保护膜，预防乳头皲裂的发生。如已有乳头皲裂发生了，此种方法可以促进乳头皲裂的愈合。⑤佩戴合适的乳罩。喂奶后要佩戴上稍大的棉布乳罩。为防止漏奶，可在乳罩内垫上防溢乳垫。佩戴合适的乳罩可以改善乳房的血液循环，有助于预防乳房肿胀及乳房下垂。⑥喂完奶后，要把宝宝抱直，用空心掌自下而上轻轻拍打婴儿的后背，等宝宝打个嗝，把咽下去的空气排出来，再放在床上，如果没有拍出嗝，可多抱一会儿。放在床上时让孩子朝右侧卧，以避免漾奶和呛奶。⑦每次吃奶时间不宜过长。孩子一次吃奶，一般15～20分钟就吃饱了，有的孩子吃奶慢，吃的时间较长可达半小时，这也是正常的，但不管时间长短，孩子吃奶总量是相同的。如果一吃就一两个小时或让孩子含着奶头睡觉的做法是错误的，其结果，既影响婴儿的睡眠和发育，又极易造成妈妈乳头皲裂，对母婴都不利。⑧避免发生乳头错觉。"乳头错觉"的发生是因为在产褥早期，即产后3天内，因母奶比较少，于是家长就给孩子用奶瓶吃牛奶或奶粉，橡皮奶头比较长，孔又比较大，吃起来比较省劲，孩子就错把这个橡皮奶头当成奶头了，等3天后妈妈的奶多了，想让孩子吃，孩子就是不认妈妈的奶头，再也不肯吃妈妈的奶，这就叫"乳头错觉"。乳头错觉纠正起来非常困难，一方面妈妈的奶胀的非常痛苦，另一方面，孩子又哭死哭活的不肯吃母奶（称作拒乳），最后，常常是只得放弃母乳喂养。母婴皮肤早接触、早吸吮有助于预防乳头错觉，但最重要的是一定不要给孩子用橡皮喂奶，产后早期如果确实奶少或有其他原因，医生认为有必要加奶时，可以用一根细的软吸管连上奶瓶，把吸管一头置于妈妈的乳头旁，让孩子还是通过吸妈妈的奶头吃奶瓶的奶（又称为附属喂养系统），可以有效的预防乳头错觉的发生。事实上，产后3天内婴儿自妈妈子宫内带来的水分和营养可以适应母亲短时间的少乳状态，而产后早吸吮才是促进乳汁分泌的最为有效的方式，因此，产后一定要坚持早吸吮，坚持不给孩子吃任何代乳品，要让婴儿经常频繁的吸吮乳头刺激乳房泌乳，才能早下奶，也才是对孩子负责的最佳方式。

2. 新生婴儿一天该吃几次奶

哺乳的时间和次数，根据出生的时间有所不同。

出生24小时内：每1～3小时喂一次甚至可以更多一些。

出生2～7天：一般每天喂8～12次，夜间喂奶间隔也不要超过3小时，孩子睡着了也要唤醒孩子吃奶。

孩子大一些，夜间喂奶间隔时间就可以长一些，刚出生的婴儿还没有昼夜规律，昼夜规律需要慢慢培养。

孩子一个月以后夜间可间隔 4～5 小时喂奶一次了，但白天不要超过 3 小时，3 个月后夜间就可以间隔 6 小时了。

3. 怎样判断母乳是否充足

母乳喂养特别是产后最初的几天，妈妈最担心的就是婴儿是否能吃饱。当然，在起初母乳喂养的二、三天内，乳汁肯定不足，但只要婴儿出生后体重下降没有超过出生体重 7% 的话，就应坚持母乳喂养。比如：婴儿出生体重为 3 000 克，如果婴儿出生后体重下降，没有低于 2 790 克，也就是下降至没有超过 210 克，就可坚持母乳喂养。根据上面的解释可以了解到，随着母婴对乳喂养技巧的掌握和喂奶时间的延长，母乳会很快的充足起来。

怎样可以知道孩子是不是吃饱了呢？下面的指标可以帮助判定母乳是否充足：

（1）奶量充足，喂奶时伴随着婴儿的吸吮动作，你可听见婴儿"咕噜咕噜"的吞咽声，而母乳不够吃喂奶时听不到婴儿的吞咽声，孩子吃奶时间长，并且不好好吸吮乳头，常常会突然放开乳头大哭不止。

（2）奶量充足哺乳前母亲感觉到乳房胀满，哺乳时有下奶的感觉，哺乳后乳房变柔软。母乳不足母亲常感觉不到乳房胀满，也很少见乳汁往外喷涌。

（3）奶量充足两次哺乳之间，婴儿感到很满足，表情快乐，眼睛很亮，反应灵敏。入睡时安静、踏实。奶量不足哺乳后，婴儿常哭闹不止，入睡不踏实，不一会又出现觅食反应。

（4）奶量充足婴儿每天更换尿布 6 次以上，大便每天 3～10 次，每次大便应多于 1 大汤勺，呈金黄色膏状。奶量不足婴儿大小便次数减少，尿量和大便量少。

（5）奶量充足婴儿体重平均每周增加 150 克左右，每日增长 25～30 克，满月时可增加 600 克以上。奶量不足婴儿体重增长缓慢或停滞。

这五条标准中体重增长和大小便次数是更为可靠的指标，但应注意使用纸尿裤的婴儿，大小便次数有时记录不准，应注意详细观察。

4. 特殊婴儿的母乳喂养

（1）有问题婴儿的喂养　有些婴儿存在特殊的情况，如：早产婴儿，婴儿存在唇颚裂、小下颌、舌系带过短等口腔畸形，这些孩子或多或少都会存在吃奶困难的问题，需要我们给予特殊的关照。

33

对早产婴儿在没有恢复到正常的出生体重前，需要在医院接受特别的治疗和护理，待孩子可以出院后，应尽量争取母乳喂养，母乳喂养对早产儿是最好的。如果母乳不足，月嫂应注意严格按照医生的嘱咐喂养婴儿，比如：母乳不够时怎样加奶粉、一天喂几次奶、什么时候停早产儿奶粉等。

对有唇腭裂、小下颌或舌系带过短等口腔畸形的婴儿不能直接吸吮妈妈乳房，可通过吸奶器抽吸出母乳用奶瓶喂给孩子。但用奶瓶喂养时，这样的孩子不能采用普通的奶头，应该选用特别适用于这些婴儿的奶头，目前市面有售。

（2）乳头错觉婴儿的处理　婴儿出生后头几天，母亲乳汁还不够充足时，很多家长怕孩子饿着，就会通过奶瓶给孩子加奶或加糖水，结果造成婴儿乳头错觉（见前所述）。如果出现错觉，只能采用饥饿疗法，就是短时间内不给孩子用奶瓶喂养，强迫婴儿接受母乳的直接喂养，但其结果并不一定能够纠正乳头错觉，因此，重要的方法是预防其发生。

5. 乳房按摩和挤奶

当奶太多，孩子吃不完或因某种原因母婴需要分开时，一定要把奶挤出来，以免引起乳汁淤积及乳腺炎，在挤奶前通常需先进行乳房按摩。同时，处理乳房异常情况时，挤奶和乳房按摩也是必须的和行之有效的重要方法，因此，挤奶和乳房按摩是每个月嫂必须掌握的两项重要技能，要反复练习，熟练掌握。

（1）乳房按摩　哺乳前先用湿热毛巾热敷乳房 3～5 分钟，注意不要烫伤皮肤，然后用手掌或大拇指的内下方那块肌肉（医学上称之"鱼际"的部位）顺时针方向按摩乳房，先由外侧开始，逐渐向乳头方向移动，用力不要太重，以不疼为度。乳房按摩可以加速乳房局部的血液循环、加快泌乳。

（2）挤奶的方法　先用温湿毛巾热敷乳房 3～5 分钟，然后进行乳房按摩，用四个手指放在乳房的下面将乳房托起，用大拇指和食指放在乳晕的上下方，先用大拇指和食指向胸壁方向轻轻挤压，然后再由乳晕向乳头方向挤出乳汁。注意不要只挤奶头，乳汁是贮存在乳晕的位置，奶头里面没有多少奶，反复挤压还容易造成疼痛和损伤。也可以用吸奶器吸奶。

6. 母乳喂养的禁忌症

并不是所有的母亲和婴儿都适合母乳喂养，换句话说母乳喂养也是有一定禁忌症的,但母亲或婴儿有无这方面的禁忌症,能否母乳喂养,首先要遵照医生的意见,月嫂没有决定这一问题的权利和义务。

下面就母乳喂养的禁忌症做一简单的介绍:

(1)婴儿方面 ①患有半乳糖血症的婴儿不能接受母乳喂养。②患有苯丙酮尿症的婴儿不能接受纯母乳喂养。③患有严重母乳性高胆红素血症的婴儿需要短期暂停母乳喂养。

(2)母亲方面 ①患活动性结核病或其他传染病的。②接受放射性检查或治疗的。③接受抗代谢药物、化疗药物或一些特殊药物治疗期间的。④吸毒或滥用药物的。⑤乳房局部患有单纯疱疹病毒感染的。⑥患有艾滋病病毒感染的。⑦乙型肝炎病毒性五项检查"大三阳"(表面抗原阳性、e抗原阳性、核心抗体阳性),乙肝病毒DNA阳性的。

7. 哺乳期用药应注意的问题

母亲在母乳喂养期间一旦生病,最好不要选用可在母乳中存在含量高的药物。至于如何选择用药,可根据药物安全性分类来选择。

目前、世界上将药物对怀孕期间胎儿安全性的影响分为五个级别,即:

A类——对头3个月的胎儿没有影响;

B类——动物实验得到A类结果;

C类——动物实验表明对胎儿有一定的副作用;

D类——对胎儿有一定的危险性;

X类——可造成胎儿异常。

在母乳喂养期间药物对婴儿的影响也分为五类,即:

L1——对婴儿非常安全;

L2——对婴儿比较安全;

L3——对婴儿基本安全;

L4——对婴儿可能存在危险;

L5——禁止给母亲使用。

举例来说:

羟氨苄青霉素在孕期给孕妇食用属于B类,在哺乳期给乳母使用属于L1;

对乙酰氨基酚给孕妇食用属于B类,在哺乳期给乳母使用属于L1;

阿司匹林在怀孕头三个月给孕妇使用属于C类,怀孕中后期属于D类,哺乳期给乳母使用属于L3。

现在，各药品说明书上都要去标明药物对孕妇和哺乳期婴儿的影响，乳母在用药前应仔细的阅读药品说明书，避免盲目用药。

8. 乳母慎用的食品

（1）麦乳精　含可可碱、麦芽等，麦芽可致回奶。

（2）味精　其中的谷氨酸钠对新生儿锌的吸收有影响，可造成婴儿的味觉差以及发育迟缓。

（3）生冷及辛辣食品。

（4）母亲应尽可能避免饮用含有酒精的饮料。若偶尔饮用少量酒精饮料，必须两小时后才可进行母乳喂养。

为了孩子，哺乳的母亲绝对不能偏食。我们建议母乳喂养的乳母，在身体可接受的前提下，每周最好能进食 50 种以上的食物。其目的就是为了丰富母乳中的营养成分，尽可能达到均衡的营养状况。

9. 母乳不够吃时应该怎么办

有些情况可导致母乳不足，如：因宝宝或妈妈患病造成孩子一出生就与母亲早期分离，没有机会早接触和早吸吮；母亲的年龄超过 35 岁或某些乳腺疾病或乳房做过手术等，都可能导致母乳不足，这时为了不影响宝宝的生长发育，就要给宝宝添加代乳品。具体注意事项如下：

（1）一岁以下的婴儿应选用配方奶　为克服牛奶的缺点，营养专家对牛奶的成分做了调整、制成奶粉使其成分尽量接近母乳，有的还添加了 DHA、胡萝卜素、双歧杆菌等促进神经系统发育和抗病的物质。配方奶粉虽然没有办法和母乳相比拟，但要优于纯牛奶，因此，一岁以下的孩子应该选用配方奶，早产儿需要人工喂养时可选用早产儿配方奶，待体重正常后再改为足月孩子的奶粉。

（2）添加母乳代用品时可采用以下的方法　①补授法：补授法是先给婴儿吃母乳，不够的部分用配方奶粉代替。这种方法比较好。补授法的哺乳过程应为吃母乳在先。奶不够吃需要补授法加奶时，只要有母乳就要先吃母乳，可在婴儿吸吮母亲乳房 15～20 分钟后，通过滴管或奶瓶给婴儿补充配方奶粉或其他的代乳品。母乳喂养结束后，母亲还要通过使用吸奶器，对乳房继续刺激 20～30 分钟，以增加乳房泌乳，如果此间还能够吸出一些乳汁，可将吸出的乳汁存入储奶袋中，排除储奶袋中的空气，封闭后储存，母乳一定不要浪费掉。②代授法：代授法是母乳与配方奶交替吃，这一次吃母乳，下一次吃配方奶粉。在母婴分离时，比如，妈妈上班了可选用这种方法。有一点应特别强调，一时的奶少，不一定就是奶少，比如，在婴儿出生后 20 天左右的时间，由于此时婴儿生长速度比较快，有时出现一时奶少的现象，遇这种情况妈妈不要着急，妈妈增加母乳产生量的办法包括：频繁使用奶泵泵奶、饮用大量液体、必要时辅以下奶药物治疗，随着吸吮次数的增多，奶量常常会多起来，奶多了，配方奶粉就可以停掉或减少。不管在什么情况，对母乳喂养都不要轻言放弃，一旦放弃母乳喂养就会导致乳汁枯竭，那时母乳喂养就彻底失败了。

（3）母乳的储存　对母婴分离采用代授法加奶或母亲的奶特多一次吃不完时，可以将母乳汁用吸奶器吸出储存，母乳储存的条件和时间见下表：

抽吸出的人乳储存条件和时间

储存的地点和温度	可储存时间
储存于 25℃的室温	4 小时
储存于 15℃的冰盒内	24 小时
储存于 4℃冰箱内	48 小时
储存于 4℃冰箱内（经常开关冰箱门）	24 小时
冷冻人乳：	
冷冻室温度保持在−5℃至−15℃	3～6 个月
低温冷冻（−20℃）	6～12 个月

对于冰箱冷藏保存的乳汁，使用前用温水温到相当于母乳的温度；对于冷冻室冷冻的母乳，使用前先放入冷藏室变为液体状再进行温水温热。冷藏或冷冻的母乳只能一次温热，不能反复储存和温热。所以，每储奶袋中储存量不要过多，一般建议在 100～150 毫升。

（三）母乳喂养常见问题及处理

据我们的观察，第一胎的产母，产后或多或少的都存在乳房的异常问题，这些问题，一方面给产妇带来痛苦，同时，也影响母乳喂养的成功，下面就常见母乳喂养异常情况做一介绍：

1. 乳头凹陷

乳头凹陷严重影响婴儿哺乳，甚至可导致母乳喂养失败，必须尽早矫正，矫正乳头凹陷可采了以下办法：

（1）孕期做乳头十字操或捻转乳头。

（2）使用乳头凹陷矫正器，矫正凹陷乳头（乳头凹陷矫正器可自己制作）。

（3）如果孕期乳头凹陷没有得到矫正，产后喂奶时应该按如下做。①喂奶前：湿热敷乳房、乳头3～5分钟，同时按摩乳房以引起立乳反射，然后先用食指和拇指将乳头提起，并尽量将乳头及乳晕一起送入婴儿的口中，直到婴儿吸住乳头和大部分乳晕后再松手。②喂奶时：先吃奶头凹陷一侧的乳房，因此时孩子饥饿感强，吃奶有劲，有助于凹陷奶头的矫正。一时难以矫正乳头凹陷，可用吸奶器将乳汁吸出，再用奶瓶喂给婴儿，多次有效地吸吮及吸奶器负压的吸引，可将内陷的乳头逐渐吸出，使乳头凹陷得到矫正。对实在无法矫正的乳头凹陷，使用乳头罩间接哺乳，经过一段时间的吸吮，凹陷的乳头也可能得到矫正。

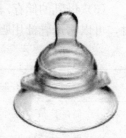

乳头罩图片

2. 乳头皲裂

（1）乳头破裂是如何发生的　乳头破裂多半是因为喂奶时含接姿势不正确引起的，此外，喂奶时间太长、让孩子叼着奶头睡觉等不好的喂奶习惯，使奶头被孩子湿润的口腔长时间的浸泡，也是导致乳头皲裂的原因。

（2）为什么含接姿势不正确会导致乳头皲裂　在母乳喂养指导中我们已经介绍了正确的含接姿势是哺喂时一定要将乳头和大部分乳晕一起送入婴儿的口中，如果只把奶头放在孩子的嘴里，娇嫩的乳头正好在孩子的上下牙床之间，奶头被婴儿的牙龈频繁摩擦，很容易发生乳头破裂，而含接姿势正确时妈妈的奶头是在孩子口腔的中部，就不会被牙龈摩擦了，也就避免了乳头皲裂的发生。

一旦乳头裂伤，喂奶时乳母疼痛难忍，甚至可能会出血，而且，一旦细菌从乳头破口侵入乳房，还可引发乳腺炎。

（3）乳头破裂的预防和处理　①掌握正确的哺乳姿势和含接姿势，可以有效的预防乳头破裂的发生，同时，注意每次吃奶时间不宜过长。孩子一次吃奶，一般20分钟就吃饱了。如果，一吃就一、两个小时或让孩子含着奶头睡觉，这些习惯是错误的，这样做一方面孩子睡不好觉，时间长了孩子养成抱着叼着奶头睡觉的习惯，只要一放到床上就醒，非抱着不可，结果搞得大人孩子都休息不好，同时还可导致乳头破裂的发生。②每次喂奶前先湿热敷乳房、乳头3～5分钟，同时按摩乳房可引起立乳反射，加快下奶，减少孩子吸吮乳房的时间，预防乳头皲裂。③已经发生乳头皲裂时，每次喂奶应该先喂没有乳头破裂的乳房，因为这时候孩子饿得厉害，吃奶的劲就大，对乳头的伤害也就大，后吃有乳头破裂一侧的乳房，这时候，孩子吃奶的劲就没那么大了。④哺乳后可挤出一些乳汁涂在破裂乳头的表面或用熟的植物油涂抹，可使破裂乳头很快愈合。乳汁有消炎和促进皲裂愈合的双重作用，乳汁涂抹奶头是又好又安全的方法。特别要注意的是乳头皲裂的用药一定要在医生的指导之下，因为，乳头上有10多个乳腺导管的开口，如果处理的不好就会导致乳腺管开口被封闭的严重后果，因此，乳头上是不可以乱用药的。⑤严重的乳头皲裂可暂停哺乳或使用乳头罩哺乳，待乳头皲裂愈合后再哺乳。⑥水凝胶使用方法：水凝胶可以防治乳头皲裂，第一次使用时将水凝胶从包装中取出，凹面向下置于乳头和乳晕上，直到下次哺乳时取下，取下后用清水冲干净，用手拍平或晾干，哺乳完再戴上。也可以放到冰箱冷藏后再使用，效果更佳。水凝胶可以多次使用，如在使用过程中发现表面有白膜形成，说明该水凝胶已不宜再使用，需要更换了。

3. 乳房肿胀和乳腺管阻塞

乳房肿胀和乳腺管阻塞是非常常见的乳房异常情况，它们在发生原因和处理方面有着很多共同点，因此，放在一起介绍：

（1）乳房肿胀和乳腺管阻塞的发生原因 乳房肿胀和乳腺管阻塞都是由于不及时和不经常哺乳造成的。

乳腺不断的分泌乳汁，如不及时哺乳，没有做到频繁有效的吸吮乳房，乳汁就不能及时排出而淤积在乳房内，就会导致乳房肿胀。

乳房肿胀时还常伴有乳腺管内栓子的形成，造成乳腺管阻塞，当乳腺管发生堵塞后，这个乳腺管的上方的乳腺腺泡分泌的乳汁就无法排出而积成一个硬块，由于乳腺腺泡是一个封闭的组织，产生的乳汁没有出路，因此，肿块会逐渐增大，造成产妇剧烈的疼痛，如果再伴有乳头皲裂，一旦有细菌侵入就可导致乳腺炎。

这种情况多发生在产后 3 天后，尤其是产后没有做到早开奶和按需哺乳或给孩子加了代乳品的情况时最容易发生。

（2）发生乳房肿胀和乳腺管阻塞时产妇有什么症状　乳房剧烈的疼痛是主要的症状。检查时可发现乳房肿胀、发硬甚至如板样硬，乳房内可摸到一个或多个大小不等的硬块，触疼非常明显，甚至碰都不能碰。产妇还常伴有体温升高，甚至高烧，并常伴有腋下淋巴结肿大。

（3）乳房肿胀和乳腺管阻塞的预防和处理　①尽早开奶，做到按需哺乳，即使是夜间也不要停哺乳，促进乳汁流畅通畅。注意产后一定不要给孩子加奶粉、糖水或其他的代乳品，婴儿的吸吮比任何器具和药物都有效得多。②孩子每次如不能将奶完全吃空，孩子吃完奶仍然感到奶胀，就要将乳汁挤出或吸出，可以预防乳腺肿胀的发生。

（4）乳房按摩和吸奶　乳房按摩和吸奶是解决乳房肿胀和乳腺管阻塞行之有效的方法（乳房按摩和吸奶在本专题的第二部分"母乳喂养指导"中已讲）。

按摩可以改善乳房充血，加速局部的血液循环，并加速泌乳。

经过上述处理后就可以让婴儿吃奶或用吸引器吸奶了。然后，可以再按摩再吸奶。而且，什么时候感觉胀了就要这样处理。

处理乳腺管堵塞常常需要按摩、吸奶反复多次才能解决问题，而且，每次的处理时间有时需要 1 小时甚至更长的时间，遇到此种情况千万不要嫌麻烦。因为，由于在产褥期早期，尤其是产后 72 小时内没有做到早接触、早吸吮所造成的问题，到此时导致的后果只有靠这样的处理解决问题，可以说别无他法。

注意：在产后早期，一般是产后 48～72 小时时，如果没有经过早接触和早吸吮，这时乳房常表现明显的充血，乳房局部发烫，吸奶时没有乳汁排出，产妇疼痛明显，两个胳膊向两边抬起，不敢放下。此时，一般不用热敷的方法，因为热敷会加重乳房充血和产妇疼痛，可以直接按摩和吸奶。如果疼痛严重可以用冷敷或冰敷的方法，可以起到止痛的效果。

（5）乳房肿胀和乳腺管阻塞的乳母哺乳时应该先吃肿胀一侧的乳房。因为，此时孩子吸吮力最强，有利于通畅乳腺管。

（6）佩戴合适的乳罩可以改善乳房的血液循环，有助于预防奶胀和减轻奶胀带来的不适。

4. 乳腺炎

常由未及时治疗的乳房肿胀及乳腺管堵塞并伴有乳头皲裂的情况时发生。

乳腺炎的症状开始时是发热，乳房局部红、肿、热、疼，最后发炎部位化脓，形成脓肿。

乳腺炎的处理不是月嫂的工作范围，但有几点月嫂要注意：

（1）乳腺炎的诊断应该由医生来做 乳房肿胀、乳腺管阻塞和乳腺炎有很多相同的症状，但在处理方面却有着很大的不同，因此，到底是不是发生了乳腺炎，这个诊断必须由医生来诊断，月嫂没有诊断的必要和权利，也没有治疗的义务。

（2）乳腺炎的早期只表现乳房肿胀和乳核形成时，仍可让孩子继续吃奶，因为孩子的有力吸吮可以起到疏通乳腺导管的作用。如果，只有一侧乳腺发炎，另一侧没有乳腺炎，产妇也没有发烧，健康的一侧乳房仍可哺乳。

（3）当产妇有体温增高时，一般超过38.5℃以上时，应该停母乳。因为，产妇发烧，母乳会浓缩，吃这样的奶易导致婴儿消化不良。

（4）乳腺化脓时必须停母乳。

（5）发生乳腺炎后，如果是在家治疗，月嫂一定要按时给产妇吸奶，以保持乳房的空虚。保持乳房空虚，可以防止病灶的扩散。

5. 母乳性黄疸

随着母乳喂养的广泛开展，婴儿母乳性黄疸的发生率也有所增加，所谓母乳性黄疸，就是孩子皮肤发生黄染的原因是与母乳喂养直接相关的。其原因来自两个方面：

（1）可能为产后早期母乳相对不足所致，称作母乳不足性黄疸。

（2）是由于成熟母乳中含有一种物质，可增加婴儿肠道对胆红素的吸收，造成婴儿在母乳喂养期间血液中胆红素水平较高，这种情况才是真正的母乳性黄疸。但此种物质在婴儿体内的水平随着哺乳时间的延长以及婴儿肝脏的成熟而逐渐降低。

有关母乳性黄疸的发生机理以及如何处理等方面的详细内容，本书将在第二讲，专题二，新生儿家庭护理四中具体介绍。

三、产褥期产妇营养

（一）产前、产中、产后的身心变化

产前，孕妇担负着胎儿生长发育所需要的营养，母体的各系统都会发生一

系列的适应变化：子宫肌细胞肥大、增殖、变长，心脏负担增大，肺脏负担也随之加重，妊娠期肾脏也略有增大，输尿管增粗，肌张力减低，蠕动减弱，其他还有肠胃系统，骨骼，内分泌，皮肤，关节，韧带等都会发生相应变化。

产中，由于分娩时出血多，出汗多，腰酸，腹痛，非常耗损体力，气血，筋骨都很虚弱，这时候很容易受到风寒的侵袭。

产后，胎儿娩出，母体器官又会恢复到产前状态，子宫，会阴，阴道的创口会瘀合，子宫缩小，膈肌下降，心脏复原，被拉弛的皮肤，关节，韧带会恢复正常，加之产后照顾宝贝使身体很劳累，很多新妈妈在产后都出现了乳汁不足、大便秘结、血虚体弱、头晕乏力、产后腹痛、阴冷不适等症状。这些形态、位置和功能，能否复原，取决于产妇在坐月子时的调养保健，若养护得当，则恢复较快，且无后患，若稍有不慎，调养失宜，则恢复较慢。

产妇坐月子的过程，是产妇整个生殖系统恢复的一个过程，恢复得不好，会影响产妇的身体健康。经过一段时间的调补，目的是在这段期间内做适度的运动与休养，恰当的食补与食疗，能使子宫恢复生产前的大小，气血经过调理也都能恢复，甚至比以前更好，也就将不好的体质在这段时间慢慢改变过来。

（二）产后常见五种体质及表现

1. 正常型

有轻微腹痛，恶露通畅且如期排净，大便通畅，乳汁充足，饮食如常。

2. 气血虚弱型

面色苍白，头晕眼花并伴心悸，无腹痛或腹痛，恶露量少，颜色淡红，质稀无块；产后乳少，乳汁清稀甚或全无。

3. 淤阻型

面色青白，形寒肢冷，小腹疼痛拒按，恶露不下或下也甚少，并且紫暗有块；乳汁涩少或乳汁不下，乳房胀痛。

4. 脾胃虚弱型

面色无华，神倦食少，乳汁量少并清稀，乳房柔软。

5. 津亏血少型

面色萎黄，心悸少寐，肌肤不润，大便干结并燥涩难解。

（三）产后食补的重要性

（1）补充自身在怀孕期间及分娩时的消耗。

（2）补充足够的营养，使母体分泌充足的乳汁来哺育婴儿。

（3）恰当的食补可以使产妇身心健康得到很好的恢复。

（四）月子当中的四个调理阶段

产后 30 天内需要阶段性膳补、应少食多餐、温和的热补，月子分四个阶段调理，每七天为一个阶段。

第一阶段：去恶露，散寒，利水消肿，促进乳汁分泌。调理目的是促进子宫收缩，恢复子宫正常机能。

第二阶段：补肾壮腰，健脾及帮助子宫、骨盆腔收缩。调理目的是预防、治疗腰酸背痛，增强脾胃吸收营养。

第三、四阶段：理气补血，调理重点是经过第一阶段排泄、第二阶段调理，第三阶段开始进补，第四阶段进行大补，巩固营养，改善体质。调理目的是使产妇体质恢复，循序渐进，增强免疫力和抵抗力。

（五）产妇的饮食特点

富有营养，易于消化，少食多餐，粗细搭配，荤素搭配，多样变化。

（1）增加餐次　以每天 5～6 餐为宜，有利于食物消化吸收，保证充足的营养。因产后胃肠功能减弱，应科学搭配，如一次过多过饱进食，会增加胃肠负担。

（2）食物应干稀搭配　干者可保证营养的供给，稀者可提供足够的水分。尤其是产后 1～2 天应多用流质食物。如各种营养汤类，有利于补充水分，利于下奶，防止便秘。但应少饮白开水。

（3）荤素搭配，避免偏食　不同的食物所含的营养不一样。产后身体恢复及哺乳，需要产热高的食物，高蛋白食物（如：各种肉类，蛋类等），也需要高维生素的食物，如各种蔬菜，含有纤维素，能促进蠕动，促进消化，防止便秘。因此，荤素搭配有利于营养摄入，又能促进食欲，防止疾病的发生。

（4）清淡适宜　各种调料（如：葱、姜、花椒等）可以放，但应少于一般人的量，食盐以少放为宜，并不是不放或过少。这样，可以增加胃口，促进食欲，对产妇身体健康也是有利的。

（5）多吃易消化及刺激小的食物，忌烟酒、辛辣食物，忌生冷：产褥期的烹调方法多用炖煮，少用煎、炸。

（六）产后饮食注意事项

吃对"产后第一餐"，新妈妈分娩后体内激素水平大大下降，身体过度耗气失血，阴血骤虚，在这种情形下，很容易受到疾病侵袭。因此依照个人体质，"产后第一餐"的饮食调养非常重要。"产后第一餐应首选易消化、营养丰富的流质食物"。糖水煮荷包蛋，蒸蛋羹，冲蛋花汤，藕粉等都是很好的选择。

很多人都认为分娩时出血多，应当多吃一些鸡汤、猪蹄汤等滋补汤。殊不知，如果天天吃，顿顿吃，就会引起腹胀、腹泻等症状。产后第一周的食谱应多以清淡为主，比如鸡蛋汤、鱼汤等。鱼汤营养很丰富，但要先去掉上层的油，汤不要过咸。产后5～7天应以米粥、软饭、碎面等为主食，不要吃过多油腻的东西。

产妇最好不要吃辛辣和生冷坚硬的食物，如韭菜，大蒜，辣椒，胡椒，茴香等，这些食物会使母体内热，通过乳汁会影响到婴儿。生产七天后，产妇舌苔无厚腻感时，才可以进补肉、蛋、鸡等食物，但不可过饱，可以一日多餐。

产妇产后不宜马上喝老母鸡炖汤：刚刚生产的妇女不宜马上喝老母鸡汤。这是因为母鸡体内含有较多雌激素（母鸡越老体内雌激素越多），被产妇吸收后会抑制催乳素的分泌，从而造成产妇乳汁不足，甚至无奶。因此，滋补时完全没有必要迷信老母鸡炖汤的作用。从营养上来说，仔鸡鸡肉中的营养成分要比老母鸡高得多。首先，仔鸡的肉里含蛋白质较多，而老母鸡肉中蛋白质含量较少。其次，老母鸡的鸡肉只占其体重的40%，且多是脂肪和弹性结缔组织。弹性结缔组织是一种不溶于水的弹性蛋白，只能被人体少量吸收，会使老母鸡的营养价值有所降低。而仔鸡肉在做熟后，鸡肉很容易分离开，变得细嫩、松软。

产后第一天可吃一些清淡易消化的食物，第二天以后可多吃高蛋白和汤汁食物，适当补充维生素和铁剂。

只要饮食合理得当，而且新妈妈身体没什么大碍，就不用刻意服用一些保健品，至于人参、蜂皇浆等，产妇更是不吃或少吃为好。

1. 常用餐点的注意事项

（1）红糖　新妈妈在分娩时，由于精力和体力消耗非常大，加之失血，产后还要哺乳，因此需要补充大量铁质。红糖水非常适合产后第一餐食用，红糖是粗制糖，能提供丰富的营养，性温和，可以健脾暖胃，益气养血，活血化瘀，促进产后恶露排出，能够帮助产妇补血，散寒和补充热量，这些对产妇都特别有用。

不要以为红糖水喝得越多越好，如果喝得时间太长，反而会使恶露血量增多，引起贫血。一般来讲，产后喝红糖水的时间以 7～10 天为宜。

用法：加在桂圆蛋，糯米粥等甜点里食用，也可以冲成红糖水直接饮用。

（2）芝麻　芝麻中富含蛋白质，脂肪，钙，铁，维生素 E 等多种营养素，可提高和改善饮食的营养质量，多吃可预防产妇钙质流失及便秘。

最好选择黑色食品——黑芝麻，它的营养价值要比白芝麻更高一些。

用法：芝麻，核桃炒熟磨碎，每天两匙，直接食用，或制成芝麻汤圆，也可以加在其他的甜点里。

（3）炖汤　月子里新妈妈出汗多，加之分泌乳汁，需水量要高于普通人，大量喝汤对身体补水及乳汁分泌都十分有益。这些汤类中含有易于人体吸收的蛋白质，维生素及矿物质，并味道鲜美，可刺激胃液分泌。既可提高新妈妈的食欲，还可促进乳汁分泌。

喝汤要注意适量，不要无限制，不然容易引起乳房胀痛。

（4）鸡蛋　产后如果肠胃消化功能较好，从产后第二餐便可开始进食鸡蛋，鸡蛋含蛋白质丰富并利用率高，还含有卵磷脂，卵黄素及多种维生素和矿物质，尤其是含有的脂肪易被吸收，有助于新妈妈恢复体力，维护神经系统的健康，减少抑郁情绪。鸡蛋蛋黄中的铁质对贫血的产妇有疗效。

过多摄取反而容易诱发其他营养病：新妈妈每天吃 2～3 个鸡蛋已足够，最好分为两餐吃。每天吃 10 个鸡蛋的营养功效与吃 3 个鸡蛋几乎是一样的。

用法：白煮蛋，蒸蛋，蛋羹，桂圆鸡蛋，炒鸡蛋等。

（5）小米和紫糯米粥　小米是传统的滋补食物，其中富含维生素 B_1，维生素 B_2，膳食纤维含量也很高。可帮助新妈妈恢复体力，并能刺激肠蠕动，增进食欲。

45

　　小米粥不宜煮得太稀，也不可完全作为月子里的主食，不然会营养失衡，缺乏其他营养素。

　　用法：小米粥，糯米粥或糯米饭。月子里不可只食用小米粥，虽然小米比稻米有营养，但不是营养全面的食物，如果只吃这一种，是不能满足产妇的营养需要的。

　　（6）红豆汤　强心利尿，让体内的废水从正常的管道排出，多吃易胀气，仅限两碗。

　　（7）糯米粥　有黏性，刺激肠子，恢复蠕动力，并防止内脏下垂，仅限两碗。

2. 常用食品的特殊功效

　　（1）瘦肉、动物的肝和血以及菠菜——补血　新妈妈产后失血较多，需要补充铁质以制造血液中的红细胞。瘦肉、动物的肝和血以及菠菜含铁较多，多吃可有助于补血。

　　猪肝适合在早晨和中午食用。

　　（2）红糖——散寒　由于红糖所含的葡萄糖比白糖多得多，所以饮服红糖后新妈妈会感觉全身温暖。红糖里的铁、锌、铜等物质，还有补血、生乳、止痛的效果。

　　（3）山楂——助消化　山楂酸甜可口，食后能增进食欲，帮助消化，而且能兴奋子宫，可促使子宫收缩和加快恶露的排出。

　　（4）新鲜蔬菜，特别是红色蔬菜——防便秘　从第二周起，每餐吃些新鲜蔬菜，特别是红色蔬菜如：红萝卜、苋菜等。第三周可以加水果，能防止新妈妈因产后肠蠕动减缓而引起的便秘。

　　红萝卜含丰富的维生素 A、B 族维生素、维生素 C，是产妇的最佳菜肴。

　　（5）青菜豆腐——优化乳汁　母乳喂养的宝宝，所需营养全都来源于妈妈的乳汁。新妈妈的饮食又和乳汁分泌有着直接的关系，提升妈妈奶水的质量和宝宝的健康息息相关，多吃青菜豆腐有助于提升乳汁质量。

　　（6）牛奶、豆腐、鸡蛋、鱼虾——补钙　钙是助长骨骼、生长牙齿的重要原料，新妈妈多吃些牛奶、豆腐、鸡蛋、鱼虾，可增加乳汁中的钙含量，从而有利于宝宝骨、牙的发育。

　　（7）粗粮、水果、蔬菜、质地良好的红茶——维生素　足够的 B 族维生素能使乳汁充沛，新妈妈要适当吃一些粗粮、水果、蔬菜，此外，质地良好的红茶是 B 族维生素和维生素 C 的丰富来源，新妈妈每日可酌量饮用。

（8）干贝——有稳定情绪作用 对产后忧郁症有一定疗效。

（9）猪腰——有强化肾脏、促进体内新陈代谢、恢复子宫机能 治疗腰酸背痛等功效。

（10）猪蹄——能补血通乳 可治疗产后缺乳症。

（11）花生——能养血止血 可治疗贫血出血症，具有滋养作用。

（12）西芹——纤维质高 多吃可预防产妇便秘。

（13）糯米——性味甘平 补中益气。

（14）黑豆——含有丰富的植物性蛋白质及维生素 A、B 族维生素、维生素 C 对脚气浮肿、腹部和身体肌肉松弛者也有改善功效。

（15）海参——是零胆固醇的食品，蛋白质高 适合产后虚弱、消瘦乏力、肾虚水肿及黄疸者食用。

（16）吻鱼——含钙丰富 适合产妇补。

（17）鲤鱼——促进乳汁分泌作用 通乳、增乳。

3. 富含蛋白质、矿物质、维生素的食品

营养全面，是使乳汁充沛、富含营养的必备条件。特别是蛋白质、脂肪、矿物质和维生素的含量要丰富。如果缺乏这些营养要素，不仅会给母亲的体质带来不利的影响，还会使乳汁分泌量大为减少，直接影响婴儿的生长发育。

下列食品富含蛋白质、矿物质、维生素。

（1）蛋白质的来源：牛肉、鱼、虾、鸡蛋、动物内脏、豆制品等。

（2）钙的来源：牛奶、蛋类、贝壳类、豆制品、炖骨汤。

（3）铁的来源：肝、心、蛋黄、牛肉、鲤鱼、虾、绿色蔬菜、香菇、黑木耳等。

（4）维生素的来源：糙米、小米、玉米、黑米、米糠、豆类、蔬菜、水果。

4. 药理作用的食品

（1）莲藕：含丰富的铁质，对贫血有益。

（2）阿胶：促进体内红细胞和血红蛋白的生成，促进钙吸收，补血、钙。

（3）西洋参：补益元气，气血虚弱。

（4）党参：补中益气，生津止渴。

47

(5) 山药：补肾固精补气健脾，养阴益肺。

(6) 莲子：补脾胃，补养心气。

（七）产妇每日摄入食品量参考

1. 牛奶 250~500 克

2. 瘦肉（鸡、鸭、鱼、虾、肉类）150~200 克

3. 蔬菜 500 克

4. 粮谷类 500 克（可用部分粗粮）

5. 鸡蛋 2~3 个

6. 水果 200~250 克（旺季可多吃一些）

7. 红糖 25~50 克

（八）产后每日营养食谱搭配示例

	早餐	中餐	晚餐
NO.1	牛奶1碗，鸡蛋2个，全麦面包2片	当归、黄芪乌鸡汤，青椒炒虾仁，馒头1个	红枣小米粥，豆芽炒豆腐丝、荷包蛋2个
NO.2	红枣、红糖炖鸡蛋，全麦面包2片	萝卜丝鲫鱼汤，鸡蛋炒丝瓜，馒头1个	鸡汤龙须面卧鸡蛋，素炒莴笋片
NO.3	米酒卧鸡蛋，豆沙包1个	黄豆瘦肉乌鸡汤，香菇菜心，馒头1个	红豆大枣黑米粥，三鲜豆腐，皮蛋煮芹菜
NO.4	牛奶1碗，卤茶鸡蛋2个，全麦面包2片，火腿2片	莲藕猪手汤，蘑菇炒鸡蛋，米饭1碗	绿豆红枣小米粥，青椒炒鸡丝，煎鸡蛋2个
NO.5	牛奶1碗，煎蛋2个，全麦面包2片，火腿2片	番茄排骨黄豆汤，芝麻酱拌茄子，馒头1个	肉汤龙须面卧鸡蛋，虾皮炒油菜
NO.6	蜂蜜冲鸡蛋（或鹌鹑蛋），蛋糕卷2片	鱼头豆腐汤，柠檬鸡排，芹菜拌腐竹，米饭1碗	银耳莲子大枣粥，海米炒冬瓜，青椒炒豆皮
NO.7	鲜豆浆1杯，鸡蛋2个，饼干适量	花生猪手汤，清蒸桂鱼，清炒莴笋，米饭1碗	皮蛋瘦肉粥，清炒油麦菜，烹小河虾
NO.8	牛奶1杯，高钙苏打饼干10片，鸡蛋2个	乌鸡汤，番茄，虾仁，牛肉，蒸蛋羹，米饭1碗	三鲜米线，红烧豆腐，卤鸡肝

（续）

	早餐	中餐	晚餐
NO. 9	酸奶 1 瓶，全麦面包 2 片，煎蛋 2 个	椰汁甲鱼汤，青椒牛肉丝，拌绿豆芽，米饭 1 碗	绿豆米粥，红烧鳝鱼，香菇菜心
NO. 10	牛奶 1 杯，蛋糕卷 2 片，鹌鹑蛋 4 个	花生猪肘奶汤，熘肝尖，清炒油菜心，米饭 1 碗	青豆鸡片粥，蘑菇炒鸡蛋，腐竹炒芹菜
NO. 11	豆浆 1 杯，卤鸡蛋 2 个，蓝莓派 1 个	墨鱼火腿汤，番茄牛柳，拌苦瓜丝，米饭 1 碗	菜肉小馄饨，清炖羊肉，熏鱼
NO. 12	牛奶 1 杯，全麦面包 2 片，山楂果酱，鸡蛋 2 个	排骨海带香菇汤，烧鸡翅，素炒丝瓜，米饭 1 碗	三鲜龙须面，玉米笋炒虾仁，蒜茸空心菜
NO. 13	酸奶 1 瓶，曲奇饼 5 片，鸡蛋 2 个	西湖牛肉羹，糖醋小排骨，清炒芦蒿，米饭 1 碗	红豆黑米粥，羊肉串，海米冬瓜

（九）结合产后产妇四阶段的生理特点，各周食补示例

1. 产后第一周

（1）特点　本周大部分时间在医院度过，产妇身体虚弱，腹压低，食欲不振，而且极易发生便秘状况，故食物应以汤羹、粥、面点为主，口味不宜过于荤厚，应吃鸡蛋、红糖、小米、红枣、鸡、鱼、豆腐、注意适量增加含纤维素高的食品，如全麦面包、丝瓜、蘑菇、豆芽、豆腐、青菜等，可以蜂蜜、酸奶、姜糖红枣作为润肠食品。

（2）本周主打汤式　以滋补、催乳、易消化为主。

①黄芪当归乌鸡汤：此汤可作为产后第一种汤，对于恢复元气极有益处，炖时应注意多加些上好的黄酒，用于补血暖宫。②萝卜丝鲫鱼汤：此汤催乳，消化容易，营养丰富，可加入适量黑木耳，与白萝卜丝配伍，可通络补血，去毒。③莲藕猪手汤：此汤通乳，但略嫌油腻，故可加入腐竹、花生（带红皮），增加蛋白质含量，可以只喝汤，不吃肉。

（3）蔬菜　丝瓜、豆芽、蘑菇、黑木耳、豆制品等中性且纤维素含量高的种类。

（4）主食　全麦面包、丝糕、豆包、龙须面（可用鲜汤煮制）、小米粥、

鸡蛋。

（5）饮料　以生姜、红枣、红糖煮水作为全天饮料（润肠、补血、驱寒），早餐和吃点心时可多喝牛奶和酸奶。

（6）食物搭配　①三种汤交替炖制，与蔬菜、鸡蛋、豆制品配成每日主餐（中餐、晚餐）。早点和点心以牛奶（含酸奶）类、蜂蜜、全麦面包、蛋糕卷、鸡蛋或鹌鹑蛋为主，且为减少盐的摄入量，可在菜品、汤品出锅前再加盐调味。②每天以吃五、六顿为好，少食多餐。③所有汤羹均不加酱油，以清汤和奶汤为主，鸡汤羹必须加当归和黄芪，且所有汤羹主料尽量以鲜活现杀为好（猪、牛、羊除外），早餐的牛奶应以盒装高钙奶为主，酸奶也应为品质较高产品。

2. 产后第二周

（1）特点　本周回到家中，看护婴儿的工作量增加，体力消耗较前一周大，伤口开始愈合，饮食上应注意大量补充优质蛋白质，但仍需以鱼类、虾、蛋、鸡，豆制品为主，可比上一周增加些排骨、瘦肉类。本周食谱应多注意口味方面的调节，防止厌食，晚餐的粥类可多做些咸鲜口味，如皮蛋瘦肉粥，青豆鸡片粥等，既可调节口味，增加食欲，又可将前顿喝剩的汤有效利用，防止剩汤放置过久。

（2）本周主打汤式　①番茄排骨黄豆汤：此汤开胃补钙、固齿生津，炖时应将番茄早些放入，汤好后，以看不到番茄为好（炖"飞"了）只取其味。②椰汁甲鱼汤：炖时应注意甲鱼全身有层透明膜，需用80℃热水烫后撕去（淮山），另外甲鱼内脏周围的油脂团一定要去掉，否则汤腥肉老。③鱼头豆腐汤：炖时应先将鱼头煎过，否则汤色不显乳白，可多加些黄酒，黑木耳，莲子共炖。

（3）副食及蔬菜　①增加虾类、鳝鱼、鸡翅（胸）、豆腐类菜，为减少盐摄入量，可将菜的口味调成酸甜，或清蒸，用醋和糖的增加，减弱舌头对盐的需要。②蔬菜中除高纤维种类外，应适量增加冬瓜、芦笋、油麦菜等利水消肿的品种。③水果可在本周后期逐渐加入，应以香蕉、桃子、芒果等非寒性且不酸的高纤维品种为主。

（4）食物搭配　①早餐与上周相似。②午餐可加入滑蒸鱼、红烧鳝片、清炒虾仁、柠檬鸡排等主菜。③晚餐至少要有一份蔬菜，再加蛋羹或豆制品菜一份。午餐与晚餐的主菜和汤式可交替互配，如午餐有甲鱼汤，就可在晚餐时再吃清炒虾仁。

3. 产后第三、四周

（1）特点　本阶段产妇经常下地活动，伤口渐愈，体力恢复，食欲增强，便秘状况有所改善，饮食可接近常人，汤羹饮食可较前两周略减，增加固体食物的摄入，以增强体力，恢复元气，本阶段应加入牛羊肉菜式，增强身体抗寒和防疫能力，提高肌肉紧密度。

（2）本阶段主打汤式（以催乳、滋补为主、味道可稍厚）　①花生猪肘奶汤：选猪前肘（后肘适合酱肘子）带皮花生仁、加淮山、黄酒、葱、姜共炖，至肘烂时加入牛奶、黑芝麻（炒熟），少许盐调味。②萝卜丝鲫鱼汤或黑鱼汤。③黄豆、瘦肉乌鸡汤：加当归、黄芪、黄酒、葱、姜。④牛肉清汤：牛肉另用，炖牛肉之清汤可加入卷心菜、胡萝卜、土豆等制成蔬菜汤。⑤西湖牛肉羹：以牛肉末为主料，加入细豆腐丁、细笋丁共煮成汤，勾玻璃芡，滚后撒蛋花、香菜、香油，以盐、白胡椒粉调味。⑥排骨海带香菇汤：三种料同炖，炖时加甘草，六料，桂皮、葱、姜、黄、酒、茴香。

（3）副食及蔬菜　①增加牛、羊肉菜式，增加肝（猪肝、鸡肝）的摄入，如青椒牛肉丝、番茄牛柳，牛肉馅蒸蛋羹、清炖羊肉、卤鸡肝、茼蒿猪肝汤、熘肝尖等菜式。②主食可添加菜肉小馄饨，虾饺等易消化的馅食。③水果、蔬菜的摄入量应比前两周大幅增加，而碳水化合物摄入量应适量减少。后附营养食谱数例：平时还应以点心、夜宵的形式加入水果、鸡蛋、粥等食物，一天以5～6餐为宜。

（十）产后汤谱、菜谱、羹类、煲类推荐

1. 汤谱推荐

（1）公鸡汤

原料选配：白条公鸡一只（约重 1 500 克，猪排骨头两块，葱段，姜片，料酒，盐，各适量）。

制作提示：①公鸡和排骨洗干净，分别放入沸水锅内焯一下捞出，再用水洗净。②将鸡和排骨放入锅内，加宽水，下葱段，姜片，料酒，盐，上火烧开后，用小火焖煮约 3 小时（以水不沸腾为宜，使鸡肉和排骨中的蛋白质、脂肪等营养物质充分溶于汤中），直至鸡肉脱骨，即可食用。

成品特点：此汤肉烂汤浓，味鲜可口。

保健功效：此汤含有高质量的蛋白质、脂肪和钙质，能促进乳汁分泌，最适宜产妇食用。因汤的营养价值不如肉高，所以连肉一起吃，可增加营养促进康复。

（2）冬瓜火腿汤

原料选配：火腿肉 50 克，冬瓜 250 克，植物油，葱各适量。

制作提示：①冬瓜去皮、瓤，洗净，切成 0.5 厘米厚的片。②炒锅置火上，放油烧热，葱花炸香，放入火腿皮及适量清水，沸后撇去浮沫，焖煮三十分钟后下冬瓜片，煮至酥软，加火腿片，盐，继续煮 3～5 分钟，盛入汤碗内即成。

成品特点：此汤鲜味美，清淡爽口。

保健功效：此汤含有高优质量蛋白质，脂肪，维生素 C 和钙，锌等微量元素，对产妇小便不畅，小腹水胀，乳汁不下等症有辅助疗效。

（3）鲫鱼通乳汤

原料选配：鲫鱼 500 克，通草 20 克，猪前蹄 200 克，料酒 10 克，精盐 3 克，葱段 10 克，姜片 10 克，胡椒粉 2 克。

制作提示：①将猪蹄刮洗干净、去毛，放沸水锅内焯一下，去掉血水，洗净。②将鲫鱼去鳞、鳃、内脏，收拾干净，洗净。③锅置火上，放入适量清水，放进猪蹄煮一段时间，加入鲫鱼，通草，料酒，盐，胡椒粉，葱段，姜片，煮至猪蹄，鱼肉熟烂，捞出姜、葱即成。

成品特点：猪蹄烂，鱼肉鲜，味道适口。

保健功效：鲫鱼历来被民间用作通乳的食物，配以下乳汁的通草和补血通乳的猪蹄，具有补中益气，通乳的功效。适于产后乳汁不下，乳少者食用。

（4）花生大枣猪蹄汤

原料选配：花生米 100 克，大枣 10 枚，猪蹄两只，共入锅中加水煮熟，调入少许食盐。

制作提示：花生米、大枣用水泡 1 小时捞出；将猪蹄去毛去甲，洗净，剁开；锅置火上，放入适量清水，加入花生米、大枣、猪蹄；用旺火烧开后文火炖至熟烂，放入精盐调味，即成。

保健功效：对治疗产后贫血有效。

（5）鲤鱼煮枣汤

原料选配：鲤鱼一条（约 500 克），大枣 30 克，料酒，猪油，盐各适量。

　　制作提示：①将大枣去核，清水冲洗干净，待用。②把鲤鱼去鳞、鳃，清水洗净，放入锅中，加入清水 1 600 克，大枣，盐，料酒后，置于火上，煮至鱼肉熟烂，即可食鱼，饮汁。

　　成品特点：鲤鱼嫩，味鲜略有甜味。

　　保健功效：此菜含有蛋白质，脂肪，碳水化合物，钙，磷，铁和维生素 A，维生素 B_2，尼克酸，具有养血催乳，补益五脏，健脾行水，和胃调中，开胃调中，开胃增食之功效。非常适合妇女产后食用，可开胃补益，健脾行水；同时还可以预防与治疗产后水肿，实具补益治病双重功效。

　　（6）海米紫菜蛋汤

　　原料选配：海米、紫菜、麻油各 10 克，鸡蛋一个，植物油、精盐、葱、香菜各适量。

　　制作提示：①将海米用开水泡软；鸡蛋打入碗内搅匀；香菜择洗干净，切成小段；葱择洗干净，切成葱花；紫菜撕碎，放入汤碗内。②炒锅置火上，放油烧热，下葱花炝锅，加入适量水和海米，用小火煮片刻，放盐，淋入鸡蛋液，放入香菜，冲入汤碗内即可。

　　功效提示：此汤含有丰富的碘、钾、钙、磷、铁和蛋白质、维生素 A、维生素 C 等多种营养素。

　　（7）牛肉清圆汤

　　原料选配：牛肉 250 克，胡萝卜 50 克，白萝卜 100 克，桂圆肉 5 克，红枣 10 克，生姜、葱花生油、盐、花雕酒、胡椒粉各适量。

　　制作提示：①将牛肉切成块，红、白萝卜去皮切成块、红枣泡透，生姜去皮、切片，葱切成长段。②烧锅下水，待水开时投入牛肉块，红、白萝卜块用中火煮片刻，倒出待用。③另烧锅下油，放入姜片、葱段爆香锅，撒入花雕酒，加入牛肉块，红、白萝卜块，加入清汤、红枣、桂圆肉煮至烂熟，加入盐、胡椒粉，再煮 5 分钟即可食用。

　　功效提示：此汤鲜甜清口，营养丰富，尤其是含有丰富的钙质。

　　（8）花生猪脚汤

　　原料选配：花生 100 克，猪脚一只。

　　制作提示：猪脚去甲，洗净，剁块；花生洗净，加水适量，文火煮至猪脚熟调味，饮汤食肉。

　　食补功效：对于产后缺乳有很好的下乳作用，并可治疗贫血，出血症，特别适宜血虚型的产妇食用。

食用叮嘱：淤阻型体质产妇慎服。

（9）木瓜带鱼汤

原料选配：鲜带鱼 200 克，木瓜 300～500 克。

制作提示：鲜带鱼去肠脏及鳞、鳃；将木瓜去皮核，切成块状，加水适量，煎汤。调味服食。

食补功效：营养，补虚，通乳。适用于产后乳汁缺乏。

食用叮嘱：要用绿皮白肉生木瓜，不要用黄皮肉黄熟木瓜。

（10）丝瓜鲫鱼汤

原料选配：活鲫鱼 500 克，黄酒，姜，葱，丝瓜 200 克。

制作提示：①将鲫鱼洗净，背上剖十字花刀，两面略煎后，烹黄酒，加清水，姜，葱等，小火焖炖 20 分钟。②丝瓜洗净切片，投入鱼汤，旺火煮至汤呈乳白色后加盐，3 分钟后即可起锅。

保健功效：具益气健脾，清热解毒，通调乳汁之功。如根据口味和习惯，将丝瓜换成豆芽或通草，效果也相仿。

（11）鲤鱼黑豆汤

原料选配：用约 500 克重鲤鱼一条，刮净；黑豆 2～3 两。

制作提示：一同煲汤饮。煲过汤的鲤鱼也要吃完。

食补功效：产后乳汁不通，量少者宜用。

（12）黄豆猪蹄汤

原料选配：黄豆、猪脚、甜玉米、八角、生姜、料酒、白葡萄酒。

制作提示：猪蹄用沸水烫后拔净毛，刮起去浮皮；黄豆提前浸泡 1 小时，备用；姜洗净切片；大葱切段；猪蹄内加入清水、姜片煮沸，撇沫；加上酒、葱及黄豆，加盖，用文火焖煮；至半酥，加精盐，再煮 1 小时；调入味精，即可。

食补功效：补脾益胃，养血通乳。

（13）黄花菜炖鸡汤

原料选配：黄花菜 100 克，鸡一只。料酒、精盐、味精、葱段、姜片、胡椒粉。

制作提示：将黄花菜用水泡发，择洗干净；鸡宰杀，去皮、内脏、脚爪，洗净后入沸水锅内焯一下，捞出洗去血污；锅内放入适量水，放入鸡烧沸，撇去浮沫，加入料酒、精盐、葱、姜炖至鸡肉熟烂，加入黄花菜，烧至入味；加入味精、胡椒粉，出锅即成。

食补功效：提供丰富的蛋白质、脂肪等多种营养成分，具有健胃、补肾、益气、利尿的功效。适用于食欲不振、消化不良、消温、水肿、腰膝酸痛、便血、虚劳羸瘦等病症。

煲汤、食汤需要注意的问题：

不要片面地认为肉、鸡等原料熬的"精汤"最营养。实验证明，无论你熬多久，仍有营养成分留在"肉渣"中，只喝汤，不吃"肉渣"不科学。

吃饭前，先喝汤，等于给上消化道加点"润滑剂"，使食物顺利下咽，吃饭途中喝点汤水有助食物稀释和搅拌，益于胃肠道对食物的吸收和消化，而饭后喝汤，容易营养过剩，造成肥胖。

2. 产后菜谱推荐

（1）炖山药

原料选配：鸡一只，黄芪 30 克、党参 15 克、山药 15 克、红枣 15 克、黄酒 50 克。

制作提示：鸡洗净，将黄芪、党参、山药、红枣，置入鸡肚，在药上浇黄酒，隔水蒸熟。

保健功效：1～2 天内吃完。可用于脾胃虚弱少乳者。

（2）清炖乌骨鸡

原料选配：乌骨鸡一只，葱、姜、盐，党参 15 克、黄芪 25 克，枸杞子 15 克。

制作提示：将乌鸡洗净切碎，放入葱、姜、盐适量，党参、黄芪、枸杞子，清炖 20 分钟即可。

保健功效：主治产后虚弱，乳汁不足。

（3）栗子鸡块

原料选配：光仔鸡一只（约重 700 克），栗子 350 克，酱油 30 克，盐 4 克，味精 2 克，料酒 25 克，葱、姜各 15 克，水淀粉 10 克，花生油 500 克（约耗 50 克），熟油、白糖各少许。

制作提示：①光鸡去内脏洗净，剁成五厘米大小的方块，加酱油少许拌匀；栗子用刀切去一边，放入开水锅内煮熟，剥去外壳及皮；葱切段；姜切块，拍松，切末。②炒锅上火，放入花生油，烧至七成熟，下鸡块炸至呈金黄色捞出；再将栗子入锅炸一下，捞出，备用。③炒锅留油 40 克，上火烧热，下葱、姜炸出香味，放入鸡块，加料酒、酱油、盐和适量清水烧沸，转小火把鸡块焖至七成熟，放入栗子烧煮，至鸡块、栗子酥烂，转旺火收汁，将鸡块取出装盘，栗子围在鸡块周围，锅中卤汁用水淀粉勾芡，淋少许熟油，浇在鸡块上即成。

菜品特点：色泽淡黄，咸中带甜。

保健功效：此菜含有丰富的蛋白质、脂肪、碳水化合物和钙、磷、铁、锌及维生素 B_1、维生素 B_2、维生素 C 等多种营养素。栗子具有养胃健脾、补肾强筋、活血止血等作用，与具有生精养血、增补五脏的鸡相配，补而不腻，还能通过栗子的活血止血效用，促进恶露排除及子宫复原。

（4）桂圆鸡翅

原料选配：鸡翅膀一对，菜心 50 克，桂圆肉 20 克，花生油、红葡萄酒、白糖、酱油、盐、湿淀粉、姜、葱、高汤各适量。

制作提示：①鸡翅膀洗净，用酱油、盐腌片刻；葱洗净切段；姜切片；菜心切整齐。②将油倒入锅中烧热，放入鸡翅膀炸至呈金黄色时捞出，汤汁留下待用。锅内留少许油烧热，放入葱段、姜片，煸炒出香味，加高汤、红葡萄酒及鸡翅膀，放盐、白糖，将鸡翅膀烧至熟透、脱骨，码入盘中。③将菜心、桂圆入锅烫熟，摆放在鸡翅的周围。将余下的葱用油煸出香味，把烧鸡翅的汤汁滤入，用湿淀粉勾芡，浇在鸡翅膀上即可。

食用功效：养血益气，壮筋健骨。适用于产妇气血虚弱，乏力等症。

（5）芙蓉鲫鱼

原料选配：新鲜鲫鱼一条，鸡蛋三个，火腿 10 克，生姜 5 克，香菜 5 克，花生油、盐、胡椒粉适量。

制作提示：①将鲫鱼杀洗干净；鸡蛋磕开，去掉蛋黄，留下蛋白，打散；火腿切成小丁；生姜去皮切片；香菜洗净。②将处理好的鲫鱼摆入鱼盘中；鸡蛋白加少许清汤，调入盐，倒入鱼；摆上生姜片。③蒸笼烧开水，将鱼盘放入，用小火蒸八分钟，去掉生姜，撒上胡椒粉、火腿末，淋入熟油，撒上香菜即可。

功效提示：此菜色泽洁白细嫩，而且营养丰富，能促使哺乳妈妈乳腺畅通，促进乳汁分泌。

（6）豆腐香菇炖猪蹄

原料选配：豆腐、丝瓜各 200 克，香菇 50 克，猪前蹄两个，精盐 10 克，生姜丝、葱段各 5 克。

制作提示：①将猪蹄去毛、洗净，用刀剁成小块；将丝瓜削去外皮，洗净后切成薄片；香菇先切去老蒂头，水浸软后洗净。②将猪蹄置于锅中，加入适量的水，煮至肉烂时放入香菇、豆腐及丝瓜，加入盐、生姜丝、葱段、再煮几分钟后，即可离火。

保健功效：此菜含蛋白质、脂肪、糖类、钙、磷、铁及维生素 A、维生素 B_1，维生素 B_2，维生素 B_5，维生素 C 等，而且具有良好的催乳作用。

（7）冬菇鸡翅

原料选配：鸡翅十只，水发冬菇十个，鸡清汤 750 克，红葡萄酒 100 克，酱油、精盐、白糖、葱、姜各适量。

制作提示：①将鸡翅的翅尖剁掉，用酱油、料酒腌制片刻；冬菇去蒂洗净，切片；葱切成七厘米长的段。②炒锅置火上，放入花生油烧至七成热时，放入鸡翅，炸至金黄色时捞出沥油。③炒锅置火上，放入花生油烧热，放入葱、姜煸香，倒入鸡翅，加红葡萄酒、酱油稍煸上色，加入鸡汤、盐，大火烧开，盛入砂锅内，用小火焖熟。④炒锅置火上，放少许油，下葱段、冬菇煸一下，倒入砂锅中，把余下的葡萄酒也倒入砂锅内，用小火焖 20 分钟即可。

功效提示：此菜富含蛋白质、碳水化合物和钙、锌及多种维生素，其中，胶原蛋白质的含量尤其丰富。

（8）花生炖猪爪

原料选配：猪爪两个，花生 200 克，盐、葱、姜、黄酒适量。

制作提示：猪爪洗净，用刀划口。花生、盐、葱、姜、黄酒适量，加清水用武火烧沸后，再用文火熬至烂熟。

保健功效：对阴虚少乳者有效。

（9）黄花菜煨猪蹄

原料选配：干黄花菜 50 克，猪蹄 200 克，清汤、黄酒、精盐、味精、姜片、葱段各适量。

制作提示：将泡好的干黄花菜去根洗净，切段，将猪蹄去毛洗净，放入开水锅中煮 5 分钟后，捞出；起火上锅，放入猪蹄、清汤、料酒、精盐、姜片、葱段，用大火烧开后，改用小火煨炖，大约 1 小时后，放入黄花菜，烧至肉烂时，加入味精，即可出锅。

功效提示：健脾化湿，催乳。

3. 产后羹类推荐

（1）阿胶大枣羹

原料选配：阿胶 250 克，大枣 1 000 克，核桃 500 克，冰糖 500 克。

制作提示：①核桃除皮留仁捣烂。②大枣洗净，兑适量水放锅内煮烂，用干净纱布滤去皮核，置入另一锅内，放入冰糖、核桃仁文火炖。③将阿胶放碗内上屉蒸烊化后，加在锅内熬成羹即成。

食补功效：补气血、调脾胃、润燥滋阴作用。药羹对绝大多数产妇的产后康复，身体机能调理，催乳下奶都十分有效。特别是冬天生孩子的产妇，服用效果尤佳。

食用提示：产后每日早晨服 2～3 汤匙。

（2）花生大米粥

原料选配：生花生米（带粉衣）100 克，大米 200 克。

制作提示：将花生捣烂后放入淘净的大米里煮粥。

食补功效：花生米富含蛋白质和不饱和脂肪，有醒脾开胃，理气通乳的功效。粉衣有活血养血功能。此粥对产妇产后血虚有一定疗效。

食用提示：粥分两次（早午或早晚各一次）喝完，连服三天。

4. 产后煲类推荐

天冷的时候，坐月子不妨多吃点热腾腾的煲类，这不仅让新妈妈浑身暖和，而且用煲的烹调方式能保持食物丰盛的营养，更能促进妈妈早日复原，下面介绍几款煲汤的方法。

煲锅好汤三要素：

炊具：陈年瓦罐煨的效果最佳。煲锅好汤少不了好瓦罐，瓦罐是经过高温烧制而成，能均衡持久的给内部原料加热，这种相互渗透的时间越长，汤味就越鲜美，食物也越酥烂。

火候：旺火烧沸，小火慢煨。用小火慢慢炖煮，才能使食品内的蛋白质浸出物尽可能溶解出来，以便达到鲜醇味美的目的。

操作：注意调味用料的投放顺序。千万不要先放盐，盐有渗透作用，会使蛋白质凝固，鲜味不足。放入蔬菜的话，要随放随吃，避免破坏维生素。适量放入香油、姜、葱等，不要过多。

（1）桃仁莲藕煲

原料选配：桃仁 10 克，莲藕 250 克。

制作提示：①莲藕洗净切片，桃仁去皮，打碎。②将碎桃仁，莲藕放入锅中，加水煮沸。③酌加适量红糖或食盐调味即可。

功效提示：莲藕含丰富的铁质，对贫血者颇为相宜。适用新妈妈产后血瘀发热。

（2）羊肉当归煲

原料选配：羊肉、当归、生姜、盐、料酒、酱油。

制作提示：①把当归洗净，切成片。②把羊肉剔除筋膜，放入沸水中焯去血水，过清水洗净，斩成小块。③将煲内放入适量清水煮沸，加入当归、羊肉块、料酒，盖好盖子用文火煲3～4小时后，放盐、等调味，即可食用。

功效提示：此煲补气养血，温中暖肾的作用，适于新妈妈产后虚弱，腹痛。还可治疗血虚乳少等症状。

（3）阿胶猪肉煲

原料选配：瘦猪肉、阿胶、葱姜、蒜等调料

制作提示：①猪肉洗净，切成小块。②锅内水煮沸，放入肉块焯一下备用。③猪肉放煲内文火炖熟，放入阿胶炖化，调味即可。

功效提示：阿胶能促进体内血红细胞和血红蛋白的生成，并能促进钙质吸收，对产妇补血补钙有较好效果。

（4）老母鸡人参煲

原料选配：老母鸡、人参10克、淮山15克、大枣15克、料酒、姜葱、盐。

制作提示：①将鸡切块，姜切片，葱切段。②锅内放入清水，鸡块、西洋参、淮山、大枣、姜葱、料酒、盐用旺火煮沸后改文火至鸡肉煮透，加入盐调味即可。

功效提示：西洋参能补益元气，填精补髓，活血调经。具有增乳、补气的功效。适用于产后气血虚弱所致乳汁不足的新妈妈。

（5）鸭煲

原料选配：鸭子一只、莲子、百合、薏米、陈皮、葱姜、盐、料酒、白糖。

制作提示：①把鸭子切块，放开水中焯一下，捞出后放入煲中。②锅中一次放入葱姜、莲子百合、薏米、陈皮，加入少许料酒，白糖，倒入适量开水。③待汤煲好后出锅时加少量盐即可食用。

（6）猪肉煲

原料选配：藕节30克、莲子15克、黄芪30克、猪肉100克、山药30克、党参30克。

制作提示：①猪肉洗净，切小块。②将藕节、莲子、黄芪、山药、党参洗净，同猪肉一起放入煲中，炖至肉熟烂，即可饮汤食肉。

功效提示：藕节味涩性平，为止血药。党参有补中益气、生津止渴的作用，治虚症。莲子补脾胃，补养心气。山药补肾固精、补气健脾、养阴益肺。黄芪补气长阳，益胃固表。

（7）黑糯米酒红汤煲鸡蛋

原料选配：黑糯米酒两匙，鸡蛋一个，红糖适量。

制作提示：将黑糯米酒放入煲里，加清水一碗，煮滚后 10 分钟将鸡蛋打破去壳，放入煲里，再加入红糖，煮至糖溶解即可食用。

食补功效：可为产妇补血补气，散寒驱淤，适合于任何体质的产妇食用。

食用提示：喝红糖水最好不要超过 10 天，以免增加血性恶露，并在夏天会使产妇出汗更多，造成体内少盐。

（8）雪耳淮山杞子煲鸡

原料选配：雪耳 50 克，淮山 100 克，杞子 5 克，鸡半只。

制作提示：先将鸡肉洗净，切成小块；雪耳用清水浸泡后切成小块，与淮山，杞子一同放在煲里，加清水六碗，煲 2 小时即成。

食补功效：有补血滋阴，润燥的作用，特别适合于津亏血少体质的产妇食用。

食用提示：淤阻型体质产妇慎服。

（十一）药膳食补妙方

分娩后，产妇盆腔内的组织不会很快恢复到孕前状态，子宫也未能完全复位，在一段时间内，连接骨盆的韧带松弛无力。而且，在这个时期如果恶露排出不畅，导致宫腔内血液淤积，都会引起腰痛。

很多产妇在月子里较少活动，总是躺或坐在床上休养，腰部肌肉缺乏锻炼，而坐月子每天都在进补，容易摄入过多的热量，使体重增加，加重腰部负荷；加上还要经常弯腰照料宝宝，如洗澡、穿衣服、换尿布或从摇篮里抱起宝宝等，都容易造成腰肌劳损而引起疼痛。

药膳不能凭一知半解，自行胡乱配制，请在专业人士的指导下进行滋补。

1. 产后调理腰痛的营养药膳

（1）山楂粥

原料选配：当归 20 克，川芎 10 克，红花 6 克，干姜 6 克，生山楂 30 克，桃仁 15 克，粳米 100 克，大枣四枚及红糖适量。

制作提示：先将以上前五味中药放入砂锅，加适量水，浓煎 40 分钟，去渣取汁，化入红糖适量备用；再将粳米、大枣、桃仁一起放入砂锅，加水用小火煨煮成稠粥；然后兑进前面的浓煎药汁，拌匀，继续煮到开锅即成。每天分早晚 2 次服用。

食用提示：适合淤血留滞引起的产后腰痛，或腰部疼痛连带下腹痛的产妇。

（2）杜仲羊肉汤

原料选配：杜仲 15 克，肉苁蓉 30 克，枸杞子 15 克，党参 20 克，当归 20 克，生姜 15 克，羊肉 250 克。

制作提示：先将生姜切片，羊肉切成小块，和五味中药一起放入砂锅，加水炖至羊肉熟透后即成。喝汤吃羊肉，早晚空腹服用。

食用提示：适合因肾虚血亏而引起的产后腰痛，或感觉腰膝酸软、头晕眼花的产妇。

（3）肉桂山药栗子粥

原料选配：肉桂 10 克，干姜 10 克，白术 20 克，甘草 6 克，山药 30 克，茯苓 15 克，去壳栗子 50 克及糯米 50 克。

制作提示：先将前四味中药放入砂锅加水泡透，先煎 30 分钟倒出药汁，加水再煎 20 分钟后将药汁倒出；两次药汁合在一起放在砂锅内，再放入山药、茯苓、去壳栗子、糯米，用文火炖烂成粥。不拘时喝，晚上睡觉前趁热喝一碗效果更好。

食用提示：适合寒湿痹阻的产后腰痛，或腰痛沉重，穿着保暖症状会减轻的产妇。

2. 产后肢体酸痛、全身乏力

山药杞果粥

原料选配：山药 60 克，杞果，黑芝麻，核桃仁各 30 克，小米适量。

制作提示：将上四味捣碎，加入共煮成粥，再放入适量红糖，服食，每天一次，连吃 4～5 天。

3. 分娩后乳汁分泌不足

（1）猪蹄粥

原料选配：取猪蹄 1～2 个，通草 3～5 克，漏芦 10～15 克，粳米 60 克，葱白二茎。

制作提示：猪蹄洗净，切成小块煎取浓汤，再将通草，漏芦煎汁去渣，而后，把猪蹄和药汁同粳米煮粥，待粥将成时，放入葱白稍煮即可。

（2）芪肝汤

原料选配：猪肝 500 克，黄芪 60 克。

制作提示：①猪肝切片洗净，加黄芪，放水适量同煮。②烧沸后加黄酒、盐等调料，用小火煮 30 分钟。

功效提示：适宜气血不足之少乳者。

（3）鲤鱼、王不留汤

原料选配：500 克重鲤鱼一条，刮净；黑豆 2～3 两；王不留 6 克

制作提示：一同煲汤饮。煲过汤的鲤鱼也要吃完。

（4）鲤鱼、猪脚汤

原料选配：500 克重鲤鱼一条，刮净；川通草 3 钱；木通 1 钱；猪脚洗净。

制作提示：先将鲤鱼煲成清汤，再加入川通草、木、猪脚同煮。

功效提示：通乳，乳汁丰沛。

4. 产后贫血

（1）当归炖羊肉

原料选配：羊肉（去脂肪）400 克，生姜 50 克，当归 10 克，炖熟食之。

功效提示：可辅助治疗产后出血，腹中虚痛及产后贫血等。

（2）莲藕排骨汤

原料选配：排骨一斤半，切成段过沸水中焯一下后捞起；藕两斤（边沿九孔的粉藕），切成小块后用刀拍破；老姜一切，用刀拍破；花椒约二十粒；黄酒两大匙；盐适量。

制作提示：先把藕放炖锅中小火炖 40 分钟，或在高压锅中压 20 分钟，然后放入排骨，烧沸后捞去浮沫，再放料酒、花椒、老姜。煮沸后改小火炖 1 小时，放盐再继续炖 1 小时即成。

功效提示：补心益脾，止血安神。可治疗坐月子期间的贫血症状，莲藕具有缓和神经紧张的作用。

5. 产后失血较多感觉头晕眼花

红宝粥

原料选配：取粳米 100 克，红枣六枚，枸杞子 15 克。

制作提示：煮成粥，加红糖适量食用。

6. 产后腹痛、恶露不止（还有排恶露、子宫复旧之功效）

芪归炖鸡汤

原料选配：小母鸡一只（约 1000 克），黄芪 50 克，当归 10 克，精盐 5 克，胡椒 0.5 克。

制作提示：①活鸡宰杀，去及内脏，剁去鸡爪及嘴壳，用清水洗净。②黄芪去粗皮，与当归均洗净、待用；砂罐洗净，加清水后放入全鸡。③烧开后撇去浮沫，加黄芪、当归、胡椒，用小火炖 2 小时左右，加入精盐，再炖两分钟即可食用。

功效提示：有利产后子宫复旧及恶露排除，较之单食小母鸡作用要强，能够促进产妇早日康复，同时还可用于产后腹疼、恶露不止等症。

食用提示：黄芪有升高血压作用，有高血压的产妇应小心食用。

（十二）产后食补总结

1. 各种产后汤的功效

（1）猪蹄粥　乳汁不足；

（2）山药杞果粥　肢体酸痛，全身乏力；

（3）红宝粥　头晕眼花；

（4）红豆汤　强心利尿；

（5）糯米粥　防止内脏下垂，仅限两碗；

（6）阿胶大枣羹　补气血，调脾胃，润燥滋阴；

（7）花生猪脚汤　下乳，贫血，血虚型（淤阻型体质慎服）；

（8）木瓜带鱼汤　营养，补虚，通乳；

（9）花生大米粥　醒脾开胃，理气通乳（产后血虚）；

（10）黑糯米酒红糖鸡蛋　补气补血，散寒祛瘀（任何体质）；

（11）雪耳淮山妃子煲鸡　补血滋阴，润燥（津亏血少）（淤阻型慎用）；

（12）丝瓜鲫鱼汤　益气健脾，清热解毒，通乳；

（13）清炖乌骨鸡　产后虚弱，乳汁不足；

（14）芪肝汤　气血不足，少乳；

（15）花生炖猪爪　阴虚少乳；

（16）小鸡炖山药　脾胃虚弱少乳；

（17）鲤鱼汤　滋补健身，下乳。

2. 食补药膳

（1）芪归炖鸡汤　排恶露，子宫复旧（黄芪有升高血压作用，高血压者慎用）；

（2）山楂粥　淤血留滞引起产后腰痛，下腹痛处固定不移；

（3）杜仲羊肉汤　肾虚血亏引起产后腰痛，腰膝酸软，头晕眼花；

（4）肉桂山药栗子粥　寒湿痹阴引起产后腰痛，腰痛沉重。

3. 催乳食谱

（1）芙蓉鲫鱼

（2）豆腐香菇炖猪蹄

（3）海米紫菜蛋汤

（4）牛肉清圆汤

（5）冬菇鸡翅

（6）栗子鸡块　养胃健脾，补肾强筋，活血止血，排出恶露，子宫复原

（7）桂圆鸡翅　养血益气，壮筋健骨（气血虚弱，乏力）。

4. 煲类

（1）桃仁莲藕汤

（2）羊肉当归汤

（3）猪肉阿胶汤

（4）母鸡西洋参淮山汤

（5）鸭子莲子等汤

（6）黄芪莲子藕猪肉汤

5. 哺乳妈妈健康饮食方式方法

①平衡膳食；②多喝开水；③增加生菜，水果的摄取；④多吃粗粮，如糙米，全麦食品；⑤口味要尽量清淡；⑥食物至少咀嚼 10～20 次后再吞咽；⑦只吃八分饱，不要大吃大喝；⑧吃过东西马上漱口；⑨远离零食；⑩烹调方式多用煮和炖，少用油炸。

温馨提示：产妇护理必备用品

卫生用品：卫生巾、会阴垫。

消毒用品：84 消毒液、高锰酸钾粉、75％酒精、棉棒。

清洁用品：分类专用抹布、塑胶手套、清洁毛巾、水盆。

测量用品：室温度计、湿度计。

常用设施：靠背椅、踏板或小凳。

喂奶用品：喂奶枕、吸奶器、奶瓶、消毒锅、水凝胶、乳盾（乳头保护器）、防溢乳垫、哺乳文胸、喂奶衫。

厨具：一般厨具、煲汤锅。

形体恢复用品：录音机、录音带、体操垫。

四、新生儿家庭护理

新生儿阶段是宝宝由在妈妈子宫里的寄生生活到子宫外生活的过渡阶段，由于新生儿的生理调节能力和对环境的适应能力还很不成熟，身体的免疫系统尚未建立、抵抗力弱，因此，新生儿很容易得病。幼小的生命需要我们给予全身心地抚育与关怀，任何的不适当都会给孩子带来损失，轻则生病，重则导致严重后果，这正是月嫂工作责任重大之所在。

（一）什么叫新生儿，什么叫足月儿，什么叫早产儿

新生儿是指从出生到满 28 天的婴儿。新生儿又分为早产新生儿和足月新生儿，下面解释几个名词：

1. 早产儿

妈妈怀孕 28 周以后到怀孕 37 周出生的婴儿，也就是胎龄＜37 周，出生体重＜2 500 克，器官功能不够成熟的新生儿，就叫早产新生儿，简称早产儿。

2. 足月儿

妈妈怀孕满 37 周以后（满 260 天）至怀孕 42 周前出生，体重超过 2 500 克的宝宝，就叫足月儿新生儿简称足月儿。

3. 过期儿

如果妈妈怀孕超过 42 周后才出生的孩子就叫过期儿。

4. 新生儿期

胎儿出生四周内的这个时期称为新生儿期。

5. 新生儿早期

婴儿生后一周内的这个时期称为新生儿早期，这个时期不管对母亲也好，对婴儿也好都是一个重要的阶段。

（二）足月新生儿外观特点

1. 体重

出生体重＞2 500 克（2 500～4 000 克），平均 3 100～3 300克。

2. 身长

身长 47～52 厘米。

3. 头部

（1）外观 刚出生的宝宝头部看起来比较大，头围平均 34 厘米左右（32～36 厘米），头部占身长的 1/4，头发分条清楚。

（2）产瘤 婴儿出生时头部因分娩时受产道挤压，会有头部变形和局部水肿（称作产瘤），大约一周或数月后慢慢自行纠正，（剖宫产的孩子变形不明显，一般也不会有产瘤）。

（3）囟门 颅骨之间的连接处，也就是骨头缺失的部位，医学上称为囟门。

出生时，婴儿有四个囟门，其中两个比较明显。较大的一个位于头顶，称为前囟；较小的一个位于脑后中线，称为后囟。囟门使婴儿在分娩期非常容易进行头颅塑性。颅骨间的松弛连接可以保证头颅塑成细长型，更好地通过产道，便于从阴道娩出。

虽然囟门看来比较软，实际上却是非常坚韧的。囟门的组织结构非常坚固。囟门下存在着大脑外围的液体，当触摸时有软滑的感觉。

后囟不仅小，而且闭合也早。一般来说，后囟于出生后 2～12 个月闭合；而前囟会在出生后 6～18 个月才闭合。

对于囟门家长没有什么特殊事情好做，也不要怕触摸这些部位，也不用避讳剃掉此部位的头发。

（4）眼睛　出生不久的宝宝眼睛轻微肿胀、眼白有红斑，或者看起来斜视都是正常的，这些症状通常很快会消失。新生儿的目光能跟随慢慢移动的物体，并可注视远至 20 厘米以外的物体。

（5）粟粒疹　鼻尖及鼻翼处面部可见黄白色小点。

（6）口腔（上皮珠、脂肪隆起）　新生儿硬腭中线（口腔内上壁前部称硬腭）和齿龈缘上常有黄白小斑点，称上皮珠，俗称"马牙子"。是由上皮细胞堆积形成，于生后数周至数月自行消失。新生儿在口腔的两侧颊部各有一个较厚的脂肪隆起，俗称"螳螂嘴"，它有助于新生儿的吸吮作用。因此，新生儿的"螳螂嘴"、"马牙子"切忌用针挑刀割或用粗布擦掉，以免引起感染。

4. 皮肤

（1）胎脂　初生宝宝，血管丰富皮肤红润、皮下脂肪少、皮肤上有一层灰白色的胎脂覆盖，胎脂对皮肤有保护作用，生后数小时逐渐吸收，不必刻意的洗去或擦掉。但头皮、耳后、腋下及腹股沟等皱褶处的血迹和胎脂宜轻轻擦去。

（2）新生儿皮肤薄嫩，血管丰富，如有擦伤易导致皮肤感染，因此新生儿皮肤清洁护理要十分轻柔。

（3）皮肤如出现下面的症状，通常不需治疗就会消失：①色素斑、胎痣或胎生青记：在新生儿眼睑、额头或颈后可见红色斑块，骶尾部及腰背部、臀部往往可以看到灰蓝色的斑点或斑块，为圆形或不规则，边缘清楚，压之不褪色，这是因皮肤深层色素细胞堆积所致，医学上称作色素斑、胎痣或胎生青记。多在 1 岁内，偶尔在 5～6 岁内自行消失，不需治疗；②发红的皮肤上有白色小肿块（非水泡）。不需涂抹任何护肤霜或护肤液；③脸上出现小白点，不要挤捏；④皮肤干燥脱皮，或者手腕、脚踝周围有皲裂。一般来说，干燥的皮肤脱离时，柔嫩的新皮肤出现时，会出现上述的情况；⑤背部、手臂以及耳朵上可见细绒毛。

5. 颈部

短小，婴儿出生时，他的颈部都是松软的。这是因为生后头几周内，颈部肌肉还非常软弱的缘故，颈部肌肉会随着孩子的生长和锻炼逐渐强壮起来，达到支撑头部竖立的作用。如果颈部一侧肌肉比较短或比较软弱，婴儿的头将向一侧歪斜。

要注意颈部有无胸锁乳突肌血肿（多在生后 2～3 天方才发现）。

6. 胸部

窄小，初生时胸围较头围小 1～2 厘米，6 个月前后胸围与头围大致相同。胸部可见乳晕清楚，并可有乳腺结节。

7. 腹部

微隆起，脐带部有残端断痕，注意有无渗血、渗液、分泌物有无臭味，脐轮是否发红等。

8. 哭声

婉转，响亮，不应有尖叫声及哭声发直的现象。

9. 四肢

指趾甲达边缘，呈屈曲状，手足纹多。

（三）正常新生儿的生理特点及其注意事项

所谓新生儿的生理特点是讲新生儿身体内部各个系统功能的特点。

新生儿因其各个系统尚未发育成熟，和成人相比有着许多特殊的地方，比如：新生儿的呼吸和心跳都比成人要快得多，但是，新生儿的这些特点是由他的生理结构决定的，而并非疾病。作为新生儿的护理人员，必须了解这些特点以及针对这些特点应该注意什么，要能够学会区分正常的生理特点与疾病的界限，既不要把生理现象当成疾病对待，又要及时发现疾病的征象，才能不给婴儿造成不应有的损失。

1. 呼吸系统

新生儿出生后立即开始呼吸，每分钟 40～60 次，两天后下降到每分钟 20～40 次，新生儿的呼吸快而且表浅并常有不规则的现象。这是因为新生儿呼吸肌弱，并以腹式呼吸为主以及呼吸中枢尚未发育成熟的原因，因此，新生儿呼吸表现浅、快及常有不规则的现象，早产儿还可能有呼吸暂停现象。

2. 血液循环系统

新生儿心跳较快，每分钟 120～140 次，啼哭和吃奶时常会心率加快。因血液多集中于头部和躯干，故新生儿四肢易发紫和发凉。

3. 消化系统

（1）溢奶 新生儿胃容量小，呈水平状，食道上端贲门的肌肉发育较弱，食道下端的幽门肌肉痉挛、且食道短，导致新生儿常常容易发生溢奶或呕吐。

（2）大便 婴儿出生后头 2～3 天排出的大便形似稠厚的墨绿色糯糊，称为胎便，胎便就是新生儿早期的正常大便。

胎儿在生长过程中，肠道也随之逐步发育。不仅如此，在孩子的肠腔内还会堆积大量胎儿发育过程中的代谢废物。这些废物由陈旧的细胞、吞噬的液体和发育中肠道产生的其他物质共同组成，所以，婴儿出生后头 2～3 天排出的大便，是怀孕 10 个月来堆积的废物。一旦这些废物排光，大便的颜色和形状就会发生变化。

大多数婴儿在生后 12 小时开始排大便。胎便一般 2～3 天排完，以后随喂养方式的不同，大便有所不同，吃母乳的孩子大便为金黄色、次数多；吃牛奶者便次少、大便颜色浅、便干。

有些新生儿存在排胎便困难。有时胎便硬如岩石，很难通过肛门排出。这种情况称为胎便栓塞，往往孩子存在有其他的疾病。

如果生后 24 小时，宝宝仍没有排出胎便，医生会做详细检查以排除消化系统畸形。

4. 泌尿系统

（1）排尿 新生儿一般在生后 6 小时内排尿（90% 在 24 小时内排尿），如生后 24 小时不排尿，应仔细寻找原因。

新生儿尿的次数多，最初数日入量少，每日 4～5 次，以后吃奶增加，排尿可达十多次。

（2）新生儿肾脏排出钠盐的能力和尿浓缩能力差，因此，新生儿不能吃含盐的食物，也不能喝太多的水。含盐食物会导致婴儿水肿及增加肾脏负担，婴儿不能吃含盐食物，包括乳母也不能吃的太咸；新生儿也不能喝太多的水，喝水多尿次数就增多，使排出的钠盐增加，而肾脏的重吸收功能差，就会造成钠盐丢失，引发低钠血症。这对新生儿都是极为危险的。

（3）母乳无机盐的总含量为0.2克/分升（含量合适）；而牛乳0.7克/分升（含量不合适），因此，如果，完全吃牛奶就一定要适量加水。

5. 乳房和生殖器

宝宝的乳房和生殖器看起来肿胀是正常现象，会很快恢复正常。乳房可能会有少量乳状液流出，这也会慢慢消失。

6. 免疫系统

新生儿的免疫力主要是在妈妈子宫里时，通过胎盘获得的各种免疫物质，生后从母亲的初乳中也可获得一些抗体，因此，新生儿对多种疾病有一定的免疫力，如麻疹、风疹、猩红热、白喉等；但新生儿自己的免疫系统不健全，对疾病的主动免疫能力很差，早产儿就更差，因此，新生儿易患感染性疾病，如念珠菌性口炎（霉菌）、呼吸系统或消化系统的感染等，因此，新生儿一定要注意隔离、减少探视、婴儿用品尤其是奶具要注意严格消毒。

母乳喂养可以有效的提高新生儿的免疫力。

7. 体温调节

出生后体温明显下降，1小时内可降低2.5℃，以后逐渐回升，波动于36～37℃。

由于新生儿产热少、皮下脂肪薄、保温能力差、而新生儿神经中枢发育未成熟，体温调节功能差，因此，新生儿体温不稳定，易受外界环境影响。室温过低，如果又不注意孩子的保温，就可导致婴儿低温损害，如体温不升、硬肿症甚至循环障碍。而室温过高可造成新生儿脱水、体温升高，体温过高时可导致婴儿惊厥。

8. 神经系统

（1）睡眠和清醒周期　新生儿神经系统尚未发育成熟，新生儿大部分时间都在睡觉。宝宝出生后前几小时比较精力充沛，能保持清醒状态（因此，学吃奶就要抓紧这个时间）。接下来的12～24小时便会昏昏欲睡。新生儿每天睡16～20小时，而且不按照固定时间睡觉，并保持在妈妈肚子里时的姿势（身体蜷曲、四肢交叉抱在身体前面)。

（2）神经反射　所谓神经反射就是我们的身体对外界刺激做出反应的能力，这对人体能够适应外部环境是至关重要的。这些反射有些是一出生就具有的，有些却是出生后才逐渐形成的。

新生儿虽然神经系统尚未发育成熟，但他已具备了许多基本技能，反射就是一种。宝宝出生时就有多种反射，这些反射是从妈妈肚子里带来的，称作非条件的先天性反射，例如：①惊吓反射：听到大的声响或者被移动时，手臂会甩开，两腿会伸直。②觅食反射：轻敲面颊，或用奶头、奶嘴引逗婴儿，婴儿会将头转向敲击侧，或奶头奶嘴一侧，还可能张开嘴，试图吸吮。③吸吮反射：只要任何东西接触到口周或口腔黏膜，婴儿就会出现吸吮动作，而且，强烈有力。④跨步反射及踏步反射：拖住婴儿的胸部，将婴儿竖直于平面上。当脚掌接触到平面时，就会有一只脚抬起，仿佛要迈步。托着宝宝腋下使之站立时，宝宝会做出迈步的动作。⑤抓握反射：当物体碰到婴儿手掌时，会紧紧握住放在自己手心里的物体，当物体刺激婴儿脚掌时，他会用力屈曲脚趾。⑥拥抱反射：婴儿可握住测试者的手指。测试者可轻松地将婴儿上半身拉离床面，并可进行小幅度的摇摆。当测试者将手指从婴儿掌中撤出后，婴儿会因重力作用跌落回床面。这时，他会大幅度伸展四肢，然后迅速缩回，全身呈蜷曲状，并伴有哭闹。⑦爬行反射：将婴儿趴在床上，呈俯卧位时，他有试图向前爬的动作。当然，新生儿的反射还不只这些，这些反射对保证孩子的生存及适应新环境有着重要的作用，比如，觅食反射和吸吮反射是保证孩子可以存活的先决条件，一个月份很小的早产儿，就可能还没有建立觅食反射和吸吮反射，他不会裹奶头、吸奶头甚至不会咽东西，这时如果没有医生治疗，他就会因饥饿而死亡。同时，能够了解这些反射，并积极巩固这些反射，对新生婴儿的发育还会起到非常良好的作用，比如，迈步反射、爬行反射、握持反射等对于提高孩子肌肉发育、运动能力、大动作能力无疑是有绝对好处的。相反，如果我们不去巩固宝宝从妈妈肚子里带来的这些反射机能，有些反射，比如：踏步反射、握持反射、游泳反射等，就会在几十天或几个月后，自动消失了，那岂不是我们工作的失败。⑧强颈反射婴儿：婴儿仰卧时，如果将头转向一侧，同侧的胳膊就会伸直，而另一侧胳膊仍处于屈曲状。此反射也称为击剑手反应，因为婴儿的姿势酷似一名运动场上的搏击手。当头转向另一方向时，胳膊的动作会随之交替。⑨降落伞反射：抱住婴儿，待其安静后，做出突然落空的动作。这时婴儿会伸展双臂，仿佛降落伞一样，阻止跌落。

新生儿非条件的先天反射还不止这些，在此就不一一介绍了。

（四）新生儿常见的特殊生理现象及注意事项

在上一个问题中我们介绍了新生儿阶段的一些生理特点，此外，新生儿期还有一些特有的现象，它们很常见，但它们不是疾病，对宝宝的健康也不会造成伤害，也不需要特殊的处理和治疗，因此，称作常见生理现象。

生理的反义词是病理，也就是说，超出生理的范围，就是疾病。需要指出的是，新生儿常见特殊生理现象均有一定的范围，如果某一个现象超过一定的程度就可能是疾病，比如：新生儿黄疸，同样是皮肤发黄，但黄疸的程度不同，其后果却完全不同，轻度的黄疸是生理的，严重的黄疸就会要孩子的命。因此，了解这些现象，弄清什么是正常，什么是不正常，什么情况应该干预，什么情况不该干预是至关重要的。下面列举一些新生儿常见的生理现象：

1. 生理性体重下降

新生儿在出生一周内往往有体重减轻的现象，属于正常生理现象。只要体重下降没有超过出生体重的 7％，就可认为是"生理性体重下降"。一般来说，婴儿于生后 4～5 天开始体重回升，出生后 10 天～2 周应回升到出生时的体重。

胎儿在妈妈子宫内生长的时候，脐带会每天每时连续不断地为婴儿输送营养。这意味着胎儿在子宫内接受的是持续静脉营养。当婴儿出生、脐带被切断后，他接受的就不再是连续不断的营养，而是每 2～3 小时通过吸吮妈妈乳房或奶瓶获取断续的营养。对于出生前接受持续营养输注方式的婴儿来说，每次喂养间隔的几小时是如此漫长的等待，因此，这也就是我们在母乳喂养的章节中，反复强调要频繁吸吮的一个重要原因，如果分娩后头一天妈妈每隔 1～2 小时就喂养婴儿 10～15 分钟的话，婴儿就会反复按摩妈妈的身体和乳头，促进母乳的产生。

总体来说，出生第二天开始，每天喂养应该为 8～12 次。出生 4 周内的婴儿，无论他是否正在睡觉，每天都要接受 8 次以上的喂养。否则，婴儿体重很难获得足够的增长。随着婴儿的长大，他的吸吮能力也就越来越强。直到每次喂养过程中，婴儿都能够吸吮到较多的奶汁时，才能减少喂养的次数。这个问题我们已经在母乳喂养的内容中详细的做过介绍。

由于分娩过程造成母子十分疲惫，所以新生儿出生几小时后就会进入沉睡期，婴儿可一觉睡 6 小时，甚至 8 小时，而不感饥饿。即使是足月婴儿，这种现象也很常见。因此，妈妈就要每隔 2～3 小时就将孩子弄醒，进行母乳喂养，以免在睡眠期间婴儿出现低血糖，甚至可有生命危险。

婴儿生后头三天妈妈还不能产生足量的母乳，于是，绝大多数母乳喂养婴儿在生后头几日会出现体重降低，这也就不难理解了。但为了能顺利地度过这一短暂的困难时期，婴儿在出生前就在体内储备了一定量的水分（有 400～500 毫升），所以，我们会发现刚出生的婴儿眼睛、面颊都有些发肿，老百姓俗称水膘。这些出生前储备的多余水分，会供给婴儿生后排尿和各种活动的消耗，而母亲的初乳则是一种非常浓缩的营养液体，虽然每次乳房产生的初乳量最多只有 30 毫升，但初乳中富含的抵抗感染的抗体和营养以及婴儿自己储存的水分，可以帮助新生儿渡过这一艰难阶段。这一阶段大约是 3 天，3 天后母乳充足起来，一切问题也就解决了。

虽然，新生儿出生后的几天内体重下降属正常现象，但新生儿体重下降要遵循两条原则：

第一，由于婴儿出生前体内储备的多余水分大约相当于新生儿出生体重的10%，所以，新生儿体重丢失量应小于出生体重的 10%。如果超过这个指标，婴儿就会出现脱水征象。一般来说，出生 3 天内这个阶段婴儿还在医院里，医生对有脱水貌的婴儿以及糖尿病母亲所生的婴儿、巨大儿、早产儿、过期儿、有病的孩子等，会根据检查的结果，采取适当的补液治疗。

第二，新生儿在生后满两周前，体重应回升到出生时体重水平。正常健康婴儿每天体重应增长 15～30 克，生后两周婴儿体重至少要达到出生体重。

如果貌似健康的婴儿体重下降过多，或出生已两周体重仍没有回升到出生时水平，多半的婴儿都会出现脱水征象了。这样的婴儿会表现嘴唇、舌面和口腔内干燥、毛糙；睡眠过多；头顶中央的前囟门凹陷、皮肤干燥等。存在脱水的婴儿需要给予积极的治疗及密切观察，因此，如果这时婴儿是在家里，要及时就医，不可延误。

有病的孩子，比如：患有感染性疾病、先天性代谢异常、肠道疾病或甲状腺有问题的婴儿以及患有黄疸需要光疗的婴儿体重恢复都较慢，所有这些婴儿在两次常规喂养的间期都会表现出非常饥饿的样子，饥饿的婴儿如果不能接受足够频繁和足够量的喂养，就会造成体重下降过多及体重恢复太迟，因此，这些孩子都是需要重点关注的孩子。

监测婴儿体重丢失的最好办法是每天定时称婴儿的重量。注意要用同一台台秤或使用前能调零的数字式体重秤测量婴儿的体重，以免有误差。

如果婴儿体重下降过多或体重恢复太迟，就可导致脱水和低血糖症。婴儿出现低血糖时，会变得烦躁不安或四肢舞动。同时，葡萄糖是大脑的主要能量来源，过低的血糖水平可能损伤大脑功能。因此，严重或持续时间过长的低血糖症可引起惊厥或严重的脑损伤，甚至危及生命。对于体重下降过多或体重恢复太迟的孩子，需要额外添加饮食。母乳喂养的婴儿可添加奶泵泵出的母乳或配方奶粉，通过奶瓶或母亲乳房上黏着的喂养管（即附属喂养系统）额外加奶，也可用小杯子、滴管等方式加奶。

奶瓶喂养儿，由于父母每天没有喂足婴儿而造成的上述问题，则是件很容易解决的问题。通常在增加喂养总量后就可解决。

2. 假月经

女婴出生后 3~5 天，从阴道流出似牛奶样的分泌物，有时可见少量阴道出血，持续 3~4 天，称作假月经，这是由于在胎内受母体性激素影响所致，不必处理。

3. 乳腺肿大与乳房小结

无论男婴或女婴儿在出生后 3~5 天内会出现乳房肿大，乳头周围还会有硬块，称作乳房小结，有时乳头还会溢出微黄色液体（称泌乳），这种现象出生后 8~10 天达最高峰，经 2~3 周后自行消退。

出现乳腺肿大与乳房小结的原因是：

当胎儿还在妈妈肚子里发育的时候，妈妈会经过胎盘传送给胎儿一些女性激素。这些女性激素可影响身体的两个部位：男婴和女婴的生殖器及乳房。

不论男孩还是女孩的乳房对雌激素都相当敏感。所以，通过胎盘传来的激素进入发育中胎儿的体内，就会刺激乳房组织。婴儿出生后，不论男孩还是女孩，乳头下都会出现坚硬的小肿块。肿块大小如同一角的硬币，有些还会再大些。婴儿出生后几周，母体的雌激素也渐渐被婴儿代谢消失，乳房也渐渐变软，恢复正常。

遇到婴儿出现乳房小结，家长不必着急。这是一种正常现象，几周后就会消失，千万不要挤压，以免感染造成皮下坏疽。如果乳头下和乳头周围变红，发热，或肿胀范围明显增加，特别是一侧比较严重时，应该带孩子看医生。

4. 新生儿咳嗽、打喷嚏

新生儿时常咳嗽和打喷嚏是正常现象。尤其是当他睁开眼睛面对强光时，更容易打喷嚏，这是由于光线刺激了眼睛和鼻部的神经造成的。这并不说明宝宝病了，打喷嚏和咳嗽有助于宝宝将鼻腔内和呼吸道内的分泌物排出，阻止灰尘进入肺内，因此，不用做处理。但如果宝宝鼻子里有淡黄色或淡绿色的分泌物或有其他感冒的症状时，就要及时就医。

5. 打嗝

由于神经系统没有发育完善，对膈肌控制不好，新生儿吃奶时或者吃完奶后，还有吸了冷空气、喝了冷的奶、吃奶过急或吃奶后就引逗孩子发笑时，婴儿都会经常打嗝，这也是正常现象。

新生儿打嗝时，可给他喂些母乳、温开水或温度适宜的配方奶。多数打嗝可以终止。在宝宝的神经系统功能完善后，就不会无敌打嗝了。

6. 溢奶（漾奶）

新生儿胃容量小，呈水平位，贲门肌肉松弛，幽门括约肌较紧，因此，很易发生溢奶（漾奶），表现为在吃奶后不久，有时也可发生在喂哺后 1～2 小时以后，乳汁从口角流出，量不多，6 个月左右可停止。

预防溢乳应在孩子吃奶后，将婴儿竖抱，头靠在母亲的肩上，一手由下往上轻轻地拍婴儿的背部，使吸入的空气嗳出；另外，喂奶后尽量不要搬动婴儿，对很容易溢乳的孩子也可以在喂奶后让婴儿向右侧卧，上半身稍垫高一些的半坡位可预防溢奶。

7. 生理性黄疸

黄疸就是皮肤发黄的意思。这是一种描述，就向我们称天空为蓝天一样。新生儿黄疸是新生儿时期的特殊现象，有 30％～50％的新生儿及 70％的早产儿会在出生后 2～3 天出现皮肤、黏膜、眼睛白眼球有些发黄的现象，出生后 4～5 天黄疸程度最重，以后逐渐消退，一般在生后 7～10 天退净。（早产儿可到两周）

由于新生儿的特点，新生儿胆红素的水平远远高于成人。

足月儿血胆红素水平不超过 205 微摩尔/升，相当于 12 毫克/分升。

早产儿血胆红素水平不超过 256 微摩尔/升，相当于 15 毫克/分升。

新生儿黄疸检验结果在以上之内就是新生儿生理性黄疸，超过以上范围就叫婴儿高胆红素血症，简称"高胆"，关于高胆以及母乳性黄疸的问题，将在本专题"（七）新生儿常见异常情况"中详述。

（五）新生儿护理

新生儿阶段是宝宝由在妈妈子宫里的寄生生活到子宫外生活的过渡阶段，由于新生儿的生理调节能力和对环境的适应能力还不成熟，身体的免疫系统尚未建立、抵抗力弱，因此，新生儿很容易得病。幼小的生命需要我们给予全身心地抚育与关怀，对新生儿的护理必须慎之又慎。

1. 生活环境

（1）房间要清洁、安静、阳光充足、空气新鲜、通风良好（通风时注意不要直接对着婴儿吹风）。要尽量减少亲朋好友出入和吵闹。室内最好有空调和空气净化设备。

（2）保持室内合适的温度和湿度　室温一般为 22～24℃，低体重儿室温为 24～26℃，相对湿度为 55%～65%。新生儿产热少、皮下脂肪薄，体温调节能力差，因此，必须注意保温，又必须温度适合，温度太高和太低都是对孩子不利的。夏季室温高，有空调的家庭可调至 25～26℃，但不能太低。没有空调的家庭可采取其他降低室温的办法，如开窗通风或放些冰块在脸盆里。

2. 用物的选择与清洁

（1）衣物与尿布的选用与清洗　①新生儿衣物应选用宽松、柔软、舒适最好是白色或浅色的棉织品，衣服要较宽松，便于穿脱，衣服不系扣，仅用带子系上，穿衣时要注意孩子头部和足部的保温。尿布选用柔软、吸水性强、耐洗的棉织品，尿布要经常更换并及时清洗。②婴儿衣物、尿布等应与成人的分开放置、洗涤。洗涤婴儿衣物及尿布尽可能用热水洗，漂洗要彻底，避免洗涤用品对婴儿皮肤的刺激。洗后烘干或放在通风处、阳光下晒干备用，不要放在潮湿的环境阴干，否则，易发生红臀和念珠菌感染。

（2）喂奶器具选用及清洁　①奶嘴的乳孔大小要合适，喂奶前可用手腕内侧或手背试一下奶的温度，吃剩的奶应倒掉，不可留存再吃。②母乳喂养或添加牛奶或代乳品时，奶瓶、奶嘴、勺子、安慰奶嘴、吸奶器上的瓶子、奶瓶刷等一定要做到用一次、清洗一次、消毒一次，清洗前要洗手。最好选用蒸汽消毒锅消毒或煮沸消毒的方法，煮沸时间为水开后煮 5～10 分钟。清洗或消毒后要烘干再存放。

首次使用的奶瓶、奶嘴和密封圈，要先浸泡在沸水中消毒 5 分钟，然后，烘干或放在干净的毛巾上自然风干备用。

3. 日常护理

对看护人员的要求：应剪短指甲、所佩戴的手表、手链及其他饰物应防止误伤新生儿。

（1）婴儿睡眠体位 要舒适、安全。仰卧时，避免颈部前屈或过度后仰；俯卧时（趴着），头应偏向一侧，专人守护，防止窒息；婴儿睡眠时以仰卧、头偏向一侧或右侧卧为好（因小儿的胃体呈水平位，易吐奶），尤其是哺乳后更应注意；经常检查孩子鼻腔是否通畅，及时清除呕吐物、分泌物；避免物品阻挡新生儿的口、鼻或压迫孩子的胸部。

（2）婴儿最好在有护栏的床上单独入睡，与大人分开，避免受压。

（3）大小便的观察 ①新生儿 24 小时内尿布湿 6 次以上为正常。②母乳喂养的婴儿正常情况下大便为黄色或金黄色，呈均匀膏状或带有少许黄色颗粒，偶尔也可能稍稀而略带绿色，不臭，每日 3～4 次或更多，如果忽然便次增多或水分多，则考虑为病态。③牛奶或配方奶喂养的婴儿大便次数相对少，每日 1～2 次，大便呈淡黄色或灰黄色较干，有明显蛋白分解的臭味。这些都属正常。

4. 新生儿洗澡、换尿布、包裹、全身护理操作

（1）新生儿皮肤清洁护理——洗澡 用物、室温、水温准备：小浴盆、洗澡和洗头的小毛巾、无泪洗发精、沐浴液或婴儿皂、润肤露等，洗澡后的用品也要事先准备好，如大浴巾、干净尿布、衣裤、包被等。然后，将洗澡房间的温度调到 25～30℃，准备洗澡水，温度在 38～40℃，摸上去不烫手，或滴在大人的手背上感觉稍热而不烫手，也可以用成人的肘部放入水中，以不烫而是温热感觉就可以了。

注意事项：①要勤洗澡、勤更衣保持皮肤清洁。洗澡次数可以随季节或新生儿情况，每天洗或隔日洗，洗澡时间多安排在喂奶前或喂奶后间隔 1 小时，以免吐奶，洗澡时间不超过 10 分钟，要防止婴儿耳朵进水。新生儿脐带还没

有脱落时，不能将全身浸泡在水中洗澡，而是应当将上下身分开来洗，注意皮肤皱褶处要洗干净，洗后可用婴儿专用的爽身粉，但应注意涂爽身粉的时候，要用手挡住婴儿的口鼻，不要让婴儿吸入爽身粉。②洗脸用温水不用肥皂，洗澡时可用新生儿专用不流泪的浴液。（详见光盘）

（2）更换尿布　①护理人员要将手洗净，并擦干（也可用婴儿湿纸巾擦手）。②布置一个暖和、洁净、干爽的地方，为宝宝换尿片，可以使用专门为换尿布准备的尿片垫，也可以把一块毛巾或干净的尿布铺在松软、暖和的海绵垫上。③准备好换用的尿不湿或棉质尿布；如果宝宝已经长了尿布疹，或者很容易长尿布疹，还需要准备好有隔离作用的含有氧化锌的护臀膏或凡士林。

（3）正确包裹新生儿　我们平时常称很小的孩子为襁褓中的婴儿，这个襁褓指的是什么，怎样的襁褓才是合乎要求，传统的蜡烛包又有哪些危害呢？

①蜡烛包的危害：过去包裹刚生下来的孩子都是将孩子的四肢拉直再用包被将孩子的上下肢紧紧包裹两三层，外面还要用带子绑起来，因外观很像蜡烛，因此被称作蜡烛包。主张包裹蜡烛包的理由是怕孩子的腿长大不直，不好看；还认为这样包裹孩子比较暖和。

事实是蜡烛包对新生儿是极有危害的，它限制孩子身体和四肢的活动，影响孩子对外界的感知，从而影响婴儿四肢和神经系统的发育；影响婴儿的呼吸和肺发育。可导致新生儿髋关节半脱位。新生儿下肢的稍蜷曲状态，是新生儿在妈妈肚子里的状态的继续，是自然的生理现象，随着孩子的长大腿会自然伸直。如果，硬将孩子的腿拉直就很可能将孩子的大腿骨顶端的头部（股骨头）从孩子的髋关节窝里拉出来，形成髋关节脱位，如果再不及时矫正，孩子长大后就会腿瘸。

②如何正确包裹新生儿：包裹新生儿原则上，孩子生下来就应该给孩子穿衣服（医院里也有新生儿服），在气温较低时，孩子的上衣可穿的厚一些（如棉服），然后从胸部以下用柔软的包布包裹，胸部的松紧度以放入人手指为度，下面的包布以孩子的下肢可以保持蜷曲和自由蹬踏为度。婴儿襁褓的要求：襁褓是用毯子把婴儿舒适地包裹起来的技巧，这会让他感到既暖和又安全。襁褓还能避免宝宝被自己的惊吓反射干扰，直到他体内的自动调节机能开始正常发挥作用。最重要的是，这种方式能帮助宝宝变得更平静。具体方法如下：把毯子铺在一个平坦的地方，将右上角折下约15厘米；把宝宝仰面放在毯子上，头部枕在折叠的位置；把毯子靠近宝宝左手的一角拉起来盖住宝宝的身体，并把边角从宝宝的右边手臂下侧掖进宝宝身体后面；将毯子的下角（宝宝脚的方

向）折回来盖到宝宝的下巴以下；把宝宝右臂边的一角拉向身体左侧，并从左侧掖进身体下面。有些宝宝喜欢胳膊能自由活动，可以只包宝宝胳膊以下的身体，这样婴儿就能活动手和手指了。

（4）新生儿眼、耳、鼻、口腔、臀部、脐部护理

①眼的护理：分娩过程中胎儿通过产道时，眼睛易被细菌污染，有些新生儿眼部分泌物很多，所以出生后要注意眼部护理。护理方法可用 0.25％氯霉素眼药水滴眼，每日2～3 次。如有分泌物用干净小毛巾或棉签蘸温开水或生理盐水，从眼内角向外轻轻擦拭干净，再滴上眼药。

②耳的护理：洗澡时注意勿将污水灌入新生儿耳内，洗澡后以棉签拭干外耳道及外耳。注意耳背后的清洁，有时会发生湿疹及皲裂，可涂些食用植物油或眼药膏，有耳后湿疹的孩子可涂湿疹膏。

③鼻的护理：新生儿鼻腔经常会有分泌物堵塞鼻孔而影响呼吸。处理方法：可用棉签蘸温开水或母乳滴入鼻孔，使鼻腔内的干痂湿润，然后再轻轻按压鼻根部，用棉签将分泌物取出或吸鼻器吸出。

④口腔的护理：新生儿口腔黏膜薄嫩，不宜擦拭，但应在每次吃奶后，给孩子滴一些白水，以达到清洁的目的。

⑤臀部护理：新生儿每次大小便后要用温水洗，然后在臀部涂鞣酸软膏，保持清洁干燥以免发生尿布疹，霉菌感染。给女孩洗外阴时要从前向后，以免尿道感染。

⑥脐部的护理：脐带是胎儿连接母体（胎盘）的通道，内有两条动脉，一条静脉。胎儿期间所需的营养物质通过脐带输送给胎儿。脐带一般长 50～60 厘米，出生后即刻脐带被结扎剪断，留下脐带的残端。正常情况下，脐带在出生后 24～48 小时自然干瘪，4～14 天自行脱落愈合。但如果护理不当，细菌可在局部生长繁殖，引起新生儿脐炎。所以必须做好脐部的护理。脐带护理直到脐带脱落的过程中应做到：保持局部清洁：每天用 75％的酒精棉签清洁脐轮和脐窝，如根部有红肿或液体渗出时，揩去渗出物后用 75％酒精棉球短时间湿敷脐部。在脐带刚刚脱落时，脐孔的皮肤很娇嫩，应当心被衣服、尿布等擦伤并应在刚脱离的几天内仍每日用 75％的酒精棉签清洁脐轮和脐窝，直至脐窝完全愈合。但注意始终都要保持脐部的干燥，正常干燥的脐带残端不用包扎，脐根暴露有利残端早日脱落并防止感染。脐部清洁手法：用蘸有 75％酒精的小棉签自内向外成螺旋形消毒，直径约 3 厘米，同时注意脐带根部凹陷部分的消毒。为了防止湿尿布对脐带的刺激，应每 2 小时换一次尿布。洗澡时注意

脏水不要碰湿脐部或洗澡水渐入脐孔，给孩子裹尿布时，尿布不要覆盖脐部，以防大小便污染脐部。如脐部红肿、有脓性分泌物、有臭味，应及时去医院治疗，及早发现脐炎，及早治疗，以免发生严重后果。（有关新生儿脐炎的处理详见第二讲专题二第四部分新生儿护理中常见异常情况处理）

5. 新生儿体温、啼哭观察

（1）体温

新生儿正常体温：腋下体温为 36～37℃、口表36～37.4℃、肛表 36.5～37.5℃，为正常体温（通常采用腋下试表的方法）。

新生儿发热体温：腋下体温，37.5～38℃为低热；38～38.5℃为轻度发热；38.5～39℃为中度热；39～40.5℃为高热；41.5℃以上为超高热。

为了解孩子体温的情况，应每天给婴儿试表 1～2 次，如觉得孩子有点发热，要随时试表，但不要在孩子刚刚吃完奶、刚哭闹完或出很多汗的时候试表。

（2）如何判断新生儿的啼哭是否正常　一般来讲，啼哭有利于新生儿肺、呼吸肌、胸廓的发育，促进血液循环，所以说正常的啼哭对孩子是有益的。

新生儿正常哭闹的原因如下：①尿布潮湿。②饥饿或腹胀。③喂奶后没拍嗝，气体在胃肠道内引起不适。④冷热刺激等环境因素。⑤要求抚慰或疲倦。

新生儿非正常哭闹：如果排除以上因素，婴儿仍哭闹不止，或触动孩子的某个部位孩子就哭个不停、或哭声高而尖、停止快无回声，就有可能是病态的啼哭，因此，对孩子的啼哭要注意观察，及时发现异常，必要时去看医生。

6. 新生儿预防接种后的护理

新生儿出生后最先接种的疫苗是卡介苗和乙肝疫苗。

（1）接种卡介苗　卡介苗是一种减毒的活性牛型结核杆菌疫苗，1972 年由法国的卡医生（Calmette）和介医生（Guerin）联合研制成功的疫苗。为了纪念这两位医生的伟大贡献，所以将预防结核的疫苗称为卡介苗（BCG）。

由于婴幼儿抵抗力很弱，易受结核菌的感染，出现肺结核、结核性脑膜炎等疾病，严重者可致终身残疾或危及生命。接种卡介苗可以增强人体对于结核病的抵抗力，预防肺结核和结核性脑膜炎等结核病的发生。接种后预防效果可达 80%～85%，并维持十年左右的免疫力。

接种时间

婴儿出生体重超过 2 500 克并没有严重疾病的，都应尽快接种卡介苗。一般推荐生后 24 小时内接种。

体重小于 2 500 克的早产儿，只要家中没有结核病患者，即使体重达到 2 500 克，也可适当晚些接种，但不要超过生后 6 个月龄。

如果尚未接种卡介苗，婴儿即出现黄疸，只能等到黄疸消退后再行接种。

接种反应及注意事项

卡介苗接种后，接种部位会出现局部反应。

接种后 10～14 天在接种部位有红色小结节，小结节会逐渐变大，4～6 周变成小脓包或有溃烂，有时同侧可有腋窝淋巴结肿大，但不会出现发烧的全身症状。

接种卡介苗后局部出现脓疱或溃烂时，不要擦药，更不要包扎。只要保持局部清洁即可。当然，衣服也不要过紧。如果有脓液从局部流出，可用无菌纱布或棉花擦净，不要覆盖。

接种后 6～8 周，局部脓疱溃烂，继之形成痂皮，待痂皮脱落后形成微红色的小疤痕，以后红色逐渐变成皮肤本色。整个局部反应过程大约 3 个月结束。

如果接种部位发生严重感染，或婴儿有发热应及时看医生。

如果卡介苗接种后，接种局部未留下任何痕迹，可能与疫苗反应时间未到；也可能与体内反应弱或无反应有关。应该在卡介苗接种后 3 个月进行结核菌素皮肤试验。皮肤试验后 48～72 小时内观察皮肤局部反映，如果为阴性，则需再次补种卡介苗。

（2）乙型肝炎疫苗　乙型肝炎在我国的发病率很高，慢性活动性乙型肝炎还是造成肝癌、肝硬化的主要原因。如果怀孕时母亲患有高传染性乙型肝炎（乙肝五项化验大三阳＋病毒 DNA 阳性），那么孩子出生后患乙型肝炎的可能性达到 90％，所以，下一代接种乙肝疫苗是非常必要的。

①接种时间：乙型肝炎疫苗需要接种 3 剂。现在推荐的接种程序是出生后、生后 1 个月和 6 个月。即：出生满 24 小时以后注射第一针，满月后注射第二针，满 6 个月时注射第三针。但出生接种第一针后疫苗就可起效。如果妈妈过去和现在都没有乙型肝炎感染的征象，也就是说乙型肝炎呈现阴性，对于婴儿的接种程序就可以灵活掌握了。所以，很多医生建议乙型肝炎疫苗可与其他疫苗同时接种，可选择生后 2 个月、4 个月和 12～18 个月。

②接种反应及注意事项：乙型肝炎疫苗可带来极轻的不良反应，包括注射部位疼痛（9%）、发热（1%～7%）不安、食欲减退和对某种成分的过敏反应。但这些反应大都在2～3天内自动消失，不需处理。有些厂家使用含汞的物质作为防腐剂，是过敏的原因，但目前也有不含防腐剂的疫苗了。询问当地的儿科医生可以了解疫苗的情况。

关于婴儿的系统免疫问题，将在第五章作介绍。

（六）新生儿喂养

新生儿喂养主要有母乳喂养、混合喂养和人工喂养三种方式。母乳喂养就是完全吃母乳，不加任何其他乳品，混合喂养是部分吃母乳，部分加其他的乳品，有关母乳喂养和混合喂养的详细内容，我们已经在第二讲专题二新生儿家庭护理中的的六部分新生儿喂养中有过系统的介绍，在此章不再重复，本章重点介绍人工喂养。

1. 什么是人工喂养，人工喂养方法及注意事项

（1）人工喂养　因各种原因，母亲不能或者不愿哺乳，或者存在不能哺乳的其他客观原因，必须全部用其他奶类或代乳品喂养婴儿时，称为人工喂养。

人工喂养可选用牛奶、羊奶和奶粉等。目前有多种配方奶粉，分别适用不同月龄阶段的婴儿。配方奶粉不需要加热，直接用温开水冲调就可以了。

（2）人工喂养方法及注意事项　一岁半以内的婴儿应选择配方奶粉，不宜吃纯牛奶、普通奶粉或炼乳。并应选用正规厂家、通过国家验证的产品。

新生儿对蛋白质的消化能力较强，对碳水化合物的消化能力差，因此，新生儿在17周之内以母乳或奶粉作为主要食物而不能吃谷类的食物，如米汤，糕干粉等。

准备好奶瓶奶嘴，奶孔要适中（以奶瓶倒置水滴连续滴出为宜），奶瓶和奶嘴要认真清洗、消毒。

配方奶加水和保存方面的注意事项：①冲调喂奶前洗净双手，奶粉的冲调要严格按照奶粉说明书规定的方法做，规定加多少水就加多少水，不能随意多加或少加。②现在国内很少有液体状的婴幼儿配方奶粉，基本都是粉状。给婴幼儿喂养前必须将粉状奶粉加水冲成液体。但奶粉不需添加除水以外的任何元素，所以，冲奶粉的水，使用烧开的温开水或纯净水即可，不需使用矿泉水。③奶粉罐中有量勺，一平量勺为一个单位，取奶粉时不要将量勺内奶粉充分按

压，也不要含有过多空气。④每次最好按婴儿需求量配置奶粉。如果一次没有吃完已配置的奶粉，剩余部分可放入冰箱冷藏，但不要长于 4 小时。⑤奶粉加水时应先加适量的温水，再添加配方奶粉，冲好的奶量就是所需的奶量。如果先加奶粉再加水到需要的奶量，这里面就有奶粉的量，就要比所需的奶量浓，对婴儿是不利的。因此，最终喂养婴儿的奶量，应以加水再加奶粉后的量为准。⑥冲好奶液后，要先滴几滴在手背或手腕内侧处试试温度，温度以不烫为宜。⑦吃奶之前最好给孩子喝一点白水，以免口腔太干燥影响孩子食欲。喂奶时要将奶瓶竖起，使乳汁充满奶嘴，以免吸入空气。⑧喂奶后抱起婴儿轻拍后背，使其打嗝排出吃奶时可能吸进的空气，防止溢奶。⑨人工喂养婴儿需要按时哺乳，喂奶间隔时间 3～4 小时喂一次，除非某些配方奶粉已经将需要加的水计算在内，注明不需额外加水外，一般来说，人工喂养的新生儿两次喂奶之间一定要加一次水，包括夜间在内（加水的量约为奶量的一半），以防止婴儿便秘。

2. 人工喂养每日需要的奶量参照表

月龄	每日奶量（毫升）	每日哺喂次数	每次奶量（毫升）
1～2 周	200～400	6～7 次	30～60
2～4 周	400～600	6～7 次	60～90
1 个月	700 左右	6～7 次	100～120
2～3 个月	720～900	6 次	120～150
4～5 个月	900～1 000	5～6 次	150～200
5～6 个月	1 000	4～5 次	200～250

还有一个简单的算法是按照新生儿每千克体重 100 毫升的奶量来计算：

$$奶量＝婴儿体重（千克）\times 100$$

出生第一天的婴儿吃奶要少一些，以后随体重增加逐渐增加奶量。

全日的奶量分为 5～6 次喂给孩子，孩子每次的吃奶量可能不完全一样，这次吃得多一点，下次吃得少一点都没有关系，不要勉强孩子一定要把每次冲的奶都吃完。

3. 配方奶的分类、配方奶粉喂养存在的问题

现在的家庭大多数人工喂养的新生儿都采用配方奶粉喂养，婴儿配方奶粉

是采用牛乳、羊乳或其他哺乳动物的乳汁为基础加工而成的。配方奶粉有着方便、清洁以及深加工等方便的优点，但其他哺乳动物的乳汁在营养成分的数量、结构、生物活性方面与母乳都有着很大的不同，虽然经过加工后有着很大的改进，但是还是不能与母乳相媲美，因此，母乳喂养始终是婴儿的首选，下面让我们充分的认识一下婴儿配方奶粉。

（1）配方奶的有按新生儿月龄划分的奶粉和按成分分的奶粉

①时间性分类奶粉：为了适应婴儿的生长发育，不同时期的母乳从成分上会有些不同，这个问题在第一部分母乳的特点中已做过介绍。配方奶粉为了模拟这样的变化，也将配方奶粉分成不同阶段——第一阶段往往为 0～12 月婴儿设计，主要针对 6 个月以内的婴儿；第二阶段为 6～18 个月婴儿设计，主要针对 6～12 月的婴儿；另外还有其他后续阶段的配方奶粉。随着对母乳认识的逐渐深入，很快就会出产更为细致分类的配方奶粉，比如专为某一个月份的孩子设计的奶粉，配方奶粉的时间性分类会随着乳品工业的进步而越来越细致。

②婴儿奶粉按其不同的用途又分为普通配方奶粉和特殊配方粉。普通配方奶粉：根据母乳成分改良的其他哺乳动物的奶粉称为普通配方奶粉。普通配方奶粉会随着对母乳研究的不断进展，以及工业化水平的不断提高，而不断改进。所以，大家会经常听到和看到配方奶粉不断添加一些营养成分，成为各自的卖点，但实际上这些奶粉所添加的并不是什么"特殊"成分，而都是母乳中存有的而动物乳汁中没有的成分，比如：DHA、益生元、核苷酸、胡萝卜素、α-乳清蛋白等。只能说，随着配方奶粉的进步，越来越靠近母乳了，但它还是不能与母乳相比。不论现在配方奶添加了哪些"特殊"成分，都是画龙点睛的效果，真正主打的成分还是上面介绍母乳中所提及的蛋白质、脂肪、碳水化合物、矿物质和脂肪等营养成分。对于母乳中活性物质——酶和抗感染因子，现在添加甚少。由于配方奶粉属于工业化加工后产品，自然会弥补母乳中小小的不足，比如维生素 D、维生素 K 和铁的含量较之母乳有所增加。因此，对于6 个月以内的健康婴儿，如果全部采用质量上乘的婴儿配方奶粉喂养达 500 毫升/天，就不需给婴儿额外添加任何营养素，包括钙、铁等；如果 6～12 月以内健康婴儿每天能够接受 700～800 毫升/天配方奶粉，同样不需额外添加除辅食外的任何营养素。如果健康婴儿接受的是正规冲调的奶粉，同时喂养量足够，一般不需额外加水。当然，如果天气炎热、气候干燥、剧烈哭闹后应该适当加水。一般建议根据孩子尿颜色进行考虑。如果尿色偏黄，就可适当加水。吃奶粉的婴儿，很多孩子在使用配方奶后出现便秘，主要原因有几点：一是与

配方奶选择不当有关；再就是与配方奶冲调的浓度过高或是配方奶粉添加偏多有关；还有可能与同时过多补钙等矿物质有关。特殊配方粉：如果配方粉中含有天然母乳中不存在的成分就成为"特殊配方粉"。特殊配方粉主要以蛋白质、脂肪、碳水化合物为改良基础而成，即可单种某种特殊成分存在，也可多种特殊成分共存。这里我们不称其为特殊配方奶粉而称其为"特殊配方粉"是因为有些特殊配方粉不是以其他哺乳动物乳汁作为原料的。特殊配方粉都是用于治疗疾病和特殊状况下使用的。特殊配方粉一般不会在普通市场购买，需要根据医生的推荐在医院或母婴店购买。下面列举几种特殊配方粉：

特殊蛋白质配方：是将牛奶中完整蛋白分解成部分水解和深度水解蛋白质配方，将植物氨基酸组合成氨基酸配方。部分水解蛋白配方用于预防牛奶蛋白过敏，应该于婴儿生后早期，在母乳不足或不能接受母乳喂养时使用。深度水解蛋白和氨基酸配方是用于治疗牛奶蛋白和大豆蛋白过敏之用。对于一些氨基酸代谢性疾病，比如苯丙酮尿症等会有特别改良氨基酸组分的特殊代谢配方粉。

特殊脂肪配方：母乳或者牛乳中脂肪主要为长链脂肪酸，在肠道中消化吸收过程需要健全的胃肠功能；在机体利用过程中需要 L-肉毒碱参与。对于早产婴儿、胃肠功能严重受损，比如慢性腹泻、胃肠大手术后等情况的孩子，会出现长链脂肪酸代谢不良，引起营养不良。于是，奶粉制造专家将部分长链脂肪酸分解成中链脂肪酸，即可减轻肠道吸收负担，可增加机体利用效率。所以含有中链脂肪酸的配方适用于早产婴儿、胃肠功能不良的婴儿。

特殊碳水化合物配方：乳糖是包括母乳在内哺乳动物乳汁中的主要碳水化合物。如果小肠黏膜受损，比如急性腹泻、慢性腹泻、肠道严重受损等都会破坏小肠黏膜上乳糖酶的活性，出现乳糖不能充分分解和利用现象，称之为乳糖不耐受现象，乳糖不耐受现象进而引起严重的进行性腹泻，孩子的营养就无从保证了。

特殊技术提取出配方奶中的乳糖，换之以葡萄糖聚合体、麦芽糖糊精等作为碳水化合物来源，即可扭转乳糖不耐受造成的腹泻问题，还可增加营养素的利用，改善营养状况。这类奶粉成为无乳糖配方粉，俗称为"腹泻奶粉"。

（2）配方奶粉喂养存在的问题 ①牛奶蛋白过敏：由于母乳中不含 β-乳球蛋白和 α-酪蛋白，加上配方奶喂养婴儿肠道菌群不如母乳喂养儿健康，特别容易出现牛奶蛋白过敏的现象。②肥胖：由于其他哺乳动物为基础的配方奶粉中蛋白质不如母乳中的优良，要想达到母乳喂养的效果，配方奶粉中往往含有高于母乳中的蛋白质含量，有时可高出 1/2。再加上很多家长又给孩子补充很多蛋白质补品，包括牛初乳、蛋白粉等。这样高蛋白质摄入状况就会刺激体内胰岛素样因子-1分泌增加，导致脂肪细胞分化增加，形成肥胖并成为成年肥胖的基础。③便秘：牛乳中脂肪利用远远低于母乳中的脂肪，造成肠道中过多没有被利用的脂肪与钙形成钙皂，造成孩子便秘的现象。

综上所述，婴儿喂养以母乳为第一首选，如果，不得已必需人工喂养，要严格遵守人工喂养的注意事项，发现婴儿有问题，要及时就医，以得到医生的帮助。

（七）新生儿常见异常情况的处理

1. 鹅口疮

（1）鹅口疮的发病原因　鹅口疮是由"白色念珠菌"感染引起的一种非常常见的口腔疾病，俗称"白口糊"。

"白色念珠菌"广泛存在于自然界，喜欢生长于温、暗、湿的环境中，环境越是温湿，念珠菌的生长就越容易。此菌也存在于正常人体内，比如：口腔和阴道等部位。有时也可见于母乳喂养的妈妈乳头上、奶瓶的奶头上和安慰奶嘴上。

白色念珠菌生长非常迅速，但通常不致病，只有在人体抵抗力低下或长期使用抗菌素后，才从不致病的状态转化为致病的状态。这是因为抗生素在袭击致病菌的同时也杀灭了人体内正常菌群。人体内的正常菌群通常可约束酵母菌的生长。当正常菌群减少时，酵母菌的生长就会失控，而早产儿、体弱儿及患病的孩子常常是鹅口疮的好发对象。除新生儿外，整个乳儿期（即吃奶的孩子）都可以罹患此病。

（2）鹅口疮的症状表现　鹅口疮多发生在口腔的前半部分、两颊、舌面、牙龈及口底的黏膜，开始时是小片的像奶块样的白色片状物，很快就会连成大片状，不易擦掉，如果使劲擦可看到黏膜红肿并易出血。

有时母乳或配方奶也可覆盖于舌面上或口腔双颊内面，酷似鹅口疮。但奶液不会黏附于黏膜表面。为了确定是否为真性鹅口疮，家长可用棉棒或压舌板轻刮白色斑块，如果白斑被刮掉，说明这不是鹅口疮；反之，白斑牢固地黏附于双颊内面，就可证实为患了鹅口疮。

大多数发生鹅口疮的孩子会因口腔疼痛或不舒服而哭闹、吃奶不好甚至拒奶，鹅口疮发展严重时可向口内、咽部、肠道发展，抵抗力低的孩子还可以导致念珠菌性心内膜炎、脑膜炎甚至败血症。因此，每天都应注意检查孩子的口腔，一旦发现有鹅口疮的情况要及时就医。

当婴儿患有酵母菌感染时，喂奶的妈妈还经常感觉乳头发痒或轻微的烧灼感，这通常表明酵母菌已播散到了妈妈的乳头上。不过，白色念珠菌在婴儿的口腔内显得非常白，而在妈妈的乳头上却变得无色透明了。但如果乳母有奶头发痒等症状就说明奶头已有念珠菌的感染，同样也需要治疗。

（3）鹅口疮的处理　发现鹅口疮后要及时就医，尽早治疗。医生会给患儿选择一些抗真菌的药物，如：制霉菌素、米康唑及其他含有吡咯环的药物等。

对鹅口疮，可使用液体状的药物，如：50万～100万制霉菌素加10～20毫升生理盐水或温开水的药液涂抹患儿口腔或水调制的中药冰硼散。

涂药前可用1%的苏打水、淡盐水加香油等擦拭口腔，然后再在口腔内涂抹制霉菌素液或中药冰硼散，每日2～3次，这些药物通常要连用几日，甚至更长的时间才能治愈。

母亲在喂完奶后，也应在乳头上涂抹制霉菌素，以避免念珠菌在母亲和婴儿间来回地传播。

鹅口疮有时也可自行消退。

（4）鹅口疮的预防　既然鹅口疮是由于感染引起的，那么对感染的问题，重要的就在于预防：①每次给孩子喂奶前要将手洗净、用温水或生理盐水清洗奶头。②婴儿的奶具要每天煮沸或用其他的方法消毒，并应做到一人、一用、一消毒。③每次喂完奶后，可给孩子喂少许温开水清洗一下口腔，以改变口腔的酸性环境，防止有害菌的滋生。④喂奶的母亲要常洗澡、常换内衣，内衣也应消毒。⑤因鹅口疮与滥用抗生素直接相关，因此，除有医学指征，必须用药，一定不要给孩子乱用抗生素。

2. 尿布疹（尿布皮炎）

尿布疹又叫尿布皮炎，是指局限于尿布覆盖部位出现的皮疹。最常见于臀部，也可见于尿布覆盖的任何部位。

（1）尿布疹的种类　尿布疹有四种类型：单纯刺激型、发炎性皮疹型、酵母菌感染型和细菌感染型。不同类型的尿布疹，其发生的原因以及表现出的情况有所不同。

①单纯刺激型：单纯刺激型皮疹是最常见的类型。"单纯刺激"4个字顾

名思义，就是由于某种物质刺激引起的皮疹。这些刺激物如：一次性纸尿布所含有具有吸附作用的化学物质或鲜花味道的香料、洗尿布所用的有香料的清洗剂、棉织柔软剂以及长时间附着于婴儿臀部皮肤上的尿、便等。受这些刺激物的刺激，就会造成婴儿臀部皮肤上出现疙疙瘩瘩的粉红色皮疹，常常是在给孩子换尿布或简单擦洗臀部时，婴儿就会因疼痛而哭闹。②发炎性皮疹：发炎性皮疹也十分常见，其原因常在换尿布时擦伤了婴儿的皮肤或腹股沟处皮褶间的皮肤相互摩擦，都可导致皮肤发红，当潮湿的皮褶间受到了刺激物的刺激，就可使正常的脂肪褶出现发炎性皮疹。发炎性皮疹通常比单纯刺激型皮疹还红，过度摩擦还可引起起泡或出血。皮疹最严重的部位通常是在皮褶最深或起泡的部位。因为越深的皮褶，空气流通越不良，皮疹也就越严重。③酵母菌感染型：酵母菌（即念珠菌）感染型是尿布区域念珠菌感染引起的，也比较常见。念珠菌是正常人体共生菌，最喜生长于温热、湿润、黑暗的区域。而尿布覆盖的孩子的臀部和腹股沟（大腿的根部称腹股沟）深部是理想的滋生场所。酵母菌感染型尿布疹持续时间较长，常与其他类型的皮疹同时存在。此型皮疹可单独存在，也可滋生在其他类型皮疹之上。所以，酵母菌可分布于所有的皮疹上，也可呈小斑片状孤立存在。绝大多数人都认为酵母菌应该是白色的，因为引起鹅口疮的酵母菌是白色的。其实不然，酵母菌感染型皮疹的表现是感染局部皮肤变得比较坚韧、表面发亮、发红色及毛糙。更换尿布时可刺伤受酵母菌感染的皮疹。④细菌感染型：细菌感染型尿布疹，是指婴儿臀部受了刺激的皮肤又受到体内正常菌群的侵袭，而出现的继发感染性的皮疹。与酵母菌一样，这些细菌也是正常人体的共生菌。当这些细菌蔓延到有破损的皮肤上时，生长就变得极为迅速。从而导致皮疹进一步被感染。发生细菌感染型尿布疹的部位，可表现为界限清晰的点状皮疹，也可形成连续的感染带，用手触摸时会感到局部温热并可出现渗出黄色液体或白色脓液，形成干痂或脓痂。换尿布时可引起婴儿剧烈疼痛。

（2）尿布疹的处理　①治疗和预防尿布疹最好的方法是尽可能保持婴儿臀部的清洁和干燥。婴儿臀部置于湿、脏尿布内的时间越长，皮肤接触尿、便的时间也就越长，发生尿布疹的概率也就越多。②对已出现尿皮疹的尿布覆盖区域，不能再用含有香料的婴儿擦拭巾擦拭，而应改用清水和棉球。因事先包装好的擦拭巾可刺痛已受损的皮肤，使皮疹加重。如果使用湿纸巾应选用无酒精、无香料的擦拭巾为好。③治疗尿布皮炎有效的治疗方法就是空气。空气是治疗尿布疹最初的方法。暴露于空气中的皮疹常常会有所好转。④有尿布疹的婴儿，就应避免或尽量少用尿布。每次更换尿布时，最好将婴儿的臀部裸露几分钟或不包尿布，将婴儿裸露地放在毛巾上保持一段时间。干燥的空气可以治疗很多皮疹。⑤在换尿布时，将少量玉米淀粉涂在覆盖尿布的皮肤区域上，可促进皮疹的愈合。玉米淀粉可以吸走湿气，有助于局部干燥并大幅度降低酵母菌的生长的可能性，玉米淀粉所含的少量空气可以将早期的尿布疹抑制在萌芽阶段，所以可治疗发炎性皮疹。如果皮疹越来越重，就应使用含锌的尿布疹霜。大多数皮疹在3～4天内就应好转。⑥如果经上述处理已一周不见好或皮疹持续加重或出现细菌感染的征象，应该及时看医生。细菌感染征象包括：局部皮肤特别红，有脓性或黄色液体渗出，皮疹局部触之温热。如果继发婴儿全身感染还会导致婴儿发热，应及早看医生。⑦对念珠菌感染的尿布疹，应使用抗真菌的霜剂。最长使用的抗真菌药物包括：制霉菌素、特比奈芬或含有吡咯环的药物，如：克霉唑、酮康唑、易康唑、米康唑等。但药物治疗要在医生的指导之下。现在，市场中可以买到数百种霜剂，都自称所含成分有助于皮肤的愈合。但总的来讲，这些霜膏的确可以改善受损皮肤，但能促使皮肤愈合的药物应含有尿囊素、炉甘石、鱼肝油、二甲聚硅氧烷、高岭土、矿物油、凡士林、白矿脂，还有锌等成分。使用的霜剂中还要避免含有引起病情加重的添加成分，比如：硼酸、樟脑、石炭酸、甲基水杨酸及安息香酊剂混合物等。因此，对婴儿的各种药物治疗，一定要在医生的指导之下，用药前详细阅读药品说明书，避免盲目用药。重要的是，必须牢记酵母菌喜欢温热、黑暗、潮湿的环境。因此，不管何种尿布疹，将孩子受损的臀部皮肤暴露于空气中是必要和有效的措施。

（3）尿布皮炎的预防 注意保持臀部皮肤干燥，勤换尿布，并应在每次大便后都要给孩子洗臀部，并在臀部涂抹鞣酸软膏、护臀霜等药物，以保护孩子娇嫩的皮肤。

玉米淀粉应该替代含有滑石的婴儿爽身粉。这种爽身粉可以被婴儿吸入肺内，出现刺激症状。当玉米淀粉不能起作用时，含锌的霜剂可以形成保护屏障，将皮肤与尿便隔离，从而帮助皮肤愈合。

3. 婴儿湿疹（新生儿奶癣）

婴儿湿疹又称为特异性皮炎。是一种常见的婴儿过敏性皮肤病。婴儿湿疹发生原因除孩子的体质外还与食物过敏有关。因此，此病多见于有过敏体质和喂牛奶的孩子，胖孩子多见。

（1）湿疹的外观表现　湿疹最初常对称地分布在婴儿颊部（俗称脸蛋）、两眉之间和耳后，表现为很小的相当圆的、淡红色环圈斑或点状红疹，有的也表现为皮肤干性脱屑或头皮的干痂硬壳（称为摇篮帽）。皮疹可以散在的也可以是密集的长在一起，有的还会流黏黏的黄水。几周后，湿疹可以发展到孩子的腕部、踝部、上肢、大腿、耳内及胸腹部。

湿疹最常引起的并发症是感染。当干燥的皮肤出现裂口或婴儿抓破了病变的皮肤时，就会出现感染。感染可以表现在皮疹局部的皮肤，也可造成全身的感染。

湿疹的另一个症状是非常痒，小儿因痒而哭闹不安，影响宝宝吃奶和睡觉，非常痛苦。并进而影响到孩子的健康。

（2）湿疹的预防和处理　平时家长应为婴儿选用无色、无香味的清洁剂、肥皂和洗液保湿，单纯干燥的皮肤对保湿霜效果很好。低过敏性的保湿霜有助于干燥皮肤获得水分。

新生儿患湿疹后，尽量减少洗澡的次数，可以降低洗浴后皮肤干化的问题。患处也不可用肥皂或用水清洗，可用消毒棉花蘸些消毒过的石蜡油，花生油等油类浸润和清洗。

当发现刺激皮肤的物品时，立即清除。

在医生的指导之下可在湿疹部位涂抹湿疹膏、百多帮等药物，还可采用激素抗炎药膏进行治疗。

激素药膏作用极强，如果使用激素药膏过于频繁或使用的范围过大，时间一长，皮肤就会变薄、色素就会沉着。而且，应用激素范围过大或使用过于频繁时，婴儿机体内还会吸收到一定量的激素。如果机体内吸收了大量的激素，就会出现情绪和食欲的改变，因此，激素药膏，如可的松类的药物，必须在医生的指导之下应用。

（3）刺激性皮炎与湿疹的区别　孩子还有一种情况是"刺激性皮炎"，刺激性皮炎是由于婴儿接触某种东西导致过敏引起的皮疹。

刺激性皮炎很容易与湿疹混淆。但刺激性皮炎的特点是，皮炎的发生应该有明显的刺激物，而所出现的皮疹也应位于皮肤与刺激物接触的部位。比如：孩子对某些衣物或对清洗衣物的洗涤剂或肥皂过敏，皮疹应表现在与衣物相接触的部位；如果孩子是对食物过敏，皮疹主要见于口周和肛门周围，但也可出现在全身。引起过敏的食物如：配方奶或饮用了牛奶后妈妈的母乳等。

如果怀疑婴儿出现了过敏，应立即去除刺激物。如果出现皮疹或腹泻，就可说明婴儿食物对母亲所吃的某种食物过敏。对母乳喂养儿，妈妈必须停吃可能引起孩子过敏的所有食物。待一段时间后，再一种种的服用并观察婴儿过敏的表现，就会发现孩子是对哪一种母亲食用的东西过敏。对配方奶喂养儿，变换配方奶的种类，比如从牛奶配方变为大豆配方，再观察皮肤的变化是否能得到改善。如果再次使用过去曾饮用的奶粉，皮疹再度出现，说明那种奶粉即是过敏的原因。

4. 先天性喉喘鸣

新生儿先天性喉喘鸣表现在婴儿吸气时或吃奶时发出的一种低调、短促的尖声，睡觉时也可发出响声，似打鼾的声音，这就是先天性喉喘鸣。

先天性喉喘鸣是由于婴儿颈部气道的软骨环发育不完全所引起的。

人体从口腔到肺部之间的这个通气的管道称作气道。引起婴儿出现喉鸣的最常见原因就是气道通气不良。

气道由软组织和软骨构成。软组织（皮肤、肌肉等）组成气道的外壁；软骨以环状形式支撑着软组织，称作环状软骨，完整的气道保证人呼吸时气道的畅通。

如果软骨环发育不完整，比较软，起不到支撑气道的作用，气道就会部分塌陷，婴儿吸气时就会发出短而尖的声音，就如同我们吹哨子的道理相似。气道软化引起的喉鸣，出生后即可出现，但随着气道的生长和强壮，先天性喉喘鸣可在孩子出生后数月至2岁前消失。

先天性喉喘鸣情况严重时可影响孩子吃奶，如果吃奶太急就容易造成孩子呛奶和肺吸入，因此，对这样的婴儿要注意喂奶的速度要比正常孩子吃奶的速度慢，当发现孩子呼吸不均匀时要注意适时的停顿，以免孩子呛奶和肺吸入。

对先天性喉喘鸣的婴儿，如果情况稳定，我们可以在做好护理的情况下严密观察孩子的情况，如果，怀疑婴儿有呼吸困难或气道吸入时，一是此时千万不要给孩子吃东西，再就是尽快就医，以免引起严重的后果。

5. 泪管狭窄和结膜炎

（1）泪管狭窄

定义：大多数新生儿在生后头两周还不能产生眼泪。一般要到出生3～4

91

周，父母才可注意到婴儿眼睛变湿润了，哭时也会偶尔流眼泪了。从此，婴儿就开始产生眼泪。婴儿一旦能产生眼泪，就必须同时能够引流排空它才行，否则就会总是眼泪汪汪的。眼泪的去向是流往鼻腔，可此时眼睛通往鼻腔的小管（称为泪管）还非常细，不能承担全部眼泪引流的工作，此外，非常细的泪管又特别容易被阻塞，因此，很难完成引流眼泪的任务。于是，我们就会经常见到婴儿的眼睛是水汪汪的。而且，在孩子的眼睛里很快就会出现白色、黄色、甚至绿色黏糊糊的黏液或分泌物。我们将这种情况叫"泪管狭窄"。

泪管狭窄的处理：用湿润的棉球、纱布或柔软的毛巾轻轻擦拭婴儿的眼睛，可以去除眼部的分泌物。擦拭眼睛时要从眼睛的内角向外擦拭。如果是泪管狭窄，这种擦拭方法有助于暂时缓解婴儿眼泪汪汪的症状。

孩子眼内的分泌物，可以用生理盐水（药店就有卖）或母乳，滴到婴儿的眼内，有助于分泌物的清除，而且清除的速度还很快。母乳内含有很多抗体，可以杀灭细菌。对婴儿眼睛周围干硬分泌物的去除，可用含有婴儿洗发液的温水轻轻擦拭婴儿的眼睑（俗称眼皮）。少量的肥皂也可去除黏稠的分泌物。但要特别小心，洗发水千万不能进到婴儿的眼内。存在泪管狭窄的婴儿，在接受生理盐水或母乳清洗期间，眼部情况确实可以得到控制；但停止使用后，分泌物往往还会出现。这是因为原发问题——泪管阻塞的问题还没有得到解决。因此，患有泪管狭窄的婴儿会反复出现眼内分泌物。这样就必须反复使用生理盐水和母乳清洗。

综合治疗：对泪管狭窄的婴儿还可以采用泪管按摩的方法。泪管按摩就是用一个手指轻轻按摩鼻子和鼻侧眼角之间的部位。按摩有助于去除阻塞于泪管内的残留物。按摩可以与冲洗、清理和擦拭一起使用，这种综合的治疗方法可以有很好的疗效。

抗生素治疗：如果眼内分泌物持续增多，甚至出现黄绿色调分泌物，就可能存在继发感染的情况，这时就需使用含有抗生素的滴眼液。母乳或生理盐水只适于预防细菌感染或治疗轻微的细菌感染。而抗生素滴眼液适于清除大量的细菌。但抗生素滴眼液的使用必须在医生的指导之下。

外科治疗：如果泪管狭窄已持续了数月，就需请儿童眼科医生实施外科治疗，疏通泪管，帮助眼泪引流，这是彻底治疗的方法。

（2）眼结膜炎　结膜炎是可以致使眼内出现粘糊糊分泌物的另一个的原因，结膜炎不是由泪管狭窄引起，而是感染造成的。

眼结膜炎可由病毒或细菌感染引起，此病传染性很强。造成婴儿结膜炎的这些细菌或病毒可来自母亲的产道（即分娩过程中传染给孩子的）或由其他的人传染而来（大的孩子也可来自学校或幼儿园）。

病毒性结膜炎和细菌性结膜炎的典型表现不同，除了两者都可引起眼睛充血、发红外，病毒性结膜炎引起清亮的眼泪增多，而细菌性结膜炎引起的是黏稠黄绿色的分泌物增多。

结膜炎可单独存在，也可和耳内的感染同时存在，因为，人的眼、口、鼻腔都是相同的，所以一个部位的感染容易引起另一部位同时出现感染。

眼结膜炎的治疗必须在医生的指导之下。细菌引起的结膜炎，即细菌性结膜炎可使用抗生素治疗，但病毒性结膜炎使用抗生素治疗不会有所好转，因为抗生素不能杀灭病毒，这种情况下认真清洗眼睛，去除分泌物，几天后病毒就会崩解消失。

6. 新生儿便秘

（1）什么是新生儿便秘　新生儿期正常情况时，母乳喂养的婴儿每天大便2～5次，有时可达到7～8次；典型母乳喂养性大便为黄色类似芥菜籽样颗粒样大便；人工喂养的婴儿大便每天至少1～2次，典型奶瓶喂养性大便为偏绿色匀质的大便。

新生儿期间当超过72小时不大便，且伴大便干燥，排便过程较困难的这种现象，就称为新生儿便秘。

便秘多发生人工喂养儿，也就是吃奶粉或牛奶的孩子身上，孩子几天才排出一次大便，大便在大肠内存留的时间越长，通常就会变得越硬、甚至呈小硬球状。大便硬结使排便非常困难，有时会撑破肛门，发生便血和疼痛。一旦婴儿经历了排干便的痛苦，他就会对排便有所顾忌，就会憋着大便尽可能不排，结果导致更严重的便秘。于是，就造成大便更干，排便更困难，甚至造成顽固性便秘。

（2）便秘的危害性　便秘可以造成孩子腹胀、呕吐、呼吸困难、食欲不佳或进食困难；严重的便秘可引起体重增长缓慢，甚至体重增长停滞。不仅如此，使用各种办法都不能解决的严重顽固性便秘可引起中毒性巨结肠。这种少见的，但却是十分令人担忧的便秘后果可能会危及婴儿的生命。因此，对便秘一定不可等闲视之。

虽然72小时不大便才叫便秘，但当孩子与平时的排便习惯不同，有两天

93

没有大便，并表现出腹胀、频繁哭闹、吃奶减少或精神不好时就要仔细观察并采取一些促进排便的措施，必要时看医生，以得到医生的指导。

（3）便秘的原因　造成便秘的原因除我们在新生儿喂养中所提到的原因外，婴儿还可能有肛门狭窄的情况，肛门狭窄可阻止大便的排出，另外，肠道神经发育不良也可延缓了大便的排出。

除用牛奶或奶粉喂养的新生儿易便秘外，有个别时候，吃母乳的婴儿也有便秘的现象，这通常和母亲的食物有关，如果，母亲吃了容易导致母亲便秘的食物，新生儿也易发生便秘。

（4）便秘的处理和预防

①腹部按摩：通过按摩婴儿腹部可帮助孩子排大便。具体的方法是：将婴儿保持双下肢屈曲体位，同时，顺时针的方向轻轻按摩婴儿腹部，对协助排便非常有益。②改变饮食：多喝水、多进食可以促进肠蠕动。母乳喂养的妈妈通过改变自己饮食结构，避免吃那些易造成婴儿便秘的食物，如辣椒，喝一些大李子水等都可帮助婴儿软化大便。③药物治疗：大便软化剂和润滑剂可治疗新生儿便秘。大便软化剂仅适于两个月以上的婴儿（见第四讲专题一新生儿常见异常情况）。大便润滑剂，比如：凡士林或其他含有凡士林的润滑油等，任何无色、不含香料的乳化剂都可使用。将软化剂涂于肛门周围和肛门内，润滑剂可加速大便的快速排出，并可有效的预防肛裂的发生和减轻肛裂的程度。有时可使用小指头刺激肛门，但绝不能使用棉签或其他细窄的物品刺激肛门。可每隔几小时或每次更换尿布时使用一次，直到大便顺利排出为止。如果婴儿因为不适而持续哭闹时可以采用适于婴儿使用的甘油栓轻轻插入肛门。栓剂的自身物理特征可刺激肠道利于大便排出；融于栓剂中的润滑剂——甘油，可包裹大便也利于大便的排出。除了栓剂外，还有一种能将液体直接注入肛门的灌肠剂。目前市场上可以购买到的含有甘油的灌肠剂是开塞露。请记住，应与医生事先沟通后再使用刺激肛门的方法，协助婴儿排出大便。如果，孩子大便间隔的时间长，但最后排出的还是软便，那么，家长一定要特别注意训练婴儿养成自身的排便规律，否则排便间隔越来越长，就增加了发生便秘的可能。随着孩子长大，有些情况就会发生很大的变化。孩子出生后大约4～6周时，许多婴儿排便间隔就会逐渐拉长。有些婴儿原来每天排便几次，变成每天只有1～2次；有些婴儿原来每天排便1次或隔天1次，变成每周几次。这些都是正常的转变，孩子总要长大，逐渐接近成人的习惯的。

7. 新生儿脐炎

（1）脐带脱落过程　脐带是连接胎盘和婴儿间的纽带，可为生长中的胎儿传送营养物质。婴儿一出生，脐带就将被切断，出生1～2周内，脐带残端即可脱落，肚脐即可愈合。

婴儿出生后，脐带残端先是逐渐糜烂、颜色也从黄色变成棕色，最后呈黑色。几天或几周的时间内，脐带残端将与皮肤脱离，显现出一个覆有黏糊分泌物的肚脐，再过几天或几周，肚脐表面就会干燥、结痂，最终痊愈。只有当结痂脱落，肚脐表面皮肤正常时，才能认为肚脐已痊愈。新形成的肚脐有时向内凹陷，有时，向外凸出，但肚脐凹凸的形式与其周围肌肉的附着方式有关，而与脐带的结扎方法没有关系。当婴儿的肚脐痊愈后，才能开始将婴儿泡在水中进行沐浴。在此之前，只可用擦澡的方式，并要保持肚脐处干燥。

（2）怎样判断脐窝内的黏性分泌物是否正常　愈合中的脐带残端经常会渗出一些如糖蜜样的清亮液体。对这种情况不必担忧。严格的讲，愈合中的伤口，经常存有轻微的感染，所以会布满细胞和渗液。有时为清亮的液体，有时为淡黄色稠厚的液体，这都是属于正常现象。如果黄色渗液类似于尿液并伴有尿味；或渗液具有恶臭味，就属于局部感染或其他不正常的征象了。

当婴儿脐带残端脱落后，有些婴儿的肚脐根部就会出现瘢痕组织，并可反复渗出清亮或黄色的液体，并在肚脐表面长出肉芽，肉芽最大的可达1厘米，表面可光滑，也可有毛刺状突起。脐带残端脱落后很久，脐肉芽肿才会慢慢愈合。这种情况称为脐肉芽肿。

对脐肉芽肿，医生经常用长棉签蘸上硝酸银处理。硝酸银可停止局部的渗出，帮助肉芽肿愈合，如果脐肉芽肿持续存在，可采用手术切除的办法。

如果肚脐漏出一些液体，特别是外表和气味都像尿液的话，这少见的现象是一种信号，说明膀胱和肚脐处皮肤间形成了瘘管。漏出的尿液与渗出液不同：外观为黄色，而不是透亮的无色；漏出持续出现；偶尔漏出量较多。如果肚脐的渗出液像脓液或具有恶臭味；肚脐周围皮肤发红或存在炎症，都说明出现了感染。都需要去看医生。如果膀胱和肚脐间存在瘘管，就需要通过手术结扎膀胱和皮肤间的连接小管。如果存在感染，就要使用抗生素。

（3）脐炎　脐带残端一经脱落，肚脐就形成了。在脐带残端脱落的过程中，肚脐周围可能会发红。这通常是脐带残端脱落过程中的正常表现。但是，如果愈合中的肚脐出现感染，局部就会变得通红，如同消防车的颜色；而且触之局部还会发烫；周围的皮肤也会发红，呈现明显的晕轮状。绝大多数的感染都是生存于皮肤上的正常寄生菌进入脐带残端所致。这种肚脐的感染称为脐炎。

每个人的皮肤上都寄存着"正常"细菌。皮肤一旦出现破口，细菌就会潜入皮下。进入皮下的细菌就会无拘无束地繁殖，形成感染。由于愈合中的肚脐存有破口，为细菌提供了可乘之机。感染可被限制于很小的范围内，也可播散到周围。弥散的感染由开始部位向外扩散，有时呈线状、有时呈圆圈状。感染还可向下移到腹壁内或附近的肌肉内、血管中。进入血流的感染还会造成其他脏器的感染，比如：心脏、肝脏等。

肚脐感染需要使用抗生素治疗。而抗生素的使用必须经过医生指导。

8. 脐疝

一对腹部肌肉从肋骨下缘向下到达骨盆。这两条肌肉形态相似。健美运动员的腹部能够充分显现这些肌肉的轮廓。这两条肌肉平行纵向排列，其间被致密组织紧密连接。新生儿也存在这些肌肉，只是两条肌肉间的连接不够紧密。连接不够紧密的生理意义在于脐带可以自如通过肌肉间的空隙。当胎儿还生长于子宫内时，如果这两条肌肉间已被紧密相连，母亲和胎儿间的血液交换就会中断。胎儿时期，这两条肌肉以及附着于肌肉上和肚脐下的组织，都会各自为政，共同包绕着脐带。直到婴儿出生，它们之间的连接才开始进行。

婴儿出生，脐带被剪断后，这两条肌肉发生紧密连接就非常安全了。如果脐带残端已经脱落，肌肉间的紧密连接还没有建立，腹腔内的肠子就会从连接的薄弱处向外凸出。最常见的部位是肚脐，形成脐疝。真正的脐疝指的是通过这两条肌肉和组织间的缺口，在腹壁下向外凸出的囊性物。这个缺口又称为疝环。

有些婴儿的脐疝较小，而有些婴儿的脐疝则很大。婴儿哭闹导致腹腔内压力增加，将肠子挤出疝环，形成向外凸起的疝气。当婴儿用力时，疝气也会变得明显。有时疝气能被疝环卡住，造成比较严重的问题。早产儿比足月儿更容易发生这种问题。

家长不需要，的确也不能做任何事情帮助脐疝消失。一种古老的做法是将一个硬币与绳子相连，然后系在腰部，用硬币压住肚脐，避免脐疝出现。如果知道了脐疝形成的原因，家长就会很容易地明白为什么不能这样做的理由了。脐疝膨出，有时会非常大，但又很容易复原。特别是轻轻按压脐疝局部时，更容易恢复原状。家长可以采用此方法将脐疝压回。婴儿哭闹期间，不太容易将脐疝压回；当婴儿安静时，就非常容易压回了。

当疝气不能轻易被推回或局部皮肤发红且发热，都应去看医生。有时，疝气出现了嵌顿。嵌顿就是肠子被肌肉环卡住，变得越来越肿，不能再被退回的现象。嵌顿发生后，就可能变成绞窄。绞窄就是指嵌顿的那部分肠子的血液供应受到压迫，以致那部分肠子不能得到包括氧气在内的重要营养。嵌顿和绞窄都可引起婴儿出现呕吐和明显的疼痛。嵌顿和绞窄的疝气都是医疗急症。绞窄的疝气必须接受急诊手术治疗。绞窄可造成缺氧的那部分肠道会出现坏死。如果不及时切除坏死的肠管，很可能会危及生命。嵌顿疝并不一定需要紧急手术治疗，但必须尽快接受医生，特别是外科医生的仔细检查，以防止绞窄的发生。

对于正常可复位的疝气，治疗就相当于"等待"。婴儿两岁时，95％的脐疝可自动消失。如果到了上幼儿园的年龄，脐疝还没有消失，就是为了美观，也应接受外科手术了。其实，很少能见到嵌顿脐疝和绞窄性脐疝。如果真是出现了绞窄，婴儿一定会出现疼痛和呕吐。

请记住，婴儿哭闹时，脐疝是很难被推回的，因此，对有脐疝的婴儿平时应尽量避免小儿剧烈的哭闹和便秘。

9. 新生儿皮肤黄染（黄疸）

新生儿黄疸这个问题，我们在新生儿常见生理现象一节中曾做过描述，如前所述，新生儿黄疸有轻有重，也就是说有生理和病理之分，造成黄疸的原因是血液内胆红素升高，新生儿血胆红素的标准为：

足月儿血胆红素水平不超过 205 微摩尔/升，相当于 12 毫克/分升。

早产儿血胆红素水平不超过 256 微摩尔/升，相当于 15 毫克/分升。（两者计算方法的换算系数为 17）

由于新生儿的生理特点，新生儿胆红素的水平比成人高得多，这是为什么呢？

（1）新生儿黄疸是如何发生的　造成新生儿黄疸的原因是血液中胆红素增高。

胆红素是由崩解的红细胞产生的。所有红细胞的衰老和死亡崩解，都是正常的过程。我们每天大约有 1% 的红细胞衰亡，衰亡后的红细胞就会释放出胆红素和其他的一些物质入血。

血液中的胆红素有两种类型，一种是刚从红细胞崩解出来，未被肝脏处理的胆红素叫未结合型胆红素（过去称间接胆红素），另一种是已被肝脏处理后的胆红素叫结合型胆红素（过去称直接胆红素）。未结合型胆红素是有毒有害、不溶于水，不能被身体排出的；结合型胆红素经肝脏转化后就变成无毒无害并溶于水，可以被身体通过尿液和粪便排出体外了。换一句话说，就是由红细胞崩解产生的有毒有害的胆红素必须经过肝脏的处理后，才能变为无毒无害的胆红素排出体外。

下面是一张胆红素代谢的示意图：

红细胞崩解产生的胆红素
（即未结合胆红素；有毒、有害、不溶于水，无法排出体外）

↓

肝　脏
（经过一系列复杂的生化反应，生成结合型胆红素、
即无毒、无害、可溶于水、可排出体外的物质）

↓

胆　囊

↓

肠　道
（在肠道细菌的作用下生成胆素元类物质）

少部分胆素元类物质	大部分胆素元类	还有少部分胆素元类物质
从肠道吸收回到肝脏	物质随大便	从肠道吸收入血
再从肝脏排入肠道	排出体外	随尿液排出体外
（即胆红素肝肠循环）		

新生儿在母体中时是靠脐带供给营养和氧气并排出代谢的废物和二氧化碳，其中气体的交换是靠红细胞完成的，因此，胎儿期需要更多的红细胞。胎儿出生后新生儿可以用自己的肺呼吸了，就不需要那么多的红细胞了，这些多余的红细胞就要破坏掉，于是，就会产生较多的胆红素，作为新生儿来讲，一方面红细胞崩解的多、产生的胆红素多，另一方面，新生儿的肝功能发育还不健全，肝脏的功能比较差，这一多一差就使得新生儿会发生黄疸，这种暂时的

黄染现象会随着肝功能的成熟和胆红素的被清除而消失。因此，在婴儿生后24小时到第9～10天内出现的轻度黄疸属于正常现象。

（2）新生儿生理性黄疸的特点 新生儿生理性黄疸从外观上看，婴儿皮肤呈浅黄色；巩膜以蓝为主微带黄色，尿微黄不染尿布，而且，此时婴儿除了黄疸以外，没有其他异常，精神好、吃奶香，大便也没有什么异常，如果，给孩子化验血，那么他胆红素的水平不会超过上述规定的水平。这就是新生儿生理性黄疸。

新生儿黄疸有一个渐进的过程，通常从面部开始，然后波及全身；而消退则按反方向进行，先是从四肢开始，最后是眼睛的结合膜（即白眼球）。所以，黄疸初期，婴儿的白眼球通常变黄；当黄疸几乎完全消退后，白眼球的黄疸才会消退。

（3）新生儿病理性黄疸的特点 ①出黄早——可在孩子出生6小时内就出现黄疸。②持续时间长，该消退的时间不消退，消退后又出现。③黄疸重——当新生儿胆红素的水平超过：足月儿血胆红素205微摩尔/升（相当于12毫克/分升）、早产儿血胆红素256微摩尔/升（相当于15毫克/分升）的水平就称为新生儿病理性黄疸，即：高胆红素血症。

（4）新生儿高胆红素血症产生的原因 从上述的胆红素产生和代谢途径可以一目了然，凡是在胆红素产生和代谢途径中的任何一个环节有问题时，都会加重新生儿黄疸，导致病理性黄疸的产生，如：

①感染——当细菌感染了血液，红细胞就容易破损，从而释放大量胆红素。感染还可破坏肝脏功能，使胆红素代谢发生障碍，从而加重黄疸；②产伤、新生儿颅内出血、早产、胆道先天畸形引起的胆道堵塞等婴儿原因，均可造成婴儿各方面的功能下降，包括胆红素的代谢和排泄功能；③母儿血型不合——当母亲是O型血，婴儿是AB型、A型或B型血，母亲是RH阴性型血婴儿是RH阳性血时，就可能存在母儿血型不合的问题。其机理是：婴儿把母亲体内不具备的血型物质带给了母亲，使母亲产生了对该物质的抗体，反过来母亲又把这些抗体输给了婴儿，造成婴儿溶血，这中间母亲O型血婴儿AB型血、母亲RH阴性型血婴儿RH阳性型血，发生新生儿溶血的概率比较高，而RH血型不合造成的溶血，多发生在第二胎以上的孩子，且病情较ABO血型不合要严重得多；④细菌毒素或病毒导致的各类肝炎；⑤某些药物：如维生素K3、氯霉素、新霉素，黄胺，樟脑，黄连等均可引起新生儿溶血造成婴儿高胆红素血症。

　　（5）高胆红素血症的危险——核黄疸　高胆红素水平最危险的并发症是核黄疸，不管何种原因引起的高胆红素血症，当胆红素超过 25～30 毫克/分升，就有发生核黄疸（又称为胆红素脑病）的可能，而对早产儿和小于 72 小时的婴儿来说，较低的胆红素水平就可引起核黄疸。

　　"核黄疸"即：胆红素脑病是血中的游离的过多胆红素通过血脑屏障与脑神经细胞相结合导致脑细胞的损坏的一种严重疾病，其结果或直接威胁新生儿的生命或在婴儿 1～2 个月后出现神经系统的后遗症，造成孩子终身残废。因此，对新生儿黄疸要密切观察，对高胆红素血症必须做到早发现、早治疗。

　　（6）婴儿黄疸的处理原则　任何时候发现婴儿黄疸都应及时就医，黄疸的程度不同采用的方法也不尽相同。包括药物治疗、光线治疗、换血治疗以及必要时停母乳 1～3 天等，这些不在此详细讨论。重点谈谈光线治疗的方法：

　　光线治疗的原理是：太阳光中的紫外光可以快速地将胆红素转变成容易通过尿便排泄的形式，有助于婴儿排除过多的胆红素，从而达到消疸的目的，是治疗婴儿黄疸的有效办法。

　　光线治疗在医院内有医用的蓝光箱，蓝光箱模拟了太阳光，与太阳光不同的是，蓝光箱可以 24 小时连续不断的进行光线治疗，这样更有利于胆红素的快速排除。

　　在家庭中家长也可将婴儿放在太阳光下照射，也就是给婴儿晒太阳，每次 10～20 分钟，每天 1～2 次。晒太阳时除了戴尿布外，婴儿全裸暴露于室内的窗下，而不是室外，以确保婴儿不会着凉，并达到消疸的目的（注意保护好婴儿的眼睛）。

　　室内由灯泡或彩灯产生的光线不能产生日光同样的效果。所以，照室内灯光不能帮助婴儿快速消退黄疸。

　　对极少数病例，当胆红素过高以致可能出现危险时，需要将婴儿体内的血液用捐赠的血液或生理盐水进行对换，这种方法称为血液置换。血液置换可以从婴儿体内直接去除胆红素，以达到降低胆红素水平的作用。

　　（7）谈谈母乳性黄疸　在母乳喂养的婴儿中还可能出现一种特殊的黄疸，即母乳性黄疸。

　　随着母乳喂养的广泛普及，母乳性黄疸的发生率有所升高，如果不能正确的认识这种黄疸的发生原因并给予正确的处理，就有可能对母乳喂养产生不良的影响。

　　①什么是母乳性黄疸：顾名思义，母乳性黄疸是与母乳喂养有关的黄疸。

②母乳性黄疸的种类：早发性黄疸和迟发型黄疸。早发性黄疸：生后 3～4 天发生，早发性黄疸是由于母乳喂养不足导致的，又称为喂养不足性黄疸。迟发性黄疸：迟发性黄疸才是真正的母乳性黄疸。它的发生原因主要是母乳中的某些成分对婴儿胆红素的代谢有影响造成的。比如：母乳中含的某些孕激素，某些酶等。迟发性疸黄婴儿的胆红素水平有的可以达到一个很高的水平（256～531 微摩尔/升，相当于 15～30 毫克/分升），而且迟发性黄疸的持续时间较长，有的要产后 6 周甚至更长的时间才消退，但迟发性黄疸的婴儿表现除黄疸外，其他精神、食欲、体重增长等健康情况一切正常，而且，迄今为止还没有母乳性黄疸造成胆红素脑病的报道。这是因为发生迟发性黄疸时，婴儿已经建立了对大脑的保护系统，使得胆红素脑病不易发生。③母乳性黄疸的处理：虽然，母乳性黄疸对婴儿的危险大大降低，但不等于对母乳性黄疸不处理，听之任之。早发性黄疸的处理：母乳喂养，早接触、早开奶可以降低婴儿黄疸的程度。喂奶越好，黄疸越轻。对新生儿来说，去除体内过多胆红素的最佳方法即是经大便排出，婴儿排便越多，黄疸消退得越快。婴儿如食入的奶量越多，排便也就越多。所以，已出现黄疸的母乳喂养儿应接受尽可能多次的母乳喂养，以促进婴儿排便。喂水、包括糖水对早发性黄疸都是不好的，不但效果不好，同时，还会对母乳喂养造成不利影响。正确的方法是严格执行那一整套加强母乳喂养的措施（早开奶、频繁吸吮等），想办法增加新生儿母乳的摄入量。有统计表明，每日喂母乳 9 次以上，比喂母乳 9 次以下的婴儿胆红素的水平要低得多。对于确实是母乳不足的婴儿，可在医生指导下，通过使用哺乳辅助器给婴儿加配方奶。因为，早发性黄疸是母乳喂养不足造成的，那么，喂养的量够了，婴儿大小便增多了，黄疸也就很快消除了。迟发性黄疸的处理：怎样治疗胆红素增高是医生的责任，不是月嫂的任务，月嫂的责任是观察婴儿的健康情况并学会观察婴儿黄疸的程度，如果婴儿一切健康情况正常，就是有点黄，那么，很可能就是迟发性黄疸，当然，这里有一个重要的问题，就是要排除其他可能导致黄疸的因素。迟发性黄疸的治疗不外乎婴儿黄疸的一整套治疗原则，在此不重复。

　　有的母乳性黄疸持续的时间比较长，程度也不重就是老不消，可考虑停母乳 3 天，先用其他的方式喂奶，往往停母乳 3 天后，孩子的黄疸就消了，这时再恢复母乳喂养，黄疸就不再出现。此法一方面证明孩子的黄疸就是母乳性黄疸，同时，又达到了治疗的目的，但该不该停母乳，要遵照医生的意见，月嫂没有这个权利。

（8）怎样从观察黄疸的范围估计黄疸的严重程度　①黄疸局限于头面部的估计血中总胆红素为 85 微摩尔/升（5 毫克/分升）左右。②发展到胸腹部的黄疸，估计血中总胆红素为 136～170 微摩尔/升（8～10 毫克/分升）左右。③大腿及上臂也出现黄疸，估计血中总胆红素为 204 微摩尔/升（12 毫克/分升）左右。④手心、足心皮肤均黄染，估计血中总胆红素超过 255 微摩尔/升（15 毫克/分升）左右。黄疸色鲜有光泽，考虑为未结合胆红素为主，而色暗加绿色，则考虑有结合胆红素的增高，前者是有害的，后者是无害的。

10. 溢奶、呕吐和幽门狭窄

（1）溢奶（漾奶）　溢奶是一种正常现象，导致婴儿容易溢奶、呕吐的原因是由婴儿自身胃肠的解剖结构特点决定的。

食道是连接口腔和胃部的细长连接管，奶液就是从口腔经过食道而进入胃部的。奶汁进入胃部后，胃部的作用是将奶汁送入肠道。整个过程都朝着一个方向——自上而下地进行。为了保证消化的食物按照正确的方向行进，这个路途中的肌肉会起到控制行进的作用。在食道末端和胃部开口处有一组肌肉，为食道下段括约肌，被称作"贲门"；在胃部末端与肠道交界处有一组肌肉，为幽门括约肌，被称作"幽门"，这些肌肉都是防止食物向上倒流的。

如果食道上段括约肌松弛或肌肉功能不良，进入胃部的食物很容易倒流至食道。形成溢奶，这种溢奶的现象是因为返流造成的，而新生儿的胃比较水平，而贲门通常比较松弛，因此，新生儿常有溢奶的现象。

当胃部本身受到刺激，比如，感染或胃部肌肉痉挛，就可出现呕吐的现象。与返流所致的溢奶相比，呕吐更为严重，而且呕出的量更多。

（2）幽门狭窄和幽门梗阻　引起孩子呕吐的另一种情况是"幽门狭窄"或"幽门梗阻"，"幽门狭窄"或"幽门梗阻"引起的通常是剧烈的呕吐。

"幽门狭窄"或"幽门梗阻"是由于幽门括约肌及胃下口的肌肉出现问题，从而影响胃内容物的排空。绝大多数婴儿的幽门括约肌功能良好，但有些婴儿的幽门括约肌过度坚韧、强壮，就会影响胃内的奶汁经过此肌肉向肠道的排放，这种现象称为幽门狭窄，如果幽门完全无法通过食物就称作"幽门梗阻"。

发生"幽门狭窄"或"幽门梗阻"后，奶汁不能及时排空，当胃部被奶汁充满后，就会逆流入食道，此时，就会出现剧烈的呕吐。有时婴儿可将呕吐物喷出口腔外 2～3 米远，所以，这种呕吐被形容为"喷射状"。"幽门狭窄"只见于婴儿。患儿表现为，吃完奶很快就呕吐，呕吐呈喷射状，不一会孩子又饿，又要吃，吃了又吐，这是典型的"幽门狭窄"或"幽门梗阻"的症状。

（3）溢奶、呕吐的处理 对大多数不严重的溢奶或呕吐主要的治疗是等待。如果是病毒或细菌引起的感染，感染得到控制后呕吐即可缓解。

婴儿呕吐持续存在或无法控制，就应立即去看医生。"持续呕吐"的意思是：呕吐已持续了几小时，即使胃内已排空孩子还持续出现干呕的现象，同时不能耐受一点点的液体摄入。如果呕吐物中可见红色、深咖啡色或黑色的物质，更要立即看医生，这些颜色的物质都与出血有关。绿色呕吐物可能含有胆汁，同样令人担忧，也应积极去看医生。如果婴儿出现喷射样呕吐，就应考虑存在"幽门狭窄"的现象。

止吐药主要有"异丙嗪"但一般不给婴儿服用，只当婴儿出现脱水时才考虑应用。给呕吐儿童使用肛门栓剂要比口服药物效果好。如果幽门狭窄是呕吐的原因，外科手术是唯一的治疗方法。外科手术操作比较简单，只要切开肥厚、紧张的幽门，就可松解，胃部出口的压力就可消失。手术后几小时，婴儿就可以开始饮食了，严重的呕吐也随即消失，但这些治疗方法都要通过医生来实施。

持续呕吐或持续存在的幽门狭窄所能引起的最令人担忧的并发症是脱水。由于小婴儿体内水分储备较少，所以脱水程度往往比较严重。反复或严重的呕吐也能引起食道黏膜撕脱。如果食道下段黏膜出现撕脱，呕吐物中就会带有鲜血，因此，对严重的呕吐一定要及时就医，不可大意。

（八）新生儿抚触和婴儿操

1. 什么是新生儿抚触，为什么要坚持做新生儿抚触

（1）新生儿抚触即婴儿全身按摩 婴儿娩出后离开妈妈子宫那个温暖而有限的空间，来到这个完全陌生的世界，新生儿抚触可以使婴儿感到安全而幸福。

（2）坚持新生儿抚触的益处 ①增加婴儿的食欲及食物的消化和吸收，缓解肠胀气、使体重明显增加；②增强免疫力和应激力，使孩子少得病；③减少婴儿的哭闹，促进安静睡眠；④有利于婴儿的发育使婴儿健康成长；⑤增进家人与宝宝的亲子交流。

2. 新生儿抚触应注意的问题

（1）环境 确保房间内温暖（室温28℃），宁静，避免寒冷刺激，可播放

103

柔和的音乐，有助母子放松。

（2）时间　选择时间要适当，宝宝不易太饱或太饿，脐带未脱落之前和进食一小时内不宜抚触，抚触可选择在两次喂奶之间或洗澡后进行，每日2～3次。

（3）物品　预备好毛巾、尿布、替换的衣物，婴儿润肤油、润肤乳液等。

（4）双手　抚触者双手应温暖，指甲要剪短，不可戴饰物（如：戒指、手表），按摩应适当用力。

（5）观察婴儿反应　抚触过程中要注意婴儿有无不适的反应，婴儿有病时暂停做抚触。

3. 婴儿抚触步骤

脸部（前额、下颌）→头部→胸部→腹部→上肢→下肢→背部→臀部
（详见操作光盘）

4. 婴儿操

（1）婴儿操的作用　是促进宝宝身体发育的好方法。可以加强婴儿的循环及呼吸机能，使他们的骨骼和肌肉得到锻炼，还能增强食欲和机体的抵抗力，促进动作协调和发展，使婴儿的灵活性增加，心情愉快。研究证明，小婴儿做操，对他们的体力和智力的发展均有促进作用。

（2）做婴儿操应注意的事项　①在婴儿吃奶后一小时或吃奶前半小时进行，每日一次。②做操前要做准备工作，室内空气新鲜，温度不低于28℃。③将婴儿放在硬板床或桌子上，上面铺好垫子，撤去婴儿的包裹和尿布。④做操时可伴有音乐，使婴儿在轻松愉快的情绪中完成体操。⑤动作要轻柔，不要生拉硬拽，使宝宝感到不适。⑥遇有疾病时可暂停做婴儿操。⑦每次做完操要抱抱、亲亲宝宝，以示鼓励。

（九）新生儿简单智能提高训练

新生儿是婴儿神经系统迅速发育的阶段，许甜老师在他的《育儿百科》一书中指出：婴儿一降生就是一个对环境的积极探索者，有着相当惊人的反应和学习能力。这就为进行新生儿智能提高训练提供了必要的生理基础。

新生儿智能提高训练主要包括：大动作、语言能力和认知能力等方面。

1. 大动作能力训练

人的动作发展和心理、智能密切相关，设想一下，一个肩不能担、手不能提的人，四体不勤、五谷不分的人，他可能具有非凡的能力吗？而一个智能全面的人，他也一定是一个动手能力很强的人，而这一切都要从新生儿开始锻炼。

新生儿自己还不能完成大的和有规律的动作，这就需要育婴人员协助婴儿完成大动作训练，称之为被动运动。

新生儿大动作训练包括：练俯卧、俯卧抬头、抵足爬行、巩固踏步发射和四肢运动（婴儿被动操）等。

（1）练俯卧及俯卧抬头　婴儿 2 周后就可以练习让婴儿趴在床上，孩子就会慢慢的把头抬起来，转向一侧，而且随着逐步练习，孩子的头会越抬越高，慢慢还会用双上肢，支撑住自己的身体，头向左右看。这样不但可以锻炼孩子的腹部、颈部和背部的肌肉，而且，可以扩大孩子的视野，使孩子比仰卧位时看到更多的东西。

（2）抵足爬行　抵足爬行也要在婴儿满两周后进行，即：在婴儿俯卧时用手轻抵婴儿的双足（注意，不是推，是抵住），婴儿就会用双脚蹬住你的手向前爬行，当婴儿向前移动后，你的手再向前跟进孩子的双足，还是抵住孩子的双足，孩子又可以用双脚蹬住你的手向前移动一点，随着练习，孩子会越趴越远，抵足爬行是孩子爬行的基础，而爬行对孩子是十分重要的一步。

以上两项练习应注意的是：不要在刚吃完奶后练习俯卧抬头和抵足爬行，每次练习的时间也不易太长，如果孩子出现不高兴，就立刻停止，等孩子什么时候高兴了再练习。

（3）巩固踏步反射　踏步反射是孩子与生俱来的一种先天反射，在孩子满月前后就可以练习了，方法是，大人把手放在孩子的腋下，握住孩子的胸部，支撑住孩子的身体，又不要太紧，让孩子的双足尖接触床面，孩子就会做出迈步的反应，随着不断练习，孩子会越走越远。这对孩子下肢的锻炼和协调能力的锻炼很有好处。

此项练习注意：不能让孩子的下肢受一点力，一次不宜时间太长，每天练习一点，当婴儿表现出不耐烦时要及时停止。

此外，还有新生儿游泳，新生儿被动操等，可参照光盘。

新生儿的各种训练必须遵守"恰如其分"、"循序渐进"以及"安全第一"的原则，不能让然孩子产生厌倦和疲劳的情绪，任何的不适当不但达不到预期的效果，还可能给孩子造成损失。

2. 语言能力训练

语言能力训练首先要从听觉训练开始，听见了，孩子才能模仿，才会逐渐掌握语言，十聋九哑就是这个道理。因此，要和新生儿多讲话，换尿布时、喂奶时、洗澡时、逗孩子玩时、睡觉前都要和孩子讲话。讲话时要面对孩子的脸，声音亲切，语调和口型要有变化。经过2～3周婴儿就可以发出哦哦的回应声，训练越多，孩子学的越快。（如果孩子56天还不会笑，有智力落后可能，应引起注意）。

此外，还可以让婴儿听各种声音，玩具发出的铃声，大人模仿小猫小狗的叫声，音乐声等。

3. 认知能力训练

要认识世界首先要看到这个多彩的世界，新生儿刚出生时眼睛还不能集中在一个物体上，这就需要做视觉集中训练。

视觉集中能力的训练需要给新生儿做追视练习，即每天让新生儿追视红色的球或各种有鲜艳颜色的玩具，把这些物品放在离孩子眼睛15～20厘米的地方，让孩子的眼睛随着这些物品的移动而移动，也可以用大人的面孔引逗孩子追视，如果中间追视中断了，可再从头练习。随着训练的提高婴儿不但眼睛会随着物体转动，而且，颈部和头部都会逐渐学会转动，这就大大开阔了婴儿的视野和认知能力。

这个训练应注意：追视练习每天1～2次，每次1～2分钟，不要让孩子产生视觉疲劳。

4. 情绪社交能力训练

提高婴儿的社交能力，要注意对孩子必要的搂抱、经常逗孩子发笑、多和新生儿讲话、让孩子听各种声音（音乐、铃声、唱歌）、熟悉环境等。

温馨提示：新生儿意外伤害防范

很多人认为新生儿活动范围小，不应该有什么意外，正是由于这种潜意识的存在，很多事故就发生了。新生儿常见意外伤害有：烫伤、窒息、中暑、溺水、小动物咬伤、线头绕指等。为有效避免意外事故对新生儿的伤害，家中有新生儿的应注意以下事项：

给新生儿使用软硬适宜的枕头，避免使用又大又软的枕头，防止堵住孩子的口和鼻，发生窒息；新生儿在无人看护的情况下，避免趴睡，新生儿的双手支撑力还不能使他躲避危险，趴睡时，一旦堵住了口鼻，就有可能发生窒息。

热水瓶、茶壶、水杯等应放置在孩子碰不到的地方，特别是桌子上避免铺桌布，防止被孩子拉扯后烫伤；暖气、暖水袋均应加保护罩。

房间中避免使用铁质家具，在有棱角的地方要加保护器，避免孩子碰伤。

药物要分类放置在孩子拿不到的地方，避免误食。

有新生儿的家庭尽量不养宠物，避免抓伤等意外事故的发生。

新生儿睡觉、换尿布、换衣服时应放置在有护栏的床上，避免孩子掉落在地上摔伤。

新生儿使用的被褥、衣服等不要有长长的线头在上面，避免孩子的手指、脚趾被线头缠绕而发生皮肤组织坏死。

第三讲
1～12 个月婴儿发育状况
及辅食添加

专题一　1～12 个月婴儿发育状况

本章重点介绍 1～12 个月正常婴儿的状况，作为婴儿的家长或其他的抚育人员，一定要了解孩子，根据婴儿发育的特点，循序渐进的培养婴儿各方面的能力，正如许田老师讲的："一个人如果从出生起就给予正确的教育和培养，他的各种潜能就会转化为现实。"

一、1 个月婴儿

婴儿的目光可跟随距眼睛 20 厘米左右的物体；听到悦耳的声音会停止啼哭；有较完善的觅食、吸吮、吞咽、握持、行走等先天非条件反射；除了哭泣外，能发出咿咿唔唔的声音；会对人微笑；体温随环境温度变化而升降；每天睡 22～16 小时；每小时平均有 3～7 分钟处于清醒状态。

二、2 个月婴儿

在原有的基础上，婴儿俯卧时能将头抬起；最佳视距 15～30 厘米；开始发现并欣赏自己的小手；会发出"啊、喔、呃"等单个韵母；坐着时，可以自己支撑头部；白天觉醒时间 4～5 小时，夜晚睡眠时间变长。

三、3 个月婴儿

婴儿不仅可以抬头，还能将头竖直向四周张望；俯卧时能抬起前半身，达

45 度角高度；两只小手在胸前接触，喜欢玩弄自己的小手；开始咿呀学语，会高兴地尖叫；视线跟随前方 15 厘米远的物体作 180 度的移动。

四、4 个月婴儿

扶着婴儿髋部能有坐的动作，并可以试翻身，俯卧两手支撑抬起全身。手能握持玩具，会玩摇铃等有声响的玩具。转头向声音来源处，尤其是妈妈发出的方位。可以看到 4~7 米远物品。

五、5 个月婴儿

个别婴儿可能开始出牙。婴儿所做的各种动作较以前熟练了，而且能够呈对称性。抱在怀里时，头能稳稳地直立起来。俯卧位时，能把头抬起并和肩胛成 90 度角。拿东西时，拇指较以前灵活了。扶立时，两腿能支撑着身体。宝宝听觉已很发达，对悦耳的声音和嘈杂的刺激已能做出不同反应。妈妈轻声跟孩子讲话，他就会显出高兴的神态。宝宝在语言发育和感情交流上进步较快。高兴时，他会大声笑，声音清脆悦耳；当有人与他讲话时，他会发出咿呀的咕咕声，好像在跟你对话。婴儿还会用表情表达自己内心的想法，能区别亲人的声音，能识别熟人和陌生人，对陌生人做出躲避的姿态。喜欢和人玩藏猫儿、摇铃铛；还喜欢看电视、照镜子，对着镜子里的人笑，还会用东西对敲。

六、6 个月婴儿

6 个月的婴儿会出现比较大的改变。由于他们的肌肉发育增快，手脚的运动能力增加，对眼前的东西都喜欢伸手抓上一把，并且会两手一齐抓。大多数孩子还不会用手指拿东西，只能用手掌和手指一起大把抓。随着视觉和运动能力的发展，孩子不仅能看周围的物体，而且会把看到的东西准确地抓到手。抓到手里以后，还会翻过来倒过去地仔细看，把东西从这只手换到另一只手。还会用一只手够自己想要的玩具，并能抓住玩具，但准确度还不够，往往一个动作需要反复好几次。洗澡时很听话并且还会打水玩。

还有个特点，就是不厌其烦地重复某一动作，经常故意把手中的东西扔在地上，捡起来又扔，可反复多次。孩子还常把一件物体拉到身边，推开，再拉回，反复做。这是孩子在显示他的能力。

6 个月的婴儿懂事多了，口水流得也多了，在微笑时会明显。如果让他仰卧在床上，他可以自如地变为俯卧位，坐着时背挺得直。当大人扶助孩子站立时，能直立。孩子在床上处于俯卧位时很想往前爬，但由于腹部还不能抬高，所以爬行受到一定限制。

他们可以和妈妈对话，两人可以无内容地一应一和地交谈几分钟。孩子自己独处时，可以大声地发出简单的声音，如 "ma"、"da"、"ba" 等。妈妈和孩子对话，增加了婴儿发声的兴趣，并且丰富了发声的种类。因此，在孩子咿咿呀呀自己说的时候，妈妈要与他一起说，让他观察妈妈的口型。耳聋的孩子也能发声，后来正是因为他们听不到别人的声音，不能再学习，失去了发声的兴趣，使语言的发展出现障碍。

6 个月的孩子会用表情表达他的想法，能辨别亲人的声音，能认识母亲的脸，能区别熟人和陌生人，会不让生人抱，对生人躲避，也就是常说的"认生"了。孩子这时的视野扩大了，对周围的一切都很感兴趣，妈妈可以有意识地让孩子接触各种事物，刺激他的感官发育。

孩子能比较精确地辨别各种味道，对食物的好恶表现得很清楚。能够注视较远活动的物体，如汽车等。能静静地听他喜欢的音乐，对叫他的名字有应答的反应，喜欢带声音的玩具。

孩子对于前一阶段培养的观察附近环境的兴趣得到进一步提高，凡是他双手能触及的物体，他都要用手去摸一摸；凡是他双眼能见到的物体，他都要仔细地瞧一瞧（不过，这些物体到他身体的距离须在 70 厘米以内），由此证明，孩子对于双眼见到的任何物体，他都不肯轻易放弃而主动摸索。

6 个月的孩子的睡眠明显减少了，玩的时候多了。如果大人用双手扶着宝宝的腋下，孩子就能站直了。6 个月的孩子可以用手去抓悬吊的玩具，会用双手各握一个玩具。如果你叫他的名字，他会看着你笑。在他仰卧的时候，双脚会不停地踢蹬。

七、7 个月婴儿

一般 7 个月婴儿开始长出下前牙。婴儿能够会翻身，如果家长扶着，他能够站得很直，并且喜欢在扶立时跳跃。把玩具等物品放在孩子面前，他会伸手去拿，并塞入自己口中。7 个月的孩子已经开始会坐，但还坐不太好。

　　在这个阶段开始的时候，婴儿对于声音虽然有反应，但是他还不能明白话语的意思。你也许会觉得孩子已能领悟别人在叫他的名字，其实，那是因为他熟悉你的声音特性的缘故，才会做出他的响应。但是，到了这个阶段快要结束的时候，婴儿对于话语就会表现出选择性的反应，对于说英语或汉语的家庭来说，他们的最初语汇几乎都是相同的，而且也是可以预料的语汇，如妈妈、爸爸、再见以及宝宝等。

　　在这个阶段的前半部时间里，婴儿对于话语本身并无显著的兴趣，他只是对于自己玩弄出来的咯咯的声音感兴趣，同时对于你在和他接触时所发出的一些简单声音有反应动作。可是孩子嘴里含有唾液所制造的声音和孩子平常的声音并不一样。在这个时候，孩子不论是单独一人，或和别人在一起，都是兴致勃勃地耍弄口水声音（他会制造不同声音，同时也会改变声音的特性）。7个月的孩子的听力比以前更加灵敏了，孩子能分辨不同的声音，并学着发声。

　　孩子已经能区分亲人和陌生人，看见看护自己的亲人会高兴，从镜子里看见自己会微笑，如果和他玩藏猫儿的游戏，他会很感兴趣。这时的孩子会用不同的方式表示自己的情绪，如用哭、笑来表示喜欢和不喜欢。孩子在6～7个月以后，远距离视觉开始发展，能注意远处活动的东西，如天上的飞机、飞鸟等。这时的视觉和听觉有了一定的观察能力和倾听的性质，这是观察力的最初形态。这个时期的孩子，对于周围环境中新鲜的和鲜艳明亮的活动物体都能注意。拿到东西后会翻来覆去地看看、摸摸、摇摇，表现出积极的感知倾向，这是观察的萌芽。这种观察不仅和动作分不开，而且可以扩大孩子的认知范围，引起快乐的情感，对发展语言有很大作用。但是，孩子的观察往往是不准确的、不完全的，而且不能服从于一定的目的。

　　7个月的孩子，从运动量、运动方式、心理活动都有明显的发展。他可以自由自在地翻滚运动，见了熟人，会向熟人微笑，这是很友好的表示。他不高兴时会用撅嘴、扔摔东西来表达内心的不满。照镜子时会用小手拍打镜中的自己。经常会用手指向室外，示意大人带他到室外活动。他们的心理活动已经比较复杂了，他的面部表情就像一幅多彩的图画，会表现出内心的活动。高兴时，他会眉开眼笑、手舞足蹈，咿呀学语；不高兴时，会又哭又叫。他能听懂严厉或亲切的声音，当你离开他时，他会表现出害怕的情绪。

　　情绪是孩子的需求是否得到满足的一种心理表现。孩子从出生到2岁，是情绪的萌发时期，也是情绪、性格健康发展的敏感期。父母对宝宝的爱，对他生长的各种需求的满足以及温暖的胸怀、香甜的乳汁、亲切的眼光、甜蜜的微笑、快乐的游戏过程等都为宝宝心理健康发展奠定了良好的基础，为他的智力发展提供了丰富的营养。

八、8个月婴儿

他们的各种动作开始有意向性，会用两只手去拿东西。会把玩具拿起来，在手中来回转动。还会把玩具从一只手递到另一只手或用玩具在桌子上敲着玩。仰卧时会抱起自己的脚玩儿。8个月的婴儿不用人扶能独立坐几分钟。

孩子手指的活动也灵巧多了，原来他手里如果有一件东西，再递给他一件东西，他便把手里的扔掉，接住新递过来的东西。现在他不扔了，他会用另一只手去接，这样可以一只手拿一件，两件东西都可摇晃，相互敲打。这时孩子的手如果攥住什么不会轻易放手，妈妈抱着他时，他就攥住妈妈的头发、衣带。对孩子的这一特点，妈妈可以给他一件正适合他攥住的玩具。另外，他也喜欢用手捅，妈妈抱着他时，他会用手捅妈妈的嘴、鼻子。8个月的孩子对周围的事物越来越感兴趣，他喜欢摸摸、敲敲，能拿到手里的东西便放在嘴里。

此阶段的婴儿对于话语的了解兴趣，一周比一周更加浓厚了。由于你的小宝宝现在日渐变得通达人情，好像你初交不久的朋友一样，你会开始觉得你有了一位伴侣。当他首次了解话语的时候，他在这段时间内的行为会顺从。慢慢地，你叫他的名字，他就会有反应；你要他给你一个飞吻，他会遵照你的要求表演一次飞吻；你叫他不要做某件事情，或把物体拿回去，他都会照你的吩咐去办。不过，家长在这个时候还不能期望你的小宝宝和你说话，因为不足1岁的婴儿还不会说话。即使会说话，字数也太少。

8个月的孩子能听懂妈妈的简单语言，妈妈说到他常用的物品时，他知道指的是什么。他能够把语言与物品联系起来，妈妈可以教他认识更多的事物。妈妈想让孩子认识一件东西，可先让他摸摸、看看，吃的东西可先尝尝，然后告诉他这件东西的名字，可反复说明。孩子在6个月以后对远距离的事物更感兴趣了，8个月时则观察得更细。对拿到手的东西会反复地看、更感兴趣。此时应常带孩子到户外去，让他看各种小动物、行人、车辆、树和花草，这些都是婴儿喜欢的。

8个月婴儿有一个十分显著而且经常表现的行为，那就是我们所说的探望，也就是利用观察获得情报的意思。我们的观察研究对象是许多不同类别的孩子们，发现此阶段婴儿除睡觉以外，最常出现的行为就是一会儿探望这个物体，一会儿又探望那个物体。你如肯花时间观察你自己的孩子（趁他看不见你的时候），定会相信你的小宝宝是一位"观察家"。孩子们只花费很少的时间来探望自己的妈妈或其他的主要照顾者，也会对一些物体频繁地探望。他们会向窗外探望，他们会向远方做游戏的孩子们探望。8个月到3岁大的孩子，会把20％的非睡觉时间，用在一会儿探望这个物体，一会儿又探望那个物体的视觉体验上。

8个月的宝宝已经习惯坐着玩了。尤其是坐在浴盆里洗澡时，更是喜欢戏水，用小手拍打水面，溅出许多水花。如果扶他站立，他会不停地蹦跳。嘴里咿咿呀呀好像叫着爸爸、妈妈，脸上经常会露出幸福的微笑。如果你当着他的面把玩具藏起来，他会很快找出来。喜欢模仿大人的动作，也喜欢让大人陪他看书、看画，听"哗哗"的翻书声音。

年轻的父母第1次听宝宝叫爸爸、妈妈是一个激动人心的时刻。8个月的宝宝不仅常常模仿你对他发出的双复音，而且有50％～70％的孩子会自动发出"爸爸"、"妈妈"等音节。开始时，他并不知道是什么意思，但见到家长听到叫爸爸、妈妈就会很高兴，叫爸爸时爸爸会亲亲他，叫妈妈时妈妈会亲亲他，孩子就渐渐地从无意识的发音发展到有意识地叫爸爸、妈妈。这标志着宝宝已步入了学习语音的敏感期。父母要敏锐地捕捉住这一教育契机，每天在宝宝愉快的时候，给他朗读图书，念念儿歌等。

113

九、9个月婴儿

宝宝的生活已经很规律了，宝宝的心里现在有一个小算盘，明白早晨吃完早饭后可以去小区的公园里溜达，下午天快黑时妈妈就要下班了，时间观念的加强，会促进宝宝养成良好的生活规律。

到目前为止，宝宝"喜新厌旧"的速度加快，他（她）特别需要新的刺激，遇到感兴趣的玩具，宝宝会试图把玩具拆开看看里面的结构，有时会将玩具扔到地板上，并拿它撞击地板，或者用别的东西去击打它。对于体积比较大的物品，宝宝知道一只手是拿不动的，需要用两只手去拿，并能准确地找到存放喜欢的食物或玩具的地方。

现在宝宝已经能听懂语调，对爸爸妈妈的一些指令能做出相应的动作，当你表示出生气、不满或高兴的表情时，宝宝的心里也非常明白，他（她）会摇头对一些指令或问题表示不同意，并学会摆手表达"拜拜"。

宝宝二三个月的时候，如果你手里拿着玩具给他（她）表演玩具飞走了的游戏，宝宝会认为玩具真的飞走了，但是现在，如果你再玩这种游戏，他（她）会开始积极地搜寻，尤其对于心爱的玩具或喜欢的食物，他（她）会不停地寻找。如果宝宝能执著地寻找被藏起的东西，说明他（她）已经懂得客体永存性，这是一个重要的飞跃。它说明宝宝对于曾经见过而现在又不在眼前的东西，已经有了记忆。客体永存性是抽象思维的开始，它进一步促进宝宝的大脑运用符号去表述物体的能力，如阅读和幻想等的发展。

刚出生时，给宝宝洗澡时他（她）会非常快乐，像重温在妈妈体内的感觉。现在宝宝开始害怕水，他（她）会很不情愿地进入水中。对穿衣服的兴趣在增强，喜欢自己脱袜子和帽子。现在是培养宝宝独立性的好时机，从现在开始，你就应该随时随地让宝宝做一些力所能及的事情，培养他（她）的自理能力，也促进宝宝摆脱依赖父母的心理。

十、10个月婴儿

宝宝现在经常能自得其乐地独自坐着玩一会儿，他（她）可以平稳地坐在地毯上玩耍，也能毫不费力地坐到一个矮椅子上，还可以扶着家具迈步走。

对涂画的兴趣是每个人幼年时都喜欢的，当宝宝拿住一根粉笔时，他（她）会画得到处都是线条，虽然很凌乱，但你也许会逐渐摸出点门道，宝宝的作品在一定程度上体现出发育程度。开始时宝宝只会画曲曲弯弯的线，然后慢慢地会画圆和直线，再后来宝宝就会表达出嘴、眼睛等物，随着宝宝表达内容的增加，他（她）的手指会更加灵活，大脑也会更聪明。

宝宝喜欢发出咯咯、嘶嘶、咳嗽等有趣的声音，笑声也更响亮，并反复重复会说的字。能执行诸如"请把那个球给我"等简单指令。

宝宝觉察到妈妈和他是两个分离的个体，能在镜子里分辨出妈妈和自己的不同影像。宝宝的心情开始受妈妈的情绪影响，当你不安或沮丧时，他（她）也会显得不高兴，如果妈妈十分轻松快乐，宝宝也表现得很兴奋。

十一、11个月婴儿

这个月宝宝可能会有突飞猛进的变化，也许这个月他（她）就会第一次叫"妈妈"或"爸爸"，第一次迈步走路……这一切随时都可能发生。11个月时的宝宝会试着在大人的帮助下迈步爬楼梯，但还不会左右脚交替迈步。愿意蹲着玩，可以从站姿蹲下来，也可以从坐姿站立起来，还不是很稳，有时会坐个屁股墩。扶着东西能稳稳地站立，走动，喜欢到处翻看，这时一定要注意安全。宝宝还喜欢把玩具扔到地上，再让人帮他（她）捡起来，乐此不疲。精细动作方面，宝宝喜欢拿着一支笔在纸上乱画；会把东西装入容器内，再将它取出；会对盒子、瓶子的盖子感兴趣，并试图打开；会翻质地较硬的书页。最喜欢小玩意儿，但不能给宝宝太细小的东西，以免宝宝吞进肚子里。

宝宝这时的认知能力也发展较快，11个月时，宝宝乐于模仿大人面部表情和熟悉的说话声，自言自语地说些别人听不懂的话。对宝宝说话时要注意发音吐字清晰准确，用语简练，多给宝宝一些模仿的机会，鼓励宝宝发音。宝宝现在已经会听名称指物，当被问到宝宝熟悉的东西或画片时，会用小手去指，大人给予鼓励时，更能激发宝宝的学习兴趣；还会试着学小狗或小猫的叫声。现在，宝宝开始把事物的特征和事物本身（如狗叫声与狗）联系起来，对书画的兴趣越来越浓厚。

11个月时，宝宝意识到他（她）的行为能使你高兴或不安，因此也会想尽办法令你开心。他（她）模仿你面部的表情。能很清楚地表达自己的情感。有时，他（她）独立得像个"小大人"，而有时又表现得很孩子气。宝宝自己吃饭的能力进一步提高了。能伸胳膊伸腿配合妈妈给自己穿衣服了。

十二、12个月婴儿

终于满周岁了，越来越多的宝宝开始会走路，而一些宝宝仍只会爬。有的宝宝已经会叫"妈妈"，而有些宝宝仍没有开口的意思。不用着急，每个宝宝的生长发育都有自己的规律，不必急于求成。

现在宝宝站起、坐下，绕着家具走的行动更加敏捷。站着时，他（她）能弯下腰去捡东西，也会试着爬到一些矮的家具上去。有的宝宝已经可以自己走路了，尽管还不太稳，但宝宝对走路的兴趣却很浓。另外，宝宝开始更频繁地使用某一只手，可能是左手，也可能是右手，不必强行纠正他（她），顺其自然，让宝宝的左右大脑都得到锻炼。现在宝宝还喜欢将东西摆好后再推倒，喜欢将抽屉或垃圾箱倒空，喜欢模仿大人把拧得不紧的瓶盖拧开。

第12个月的宝宝一般可以比较清楚地说出大约2~3个单音词，并喜欢不停地重复，就像在呀呀地学说短句，能够有意识地叫"爸爸"、"妈妈"。如果问宝宝"球在哪儿?"他（她）会转头在周围寻找。这时，宝宝在行动实施之前会有意识。隐约知道物品的位置，当物体不在原来的位置时，他会到处寻找。喜欢尝试用新方法玩玩具，会尝试新的活动，并开始深入探究事物的奥秘。对上升与下降的概念有了初步的了解。

这时的宝宝自我意识增强，开始坚持要自己吃饭，坚持自己拿着杯子喝水。宝宝现在已可以识别许多熟悉的人、地点和物体的名字，有的宝宝已可以用招手表示"再见"，用作揖表示"谢谢"。会摇头，但往往还不会点头。现在的宝宝一般很听话，想讨人喜欢，愿意听大人指令帮你拿东西，以求得赞许，对亲人特别是对妈妈的依恋也增强了。

宝宝现在的生活已经很有规律，白天一般要睡两次，上午一次，下午一次，但也有的宝宝精力旺盛，白天只睡一次。现在应注意培养宝宝良好的生活习惯，晚上尽量让宝宝在固定的时间里入睡，并为此创造条件。

专题二　辅食添加

所有固体和液体食物都属于辅助食品，但是不包括母乳、婴儿配方奶粉。这是最新的辅食定义。辅食添加不仅为了提供营养，还是为了保证婴幼儿正常的生长和发育，以及一些营养相关疾病的预防。

一、辅食添加时机

婴儿胃肠和肾脏功能、神经系统成熟度和营养状况是辅食添加的前提。现在大量研究表明在婴儿满 17～26 周期间，也就是满 4～6 个月期间，是最佳的辅食开始添加时间。过早添加和过晚添加都有可能增加婴儿对食物不耐受——食物过敏的出现。满 4～6 个月属于辅食尝试阶段，此阶段训练婴儿接受用勺喂养泥糊状食品的过程，胃肠适应泥糊状食品的过程，也是训练婴儿集中进食习惯的过程。如果母乳喂养能够坚持至少 6 个月，在母乳喂养基础上添加辅食，婴儿对母乳或配方奶以外的食物接受度将会更好。

二、辅食添加效果评定

（一）婴幼儿生长

母乳中蛋白质、脂肪和碳水化合物分别占 6％、55％和 39％，脂肪是主要能量物质。1 克脂肪可产生 9 千卡热量，1 克蛋白质或碳水化合物只能产生 4 千卡热量。母乳是高能量密度的液体食物。成人食物中蛋白质、脂肪和碳水化合物分别占 23％、28％ 和 55％，是以蛋白质和碳水化合物为主要来源的食物结构。婴儿开始添加辅食时，除了保证母乳或配方奶粉外，所选食物仍然要以相对高脂肪、低蛋白和低碳水化合物为主的食物。直至 3 岁才可能接受正常成人的食物。否则，高蛋白和碳水化合物、低脂肪的食物，非常容易让婴儿出现因能量密度较低导致的早期生长迟缓，成人期肥胖的现象。

　　婴儿早期辅食应该以营养均衡的婴儿营养米粉为主，逐渐添加菜泥、肉泥（先白肉再红肉）、蛋黄等食物。千万记住不主动减少 3 岁内脂肪摄入量。所有可添加食物最好混在一起喂养，这样可以促进营养素的吸收。分别喂养不仅会削弱营养素的吸收，还会增加机体代谢的负担。比如一次只喂一个鸡蛋黄，蛋黄富含蛋白质，这样蛋白质不能充分促进机体的生长，而是部分代谢产生能量，即浪费了宝贵的蛋白质，又因代谢蛋白质产生能量增加婴儿机体的负担。能量本应由脂肪和碳水化合物提供。

（二）神经系统发育

　　辅食中的长链多不饱和脂肪酸、铁和喂养行为直接影响到婴儿今后神经系统的发育。长链多不饱和脂肪酸主要包括 DHA 和花生四烯酸，它们是包括视网膜在内的神经细胞膜结构的重要基础。神经细胞膜内长链多不饱和脂肪酸含量增多，细胞膜的流动性好，信号传导就快，就意味着神经系统发育好。婴儿在满 6 个月后，由于体内在母亲怀孕期间储备的铁基本耗尽，如果辅食中铁含量不足，就会造成缺铁性贫血。贫血会造成慢性缺氧，不利于神经系统发育。喂养行为将在下面叙述。

（三）过敏

　　如果婴儿满 4～6 个月期间仍然能够接受母乳喂养，此间添加辅食可增加婴儿对食物的耐受，减少过敏的发生。即使这样，仍然建议 1 岁以内的婴儿不食用鲜牛奶、蛋清、大豆、花生、带皮的海鲜等容易引起过敏的食物。及时添加可以接受的食物，也要循序渐进。先从婴儿营养米粉加起，逐渐添加菜泥。菜泥包括绿叶菜、土豆、胡萝卜和南瓜泥等。待米粉和菜泥接受后，一般满 6 个月后，逐渐添加肉泥，可先从鸡肉泥加起。每种新加食物都要观察 3～7 天，以确定婴儿是否能真正接受。遇到不能接受或怀疑不能接受的食物，要坚决果断停止添加至少 3 个月的时间。

（四）心血管疾病

新生儿和婴幼儿食物中钠过量可致血压增高。因为早期婴儿对盐具有高度敏感性，而成人则非如此。有实验表明婴儿头六个月龄内随机接受低钠和正常钠饮食，随访 15 年发现当年接受正常钠饮食组的婴儿血压明显高于当年接受低钠饮食的婴儿，收缩压增高 3.6 毫米汞柱，同时舒张压增高 2.2 毫米汞柱。由于婴儿接受的母乳或婴儿配方奶中没有氯化钠，并不意味着没有氯离子和钠离子，同样婴儿常可接受的辅食也是如此。家长如果认为不咸的食物不含氯离子或钠离子，就会过早给孩子添加食盐，造成钠摄入过多，今后存留高血压等心血管的负效应。

再有辅食添加期间长链多不饱和脂肪酸的摄入对日后血压的降低作用。实验表明 9 个月龄婴儿随机接受 DHA 或安慰剂 3 个月后，接受 DHA 的婴儿收缩压较对照组低 6 毫米汞柱，血清低密度脂蛋白和胆固醇较对照组轻度增高。

（五）代谢疾患——麦胶蛋白过敏和Ⅰ型糖尿病

如果母乳喂养期间开始接受了含有麸质食物，比如米粉、麦粉等，2 岁后的儿童发生麦胶蛋白过敏的风险较低。麦胶蛋白过敏可导致婴幼儿期开始生长发育迟缓，可延续到成人。所以，既不要过早（早于 4 个月龄），也不要过晚（晚于 7 个月龄），最好在母乳喂养期间添加麸质食物，而且从少量开始，逐渐增加。

现在研究建议应该在婴儿接受母乳喂养期间开始添加包括麸质食物在内的食物抗原，过早（不足 3 个月龄）添加麸质食物易于增加婴儿体内胰岛细胞自身抗体产生，增加Ⅰ型糖尿病风险。

（六）味道和食物偏好

人类早期对味道的经历源自烹调方法的文化和种族差异。所以婴儿早期进食的学习过程受到儿童遗传易感性所调控。一般来说这种遗传易感性包括对甜、咸味道的先天喜好和对酸、辣味道的拒绝。但是，过早让婴儿尝试任何过重的味道都会造成婴儿对这种味道的执著追求。以此，厌倦母乳、配方奶、甚至一些辅食，造成喂养困难，继而出现生长迟缓。所以，随着婴儿辅食种类的增多，应该将多种食物混合后喂养，避免每种食物间味道的差异诱导婴儿出现偏食现象。当然，不要给婴儿尝试成人专用食物的味道，比如啤酒、酱油、醋等，以免造成味觉过早发育，过度选择辅食。

在对食物嗜好的发展过程中，父母起了至关重要的作用。1岁以内婴儿的辅食中不应添加糖和盐．这样不仅易于近期婴儿健康，还会通过对甜、咸味道的限制使日后健康问题降至非常低水平。

（七）龋齿

食糖是龋齿形成的主要饮食危险因素，其中蔗醣是最主要的生龋齿糖类，通过形成葡聚糖，将细菌黏附于牙齿上，限制酸和混冲物在齿菌斑的弥散。避免使用奶瓶或广口瓶给婴儿频繁或过量喂养果汁或其他含糖饮料，鼓励婴儿饭后喝几口白水，是避免龋齿的很好方法。不鼓励婴儿养成叼着奶瓶睡觉的习惯，还要建立良好的洁齿习惯如：刷牙和白水漱口。

三、喂养行为

养育婴儿过程中不仅让婴儿吃饱，而且还要吃好。如何吃好与养成良好的喂养习惯息息相关。为此家长必须注意以下几点：

（一）喂养环境

选择合适的喂养地点。不要放置于游戏区域、电视播放区域等容易分散精力的地点。喂养人可以是母亲也可是家中其他成人。但是必须注意喂养人在给婴儿喂辅食时，口中最好咀嚼食物，哪怕是口香糖。这样可以从行为上吸引孩子接受口中的辅食。如果妈妈还在进行母乳喂养，建议妈妈不要抱着婴儿，应该将婴儿放在小椅子上或家中其他成人抱着婴儿，以避免孩子对母乳的依赖，转头试图吸吮妈妈乳房。如果家中其他人在场，可以共同坐在婴儿周围，嘴里都咀嚼一定食物，更能增加婴儿对口中食物的兴趣。

（二）喂养方式

喂养婴儿前，喂养人必须调整好心态，平静的心态，安静的环境比较利于婴儿进餐。同样还要注意餐具的选择。如果选择颜色鲜艳的单色碗和勺，而且碗和勺的颜色存在很大反差，更能引起婴儿的注意，利于顺利进食。比如选择红色碗和黄色勺，非常容易吸引婴儿的注意。当勺离开碗时，随着注意的颜色逐渐接近和进入口中，并带来进食的快乐，婴儿当然对进食过程会充满兴趣和依赖。

（三）喂养时间

饥饿时进食效率最高，效果最好，可是不可能每次给婴儿进食都要等到婴儿非常饥饿需要进食时才开始喂养。为此，就要采取诱导喂养的方法。如果在给婴儿喂饭前，家中成人先进食，而且进食过程中成人的夸张进食动作，很快就会吸引婴儿的注意，一次增加婴儿的饥饿感，利于进食顺利进行。如果进食时，婴儿真的不接受进食，可以稍等。

（四）喂养接受

对于每次进食种类和数量，家长必须清楚婴儿对食物接受的"可变性"；"不可预知"地接受和拒绝食物的反常性；每次进食量"较大差异"性；不接受"平淡"的食物固执性和追求良好味道的执著性。

（五）与液体食物的关系

一般建议辅食添加早期，先给婴儿喂养辅食再通过液体食物将婴儿喂饱。因为早期每次辅食喂养不可能达到一次进食量之多。所以，辅食喂养不是在液体食物喂养两餐之间进行，而是在每天两次液体食物喂养前，先进行辅食喂养，再补充液体食物。因此，添加辅食后婴儿喂养规律与以前相同。

四、辅食添加建议

（1）坚持母乳喂养最短 6 个月。对所有婴儿来说，辅助食品喂养的添加不应早于 17 周龄，同样也不应晚于 26 周龄；

（2）"辅食"应该包括除母乳或婴儿配方奶粉、较大婴儿配方奶粉以外的所有固体和液体食物；

（3）对母乳喂养或配方奶喂养婴儿，在辅助食品添加上没有特别的建议，要因每个婴儿的发育状况而定；

（4）对母乳喂养儿来说，辅食添加期间所需的 90% 以上的铁元素应来自辅助食品，婴儿营养米粉为最初的最佳来源；

（5）不应给一岁以内婴儿直接添加食盐和食糖，还有鲜牛奶、蛋清、大豆、花生和带皮海鲜食物；

（6）要特别注意，给婴儿添加麸质食物不应过早（不足4个月龄）和过晚（超过7个月龄），最好在母乳喂养期间逐渐开始麸质食物的添加，这样可以减低麦胶蛋白过敏、Ⅰ型糖尿病等发生的风险；

（7）接受素食的婴幼儿应该每天接受适量（不少于500毫升）奶品（母乳或配方奶）或其他奶制品。

五、辅食食谱推荐

（一）4~6个月婴儿食品

1. 鱼泥粥

原料选配：大米25克，备用的鱼泥10克，油，葱花适量。

制作提示：把大米煮成烂粥后，加入鱼泥调均匀，加入少许油，葱花制成。

2. 菜泥粥

原料选配：大米25克，已制好的菜泥30克，植物油少许。

制作提示：把大米煮成粥，然后把已制好的菜泥加入调均匀，加一点熟植物油即成。

3. 蛋黄粥

原料选配：大米25克，蛋黄1/2个。

制作提示：大米淘洗干净，加一碗半水，以大火煮开后文火继续煮，15~20分钟至米烂，然后把已碾碎的蛋黄加入粥内调匀即成。

4. 橘子汁

原料选配：新鲜的橘子

制作提示：将橘子连皮洗净，用刀切成两半，把橘子中的颗粒挤入小碗中，去籽后用匙背压碎即可食用。

5. 蛋黄奶糕

原料选配：鸡蛋、奶糕

制作提示：将鸡蛋煮熟，取蛋黄 1/2 个加入已煮好的奶糕中，调均匀即可喂食。

6. 番茄汁

原料选配：番茄

制作提示：洗净去皮、去籽，放入小碗中以匙背挤压碎，用带网的漏瓢去掉上面的含纤维的部分，漏下的汁加少量的糖成番茄汁即可食。

(二) 7～9 个月婴儿食品

1. 鸡肉粥

原料选配：大米 50 克、鸡脯肉 15～20 克、盐、料酒、油、姜、葱适量。

制作提示：将鸡脯肉洗净剁成糜，起油锅下鸡脯糜、姜末、葱花、料酒，将鸡脯肉爆熟。大米洗净煮成粥后加入炒熟的鸡肉糜再煮片刻，加入适量的盐即成。

2. 番茄面

原料选配：番茄半个、面条 30 克、盐、油、葱少许。

制作提示：将番茄洗净去皮，切成细碎块，用水煮烂成糊状，把煮烂的面条切碎后放入番茄糊中调均匀，加入少许油、盐、葱，用文火煮 3～5 分钟即可。

3. 鱼肉羹

原料选配：新鲜鱼肉 15～20 克、小青菜 30 克、葱、姜、盐、料酒、米粉少许。

制作提示：将鱼肉剁成肉糜，小青菜洗净切成细末状。锅内盛小半碗水烧开，下鱼肉糜，加少许料酒、姜末、葱花、盐，将鱼肉糜煮熟，然后加入青菜末再煮 3～5 分钟，加入淀粉勾芡即成。

4. 肝泥蛋黄粥

原料选配：新鲜猪肝 20 克、鸡蛋一个、大米 50 克、盐、油、酒少许。

制作提示：猪肝洗净刮成泥，鸡蛋煮熟取出蛋黄捣碎，大米洗净加适量水煮成粥后加入肝泥、蛋黄末，加入少许酒、盐、植物油后，煮熟即成。

5. 肉末炒青菜

原料选配：瘦猪肉 15 克、小青菜 30 克、盐、酒、姜少许。

制作提示：将猪肉洗净剁成肉末，加入酒、姜、盐上蒸锅蒸熟。小青菜洗净切成细末状，起油锅将小青菜末炒至八成熟后加入已蒸熟的肉末，再煮熟即成。

6. 黑米糊

原料选配：黑米、牛奶

制作提示：将黑米加工成粉。将牛奶放在一小锅中，烧开后，加入黑米粉，用小火煮 4～6 分钟，经常搅拌，使之不生块，如果太稠，可再加水 1～2 匙到适当的稠度。富含糖类、复合维生素 B、铁、钙及纤维。

黑米粉可与其他水果泥或蔬菜泥混合食用，如香蕉、桃、南瓜泥、豌豆泥等。如给婴儿吃，可加入小块的苹果或梨等。

7. 杂烩稀饭

原料选配：煮熟的鸡胸脯肉 1 小块，胡萝卜 2 片，大白菜一片，稀饭一小碗，葱少许。

制作提示：胡萝卜、大白菜煮熟后切细丝，鸡肉煮熟后撕成细丝，将肉丝及菜丝都加入稀饭中煮，用小火煮至菜熟，加入葱花，搅匀即可。

该饭味道接近成人饭菜，营养丰富。适合婴儿从九个月开始吃。

8. 蛋花面条

原料选配：细面条 50 克，大白菜一片或油菜 2 片，鸡蛋半个，肉汤汁2/3杯，酱油及香油少许。

制作提示：将面条切成小段，蔬菜切细。在肉汤中加入酱油少许，煮开后放入面条和蔬菜，煮烂。打入蛋花，稍微焖一下，蛋熟后淋入香油即可。

适合婴儿从八个月开始吃，便于训练咀嚼和吞咽。

9. 鱼肉泥

原料选配：鱼 500 克，鱼种不限。

制作提示：鱼可烤，可蒸，可炖，可用微波炉烹调。如蒸鱼，水开后，将鱼放入碗中，连碗放入蒸锅，蒸 10～15 分钟，直到肉变白，并从骨头上很易于脱下来。如煮鱼，可在锅中先放一点柠檬汁或牛奶到水中，汤刚盖过鱼，水开后，将鱼放入，慢煮 5～10 分钟，直到肉熟。去掉鱼骨刺，将鱼肉用食品加工器或匙磨制成泥。做鱼肉泥时要加 1/4 杯水或牛奶、肉汤、菜汤。一般 500克鱼可制成半杯鱼茸。

鱼含有高质量的蛋白质，丰富的维生素 A 和 D，还有核黄素、硫胺素、尼克酸及微量元素。海水鱼还含有碘。鱼肉细嫩，便于制作。婴儿从 7～8 个月时开始吃。越是新鲜的鱼，味道越好。无论是煮鱼或蒸鱼，都不要烹制过久，以免使鱼肉变老。鱼熟后应立即做泥，做好后不吃的立即冻存。

10. 鸡肉泥

原料选配：无骨小鸡胸肉一块，水适量。

制作提示：将鸡胸肉切成小块，放入水中，煮开后，改为小火慢煮 8～10分钟，直到肉熟。用叉子插入肉后如流出的汁不带粉红色，则熟。一般 500 克无骨鸡肉可制成 1 杯熟鸡肉泥。如果是带骨的鸡翅或鸡腿，可蒸 30～60 分钟。保留汤。将肉取出，去骨，去皮，放在食品加工机上加工约一分钟，制成泥，根据需要，再加入适量的肉汤。如用微波炉制作，在切好的鸡肉中加水 1/4杯，加盖，放微波炉中，高档加热 6～8 分钟。吃时在鸡肉泥中还可加入豌豆泥、胡萝卜泥或米饭。

鸡肉含大量蛋白质，同时含尼克酸、核黄素、硫胺和叶酸。适合婴儿从七个月可开始吃。

（三）10～12 个月婴儿食品

1. 青菜香菇鸡肉粥

原料选配：大米 5 克，青菜 30 克、鲜香菇 15 克、鸡脯肉 20 克、姜、葱、盐、油少许。

制作提示：鸡脯肉洗净剁成鸡肉糜，青菜、香菇洗净切成碎末。起油锅下姜末、葱花、鸡肉糜、香菇末炒熟。洗净大米加入适量水煮成粥后加入炒熟的鸡肉糜、香菇，煮片刻后加入青菜末煮 3～5 分钟，最后加盐即可。

2. 牛奶玉米粥

原料选配：牛奶 250 克，玉米粉 50 克，鲜奶油 10 克，黄油 5 克，精盐 2 克，肉豆蔻少许。

制作提示：将牛奶倒入锅内，加入精盐和碎肉豆蔻，用文火煮开，撒入玉米粉，用文火再煮 3～5 分钟，并用勺不停搅拌，直至变稠。将粥倒入碗内，加入黄油和奶油，搅匀，晾凉后喂食。

成品特点：此粥黏稠，味美适口，含有丰富的优质蛋白质、脂肪、碳水化合物、钙、磷、铁及维生素 A、D、B_1、B_2 和尼克酸等。此粥适于八个月以上的婴儿食用。

3. 虾仁蘑菇汤

原料选配：鲜虾仁 30 克、鲜蘑菇 20 克、鸡蛋清、鲜汤、调料少许。

制作提示：将虾仁洗净切成小碎块，放入适量的盐、鸡蛋清搅拌一下，再加入米粉少许拌匀。起油锅将虾仁滑开起锅。将蘑菇洗净后切成小碎块。锅内下鲜汤，调料煮开后，下虾仁、蘑菇、待熟后加水淀粉勾芡成糊状即可。

4. 猪肉豆腐羹

原料选配：猪肉 20 克、豆腐 30 克、鲜汤、米粉、盐、葱、姜少许。

制作提示：锅加适量鲜汤煮熟，再加入煸炒熟的肉糜和盐，肉糜的做法是，猪肉洗净剁成肉糜，起油锅下肉糜、葱、姜、盐煸炒熟。煮片刻后，加入切碎的豆腐、水、淀粉，勾芡即成。

5. 清蒸肉茸

原料选配：瘦猪肉 30 克、姜丝、葱花、酒、盐少许。

制作提示：将猪肉洗净剁成肉茸后加入葱花、姜丝、酒、盐、加入少许水调匀后上蒸锅蒸 30 分钟即可。

6. 番茄蛋酪

原料选配：新鲜番茄一个、鸡蛋一个、牛奶 50 毫升、葱花、香油、盐、鲜汤适量。

制作提示：鸡蛋打开搅匀，加适量鲜汤、盐打匀，上蒸锅大火蒸五分钟后

125

改成小火蒸 10 分钟，取出待凉后用刀切成两厘米大小方块。番茄洗净去皮去蒂后切成小块，用水煮烂后捞出沥干。起油锅下番茄及蛋酪炒翻几下，加入牛奶煮开，放上香油、葱花、盐拌匀即成。

7. 什锦粥

原料选配：大米 50 克、猪肝 30 克、胡萝卜 30 克、菠菜 30 克、油、鲜汤、葱、姜、酒、盐适量。

制作提示：猪肝洗净剁成泥，胡萝卜、菠菜洗净切成小碎块。大米洗净煮成粥。猪肝泥、胡萝卜、菠菜加入鲜汤煮熟后加入粥内，加油，盐等调料稍煮片刻即成。

8. 鸡蛋面条

原料选配：煮烂切碎的细面条 50 克，切碎的葱头 10 克，切碎的西红柿 5 克，鸡蛋半个，黄油、肉汤、精盐各少许。

制作提示：将锅置火上，放入黄油熬到熔化，下入葱头略炒片刻，再放入面条、肉汤和精盐一起煮。将鸡蛋调匀后倒入锅内，与面条混合均匀后盛入碗内，上笼蒸 5 分钟，把西红柿放在面条上即成。

此面条色美，味好，含有丰富的蛋白质、脂肪、碳水化合物，还含有一定量的钙、磷、锌等矿物质及维生素 A、D、E、C、B_1、B_2 和尼克酸等，能为婴儿提供机体所需的充足的热量，是婴儿较佳的一种营养食品。

9. 煮挂面

原料选配：挂面 50 克，肝 10 克，虾肉 10 克，鸡蛋一个，菠菜 10 克，鸡汤、酱油各少许。

制作提示：将肝、虾肉、菠菜分别切成碎末。将挂面煮软后切成短段，放入锅内，加入鸡汤、酱油一起煮，再将肝、虾肉、菠菜放入锅内，把鸡蛋磕开调好用 1/4 蛋液甩入锅内，煮熟、煮烂即成。

此面色艳、味美，含有丰富的蛋白质、碳水化合物、钙、磷、铁、锌及维生素 A、B_1、B_2、C、D、E 和尼克酸等多种婴儿发育所必须的营养素。

10. 虾末菜花

原料选配：菜花 30 克，虾 10 克，白酱油、精盐各少许。

　　制作提示：将菜花洗净，放入开水中煮软后切碎。把虾放入开水中略煮后剥去皮，切碎煮烂，加入白酱油、精盐煮，使其具有淡咸味。倒在菜花上即可喂食。

　　此菜细嫩，味甘鲜美，食后容易消化，菜花营养丰富，含有蛋白质、脂肪、糖及较多的维生素 A、B、C 和较丰富的钙、磷、铁等矿物质，尤以维生素 C 的含量最多，每 100 克中约含有 88 毫克，人体摄入足量的维生素 C 后，不但能增强肝脏的解毒能力，促进生长发育，而且有提高人体免疫力的作用，能够防止感冒、坏血等的发生。

第四讲
新生儿常见异常情况、
预防接种及生长发育评估

专题一　0～1岁婴儿常见异常情况

一岁以内的婴儿由于自身的免疫系统还发育不成熟，而婴儿所接触的环境，有各种致病因素，可以危害婴儿的健康，使婴儿罹患各种疾病。同时，还有些问题是婴儿自身的发育特点决定的，又不一定就是病态，因此，我们有必要认识一下，一岁以内的婴儿可能出现的特殊情况和异常情况，做到当孩子有问题时早发现早治疗，在家庭中了解一些必要的保健知识，以保证孩子的健康。

一、皮肤

子宫内充满了羊水。胎儿就是在这充满液体的浴缸内生长和发育的。实际上，羊水是胎儿自己制造的。我们泡在水里不久，皮肤就会发皱；而新生儿泡在子宫内这么久，皮肤仍然十分光滑。但是，当婴儿娩出时，无论是何种分娩方式出生，婴儿的皮肤都有可能被擦伤。而且，婴儿一出生，就脱离了温暖、潮湿的子宫环境。取而代之的是凉爽、干燥的空气。周围环境的急剧变化对婴儿的皮肤产生了影响。有时，皮肤变得干燥、脱屑；有时，皮肤上长满红疹。另外，婴儿出生后才几分钟，皮肤就接受了诸如肥皂、香水、洗液和清洁液等刺激物的刺激。环境的变化也导致婴儿清爽纯洁的皮肤受到一定程度的损伤。不同境况下，皮肤的颜色也可发生变化，由黄到红，再到青。生后头几小时至几天内，皮肤的色素同样也可以显现出来，皮肤变得灰暗、橄榄色或仍保持苍白。一岁以内婴儿常见的皮肤改变有：

（一）中毒性红斑、婴儿痤疮和粟粒疹（出生～生后 3 个月）

1. 中毒性红斑

婴儿生后头几小时、几天和几周内，会出现几种正常的皮疹。每种皮疹有其自己特定的原因。有些是皮肤受到清洁剂、香水或其他化学物质的刺激所致；有些则是婴儿体内激素水平变化所致。妊娠期间，胎儿会从母体获得一定水平的激素；出生后，婴儿体内残留激素的水平会慢慢降低。大家都知道，胎儿被泡在羊水中已十个月了，很难接受子宫外的干燥环境。其反应之一就是起皮疹。

中毒性红斑是新生儿皮疹中最可怕的一种。皮疹的特点是宛如豌豆的圆形红斑中间附着着小黄尖。乍一看，小黄尖好像是小脓包。皮疹通常长在脸部、胸部和背部；特别严重时，从头到脚的全身都可长满这种中毒性红斑，称为"新生儿脓疱病"。其实，这两种命名代表的是一种即不痛也不痒的皮疹现象。

新生儿脓疱病生后头几日即可出现，持续大约一周的时间消退。

2. 婴儿痤疮

出现于婴儿生后 3～4 周，可持续数日～数周。小疙瘩样的丘疹常附着于婴儿的面部、颈部、胸部和背部。引起这种小疙瘩的原因是胎儿时期经胎盘传至婴儿体内的母体激素水平开始降低所致。随着婴儿的一天天的长大，婴儿体内的母体雌激素水平可会逐渐降低；随着体内雌激素水平的降低，皮肤就会迸发出小疙瘩样的痤疮。从某些角度看，这种现象与青春期因体内激素水平的变化，皮肤上出现小包的道理有些近似。

3. 粟粒疹

围绕婴儿鼻子、下巴和前额等部位长出的细小白点。很多时候，出生时即可发现；生后几个月内逐渐消失。粟粒疹较硬，有时好像细微的疙瘩。这些皮下的小白点实际上就是堆积的皮脂腺分泌物。

对于上述叙述的皮疹，家长不需要做任何事情。不需要使用肥皂、洗液或药物促进皮疹快速消失。实际上，洗液或乳液会使皮疹加重，同时在原有基础上还会出现新的皮疹。由于这些皮疹不会给婴儿带来痛感，家长更不必着急采用任何办法来安抚婴儿。

当发现这些皮疹部位发烫、极度红肿、甚至化脓感染的征象时，应及时就医。

(二) 鹳吻痕及天使之吻（出生～生后 12 个月）

鹳吻痕或天使之吻形容的是婴儿头皮上、从颈到背或横穿眼皮的皮肤上、乃至人体任何部位出现的粉红色的斑块。这些斑块分布在人体中线附近。"鹳吻痕"这个命名来自关于鹳的神话故事。传说中，鹳是抓着婴儿的背部和颈部将其偷走的。天使之吻是传说中天使亲吻婴儿的部位——眼皮。实际上，他们都是皮肤表层存在的过多细小血管所致。当婴儿哭闹或发热时，血管就会充盈，斑块就会变得较红。

大约 1/3 的婴儿出生时可见到鹳吻痕或天使之吻。随着婴儿逐渐长大，这些斑块也会逐渐消失。只有长在颈背的鹳吻痕可持续终生外，其他部位的斑块多于 18 个月内消失。对于这些斑块，家长无需作任何事情。这些正常的色素沉着，多半可随时间逐渐消失。由于鹳吻痕和天使之吻属于良性问题，当然就不需看医生和服用药物。

(三) 血管瘤（出生～生后 12 个月）

血管瘤指的就是血管在皮下的聚集。血管瘤部位的皮肤平整或高出皮肤；形似圆形或不规则形；颜色鲜红、发蓝或深紫。其大小不一，小如笔尖、大如硬币。根据皮肤的颜色和纹理，有些称为草莓斑。10% 以上的一岁以内的婴儿，其皮肤上都可见到至少一块这种斑块。

血管瘤有三种类型：典型的草莓状血管瘤、深部血管瘤和混合血管瘤。草莓样血管瘤经常是扁平或轻度隆起，呈现鲜红色；深部血管瘤处于皮肤较深层，局部皮肤呈现紫色或蓝色；两种类型的混合即是混合型血管瘤，具有两者共同的特点。

有些血管瘤在婴儿出生时即可发现，但大多数都要等婴儿长到 2～3 个月时才能显现。这三型血管瘤刚显现时，皮肤颜色为白色、蓝灰或粉色。几周后，草莓状血管瘤变成鲜红色，宛如消防车的颜色；而深部血管瘤变成蓝色。血管瘤内的血管比身体其他部位的血管增长快得多。这就是为什么头一岁内血管瘤的大小可增加 3～4 倍的缘故。

一岁后，血管瘤通常就停止了生长，但有些到两岁时才停止。对草莓状血管瘤来说，血管瘤停止生长的最初征象是血管瘤周围出现了白色的斑块，好似晕轮。紧接着，血管瘤中间出现了白点，好似草莓表面撒上了盐粒。这些迹象表明血管瘤内的血管开始退缩——医学上称为退化。接下来的几年内，血管瘤逐渐变为粉灰色，最后消退到正常皮肤的颜色。如果当初局部皮肤略有隆起，随着颜色的消退，逐渐变平。各类型的血管瘤到婴儿5岁时，有50％将会消退；7岁时，有75％将消退；9岁时，有90％将会消退。有些血管瘤消退后，局部会留下淡粉色或白色的斑块；但大多数情况下不留任何痕迹。

除非血管瘤破裂出血，否则家长不需采用任何护理和治疗的办法。如果发现血管瘤破裂出血，家长应该用潮湿的布或纱布轻压出血部位。如果已轻压5～10钟，出血仍然不止，就应去看医生。当第一次发现血管瘤时，应该跟医生取得联系，了解婴儿的情况。如果事情并不紧急，不需立即看医生。

当血管瘤出血比较多时，应请教医生。一般情况下，血管瘤出血都可自发停止，不需看医生。如果采用了加压措施，血管瘤出血还是超过了10分钟，就应看医生；或者血管瘤长在容易受到车座、床垫或其他物品摩擦的部位，而且经常会出血时，也应看医生。

如果血管瘤引起了连带效应，也就是说，血管瘤压迫了邻近的器官，就应进行密切的医疗监测。关于连带效应，将在下面的段落进行讨论。

由于血管瘤由血管组成，血管又是血液输送到全身的管道系统，皮肤下的器官自然也可能出现血管瘤。当婴儿存在深部或混合型血管瘤时，CT扫描或核磁共振成像就可有助于发现内脏器官是否受到累积。这种情况比较少见。一旦发现巨大血管瘤，就应测定全血细胞计数。

出血过多的血管瘤需要药物治疗或手术移除。如果面部的血管瘤生长过快，也需尽快治疗，否则会引起面部外形扭曲。

有两种治疗血管瘤的方法：药物治疗和外科手术治疗。药物治疗通常选用激素。激素可以抑制血管瘤内血管的生长。头几周或几个月内，使用相对大剂量的激素。使用激素，当然会出现一定的不良反应，比如食欲改变、情绪不定或过度兴奋、还有暂时性生长缓慢、身体肿胀（特别是面部）、胃肠溃疡、延误常规疫苗接种等。不过，停止用药后，所有的这些副作用都会消失。另一种治疗办法即是外科手术。在血管瘤生长旺盛期，激光治疗能抑制血管的生长，使血管退化。传统外科切除血管瘤的办法也可应用。

不论药物、激光还是切除，血管瘤的治疗方法取决于其大小、形状、位置和类型。通过皮肤科和外科共同会诊可以选定最佳的治疗办法。

（四）葡萄酒斑（出生～生后 12 个月）

葡萄酒斑也属于胎记，发生率为 1/200，也称为火焰痣。由于颜色如粉色、鲜红或紫色，如同葡萄酒，因此得名。典型的葡萄酒斑为平整、不规则形。葡萄酒斑是皮肤浅层细小血管所致。通常长在面部和颈部，也可见于身体的其他部位。葡萄酒斑是终身的胎记。家长不能，也不需作任何事情。

如果葡萄酒斑长在眼睛上，应眼科医生联系，进行定期检查。当葡萄酒斑累积一只或两只眼睛时，儿童可能发展为青光眼，也就是眼内压增高。如果青光眼没有得到及时治疗，最终可致眼盲。

除非葡萄酒斑累积到了身体内的其他器官，整容手术要等到青春期或成人时再进行。

（五）胎痣（出生～生后 12 个月）

胎痣就是痣，是由于色素细胞堆积所致。绝大多数成人都有痣，其中绝大多数出生时即已显现。胎痣可位于身体的任何部位，其形态、大小各异。由能产生色素的黑色素细胞堆积而致。先天性的意思就是出生时或出生前就已发现的特征。依此而言，胎记从出现的时间上看，应称为先天性痣。其中绝大多数都属良性。只有少数，随着时间的推移，有可能转化为皮肤癌。胎痣越大，发生癌的危险性就越高。对于特别大的胎痣，可称为巨大先天性痣。其大小可达 5～21 厘米，通常覆盖整个上肢、下肢或躯干、背部、颜面的大部分。

医生应对任何先天痣进行检查，并定期随访，以观察大小、颜色和外形的变化。皮肤科医生应该可以完成这项工作。

关于胎痣，除了向医生介绍外，家长没有什么可以做的了。如果发现胎痣发生了变化，应每隔几周或几个月留取图像照片，确定其变化程度。

当胎痣的大小、形态或颜色出现明显变化时，立即通知医生。还要注意包括局部出血、痒感或溃疡等在内的其他改变，由皮肤科医生对其进行评估。

如果儿科医生或皮肤科医生认为婴儿的胎痣为良性，无需任何治疗。随着时间的推移，胎痣可能会出现恶变。据估计只有 1% 的婴儿存有先天性胎痣，其中绝大多数都是很小的。在小痣中，发生恶变的危险性极低。有些痣只是于青春期前后才会出现。

如果痣的直径大于 1.5 毫米，发生黑色素瘤（一种皮肤的癌症）的机会会明显增加，大约为 5%。据统计，胎痣发生恶变的儿童中，3/4 出现于 7 岁之内。请大家记住，除了这些统计数字外，发生黑色素瘤的总体危险性与是否患有先天性痣没有特别的相关性。

二、头形

生后头 1 年内，婴儿的头生长非常快。随着颅骨的生长，其形态也会逐渐发生变化。因此，将婴儿反复置于某一特殊体位，会压迫局部的颅骨使之变平。与儿童和成人不同，婴儿还没有固定的头形。其头形会有一定的变化范围，而且，其变化速度也是令人吃惊的。

（一）尖头——颅骨塑形（出生时）

婴儿的颅骨是由几块颅骨拼接在一起的，每块之间的连接也不是非常牢固。这种组成使婴儿头颅的骨头可以在一定范围内移动，所以分娩时婴儿头才能穿过狭窄的产道。我们将这种现象称为塑形。

出生前后，能够移动的婴儿头颅骨头能够保证快速生长的大脑不会受到限制。新生儿出生时，大脑还十分幼稚，但出生后的两年间，大脑会平均增长40％。实际上，人类是唯一的物种，出生时会如此的不成熟，以致完全依赖父母的照顾。比如马，出生后几个小时就能自己行走了，而人类连爬都不可能。为什么会是这样呢？因为人类出生时不成熟的大脑会最终发育到相当复杂的程度，而其他动物不会。此外，还应感谢婴儿可塑形的头颅和可移动的颅骨，可以使母亲得以正常分娩。

出生后几天，头颅的塑形就会逐渐消失，头形逐渐变圆。一周内，婴儿头就能变回标准的圆形，同时就可见到头顶的前部和头后的枕部各有一颅骨"缺损"区，这些颅骨缺损区称为囟门，是颅骨间正常的间隙，不是真正的颅骨缺损。其中头顶骨和后面的枕骨间的缺损非常小，称作"后囟门"。顶骨和前面的额骨间的缺损比较大，称作"前囟门"。头后部的"后囟门"待生后 2～12 月时关闭；而头顶部的"前囟门"要到 6～18 个月才关闭。

虽然囟门看来比较软，实际上却是非常坚韧的。许多家长都怕触摸婴儿的这些部位，其实没有什么可怕的。因为囟门的组织结构非常坚固。家长不要怕触摸这些部位，也不要避讳剃掉此区域的头发。囟门下存在着大脑外围的液体，当触摸时有软滑的感觉。

囟门通常较平，也可轻凸或轻凹。如果发现婴儿的囟门明显隆起或凹陷，都应与医生联系。囟门隆起是大脑周围液体感染的征象。大脑周围感染是种非常严重的疾病。婴儿通常表现为易惊或嗜睡，也可出现发热。囟门凹陷是脱水的征象。大脑周围的液体如同垫子，支撑着囟门。当婴儿脱水严重时，人体内各个部位的液体都会减少。此时，前囟就会下凹。

囟门闭合过早或开放过长是需要值得关注的问题。闭合过早，可能影响头颅的形状。请记住，囟门是相邻颅骨之间的空隙。骨缝则是相邻颅骨紧密相接的衔接处。如果骨缝过早融合，头颅形状也会受到严重的影响。我们将这种情况称为狭颅症。如果囟门闭合过早，而骨缝正常时，婴儿头颅可维持正常形态。

囟门开放的太久可提示其他的问题。患有甲状腺疾病和营养不良的婴儿，其囟门闭合就会延迟。有些遗传性病症也可出现囟门闭合延迟的现象。骨骼疾病，例如佝偻病，也会延缓囟门的闭合。

（二）扁头或偏头（生后 1～9 个月）

出生后，因为婴儿的骨板具有弹性。如果当婴儿一再地以同一体位睡觉时，头部着床部位的颅骨就会受到头部重量的压迫，反复受压部位的颅骨就会变扁平。有些婴儿头颅后面较扁，有些则是侧面较扁。对于头颅某部位明显扁平的现象称为扁头或偏头。

偏头也可与固定的坐立姿势有关。当婴儿坐在车辆安全座椅内，头常会偏向一侧。能放在头颈下面的枕头可以协助婴儿将头竖立，但是婴儿还是喜欢将头偏转一特定角度。车辆安全座椅也会使婴儿只能保持同一姿势。久而久之，头部的重量反复压迫头颅的某一部位，使之变得扁平。

患有斜颈的婴儿，颈部两侧肌肉力量发展不平衡。这些婴儿头部竖起时会歪向一侧。由于这些婴儿大部分时间将头保持一个姿势，很容易形成偏头。

对此偏头的孩子家长应定时改变婴儿睡眠的姿势。婴儿仰卧睡觉时，头可偏向一侧，也可直面朝上。家长可用楔状的枕头或卷好的毯子帮助孩子维持睡觉的体位。但要注意，这些东西千万不要遮盖口鼻部。如果已发现婴儿头颅某部位扁平，就应避免睡眠时不要再压迫这个部位，直到此部位颅骨变圆为止。

如果发现婴儿喜欢朝一个方向看东西，就要注意那侧的头颅将要变扁平。此时，家长就应在反方向多逗引婴儿。比如：玩具原来挂在左面，可以调换到右边，婴儿必须转动头才能看到它。在车辆安全座椅前的某一部位挂上一面小镜子，婴儿只有转头才能从镜子中瞥见自己等。

一旦头颅形成了一个舒服的平面，也就是已经偏了，再改变婴儿睡觉时头部的姿势是非常困难的。家长必须使用一些巧计，改变头颅着床的位置或将头分别保持在不同的姿势。

偏头唯一的并发症是美观问题——永久的扁头。扁头部位通常可以隐藏在头发内，特别是扁头部位在脑后，更容易被隐蔽。个别儿童的一侧颅骨明显扁于另外一侧，可造成明显的美观问题。如果此儿童较瘦且头发稀少，头颅扁平部位就比较明显了。

避免孩子的颅骨睡偏，婴儿最好保持仰面睡觉的习惯，并不断小幅度地改变婴儿头部着床的位置——一段时间头部偏向一侧，一段时间头部偏向另一侧，还有一段时间头处于中位。

（三）枕秃（生后 2～4 个月）

几乎每个婴儿都会在脑后、颈上部位出现枕秃。趴着睡觉的婴儿出现枕秃的机会比较少，而仰着睡觉的婴儿则出现的机会多。这样一来，枕秃几乎成了判别婴儿睡眠姿势的标准了。枕秃是由于枕部头皮受到反复压迫和摩擦所致，其结果造成局部头发缺失。出现的原理与扁头基本相似，但此问题比较容易解决。只要婴儿逐渐强壮，到可以抬头的地步时，头皮受摩擦的机会就会减少，头发就会重新长出。

135

三、五官

（一）眼睛

胎儿眼睛结构一经初步形成，在子宫内就能察觉到光亮了。但是，出生后，眼睛必须通过学习，才会看东西。这种学习是一个循序渐进的过程。婴儿刚出生时，还不能看清东西，其视力跟成年盲人差不多。但生后头几个星期内，婴儿视力很快地成熟起来。生后几个星期的婴儿，其眼睛每天就可接受到数千张图片的刺激了。在眼睛成熟的同时，也逐渐具备了聚焦的能力，大脑也开始可以整合眼睛看到的信息，形成视觉图像了。从眼睛学看东西的角度看，婴儿的进步是非常迅速的。

婴儿视力的发育过程包括：学会聚焦，看清远近的物体；学会识别颜色；学会使用双眼看出物体的立体状态等。一旦婴儿学会了看，就开始寻获视觉知识了。婴儿学会区别父母的外貌；学会区别白天和黑夜；学会区分远体和近物。只有双眼协调地转动，才能将一致的信息传到大脑。婴儿在这点上还有所欠缺，所以，我们有时会看到婴儿的双眼有些内斜或外斜。其实，这是视力发育过程中的正常阶段。还有，婴儿的眼睛偶尔会被擦伤或出现感染，但其愈合和恢复的速度是非常迅速的，我们大可不必担忧。

1. 散视（出生～生后 3 个月）

新生儿的视力极差，达到了医学上诊断成年盲人的标准。如果测定他的视力，大约也只有 0.04。换句话说，新生婴儿只能看到接近乳房大小和形状的物体。当婴儿长到 6～7 个月时，视力可提高到 0.4。

新生儿不仅视力差，而且几乎还是个色盲，仅能区分黑、白和红色。其实，达到这程度已经具有确切的意义了，因为妈妈的乳房是粉红色的。生后头几个月，当婴儿需要学着看东西时，其视力也就大大提高了。同时，眼睛和大脑也开始共同工作了。起初，大脑接受的信号不是双眼同时输入的，而是由每只眼分别输入，致使大脑接受到的信号有时会非常奇特。引起这种奇特现象出现的最常见原因是散视——两只眼睛注视着不同的方向。这种令家长不安的现象将终止于生后 4～6 周，那时大脑和双眼之间就能进行很好的沟通了。此后，婴儿还会偶尔出现散视或对眼。基本上到婴儿生后 3～4 个月，对眼的现象可以基本消失。家长完全不必担忧，因为生后头几周的散视纯属正常现象，也不必看医生和进行任何治疗。

如果婴儿满 8 周后，婴儿仍有一只眼睛运动不良、双眼持续出现对眼或频繁散视现象，就应请教医生对婴儿进行相关检查。

2. 对眼（出生～生后 12 个月）

有三个原因可致婴儿表现出对眼：

（1）不成熟的眼睛控制系统可导致散视和偶尔的对眼。

（2）眼睛和鼻子的解剖关系，容易使家长错感到婴儿存在对眼，实际根本不是。

（3）眼睛真的有些偏斜，并集中于鼻侧。即：真性斜视，但这种情况很少见。

如果发现婴儿偶尔出现对眼现象，通常是由于眼睛向内散视或向鼻侧聚集的随机动作造成的。生后头一周的婴儿会经常出现对眼现象，这是因为婴儿控制眼睛的能力还不成熟，而且大脑还不能与眼睛同步工作的缘故。随着婴儿的生长，散视的频率将越来越低，直到完全消失。如果仅一只眼睛向内斜或向外斜，且超过出生 2～3 个月后还频繁出现，很可能是控制眼睛运动的肌肉比较薄弱。此时，才称为斜视。

至今为止，婴儿出现对眼现象的最常见原因是成人的视觉假象。假设婴儿眼睛很大、鼻梁很宽、上眼睑很厚（即内眦皮赘），即使婴儿双眼已相当的协调了，你还会认为他存在对眼。这种现象称为假性斜视。对于很多种族，特别是亚洲裔的婴儿来说，这纯属正常。

判断婴儿是否真有对眼的最好办法是观察眼睛对光线的反应。当光照射时，双眼能同时相聚于发光点，说明婴儿不存在对眼现象；当光照射时，双眼分别注视不同的方向，说明婴儿可能存在问题。此试验是观察婴儿双眼对光的反应，医生将其称为光反射试验。

如果婴儿只是随机散视，大多数在两个月内即可消失，家长不需做任何事情。即使生后 3 个月还会偶尔发现斜视的现象，通常也是可以接受的。如果对眼是内眦皮赘造成的视觉假象，家长做什么也没有用。随着婴儿的生长，对眼现象就会逐渐减少。但是，如果 2 个月以上的婴儿出现一只或双眼持续的内斜或外斜或超过 3 个月后还偶尔出现这种现象，就应向眼科医生请教了。有时，家长很难判断婴儿的眼睛是向内还是向外斜。只要家长有所怀疑，都应带孩子去看眼科医生。

如果斜视诊断的足够及时，比如小于 6 岁，通常应该配戴眼镜进行校正。眼镜可以帮助婴儿将双眼聚集于同一物体上，训练眼睛协调的能力。及早配戴眼镜，最终应该能使双眼协调能力变为正常；最起码，配戴眼镜时，双眼能够协调运动。

如果斜视诊断的太迟，大脑就会适应眼睛不协调生成的信号。大脑就会阻断或抑制有问题的那只眼发来的信号。此时，即使佩戴了眼镜，眼睛仍然斜视。这些儿童只能接受眼部肌肉的外科手术来纠正斜视。手术后，通常还要配戴眼镜。

未经治疗的斜视，其最严重的合并症是有问题的那只眼睛会出现功能性失明，又称为弱视。因为大脑本应该能够整合双眼传入的立体信号，但由于一只眼睛的随机散视或不协调致使大脑不能整合双眼所传入的信号，于是就拒绝或抑制了有问题的那只眼所传入的信号。如果大脑拒绝了一只眼睛传入的信号，另一只将作为优势眼。非优势的那只眼睛就如同失明。即使它本身是正常的，大脑也会视其不存在。

很多问题都可以引起弱视。比如，白内障长期遮盖了一只眼睛，就会出现弱视。还有，异常的眼睑遮住了婴儿的视野等。无论何原因，只要大脑不能整合两只眼睛分别传入的信号，一只眼睛就会出现功能性失明。通过遮盖优势眼可以治疗弱视。如果治疗过晚，即使通过配戴眼镜或遮盖也很难再治疗弱视了。

绝大多数医生和家长都会非常容易地识别出斜视，而没有斜视的弱视往往不易被发现。实际上，眼科医生只有对婴幼儿进行充分合理的检查后，才可能确诊弱视的类型。

3. 角膜擦伤（出生～生后 12 个月）

角膜是覆盖于眼睛前面的透明组织层，可预防眼睛接触到刺激物和避免眼睛受到轻微的损伤。角膜擦伤意味着此层组织受到了损伤。很多人认为这就是眼睛擦伤。

很多原因可引起角膜擦伤。婴儿期间，主要是婴儿的指甲不自主地经过眼睛时造成擦伤。还有，纸张、沙粒或衣物也可造成角膜擦伤。角膜擦伤本身不会传染。

典型的角膜擦伤都会出现急性疼痛，并具有近期创伤的病史。尽量闭眼避光、迫使产生较多眼泪或频繁眨眼，都会取得一定的效果。有时可见婴儿眼睛发红，有时看不出任何异常。

当婴儿哭闹不止时，说明角膜擦伤较为严重。特别是2～3 个月的婴儿，一天到晚的手舞足蹈，而且指甲长得又非常快，很少见到眼睛完全正常的时候。经常听到婴儿尖叫后，眼睛就会紧闭，说明角膜受到了损伤。

家长可以用一块纱布或其他东西暂时遮盖受损的眼睛，使婴儿在明亮的光线下比较舒服。有时大人不专业的遮盖会激怒婴儿，那么还是请专业人士帮忙会更好些。任何时候怀疑婴儿眼部受到损伤，都应立即去看医生。到医院后，医生会检查眼睑下面是否存有异物，例如：脏东西或沙粒等。

如果角膜真的被擦伤了，可选用抗生素滴眼液或抗生素眼膏。遮盖眼睛可使眼睛更为舒服，也可减少频繁地眨眼。因此，医生会嘱咐要坚持遮盖婴儿受伤的眼睛。遮盖疗法只用 24 小时即可。

典型的角膜擦伤几天后就会痊愈。较深的擦伤可能会出现感染，甚至留有疤痕。治疗不当的擦伤可发展为反复的角膜糜烂。瘢痕和角膜糜烂都会引起一定的表现，如经常流泪、眼部轻度不适和视力模糊等。

（二）耳朵

婴儿在子宫内即可听到声音。他们能识别母亲体内血流的声音和父母说话声音的音调。实际上，子宫内的环境非常嘈杂。据估计，其噪音可达 90 分贝，与摇滚音乐会的音量差不多了。

婴儿出生前就已习惯了子宫内的背景噪音，所以出生后就能听清楚声音。这就是为什么绝大多数婴儿并不需要绝对安静的环境。相反，一些在子宫内曾听见过的背景声音经常有助于婴儿睡眠。

婴儿生后很快就能识别自己父母的声音，但还不能确定声音的方位。实际上，4 个月的婴儿才能确定声音的方位。婴儿一旦能确定声音的方位了，就能将头转向鼓掌或跺脚等声音发出的方向，以寻找到来之人。在此之前，突然的强声只能使婴儿出现惊吓。

听力对语言发育非常重要。只有听到了声音，儿童才可能学着模仿。否则就永远不能说话和吟诵。目前，医院通过常规听力筛查试验力图尽早发现存在听力障碍的婴儿。

1. 耳部小窝和皮赘（出生～生后 12 个月）

皮赘是皮肤多余的部分。可发生在身体的任何部位，但最常于颜面部，特别是耳部，常称为附耳（俗称拴马桩）。

小窝是耳周皮肤上 3～4 毫米直径，不到 2～3 厘米深的小洞。有时小窝可产生一种油脂样物质，称为皮脂。对新生儿来说，小窝最常发生的部位仍然是面部，特别是耳部周围。实际上，耳周小窝和皮赘通常都是正常的。

发生于耳部周围的皮赘和小窝是正常变异，不需任何治疗。如果婴儿的小窝和皮赘出现了感染，如：局部红肿、局部皮肤温热和皮赘或小窝部有脓汁或液体流出等，就应请教医生了。感染的耳周小窝虽然可用抗生素治疗，但反复感染就需要外科治疗了。如果觉得皮赘和小窝不好看，孩子大些可以考虑手术治疗。

2. 外耳卷曲（出生～生后 1 个月）

外耳部分由软骨组成。软骨是一种既坚固又能柔韧的组织。胎儿在子宫内，这一个狭小的空间内生长，外耳的软骨很可能会被迫折曲着生长。当婴儿出生时，外耳就会变得奇形怪状。其实，婴儿一旦离开子宫的约束，软骨就不再受压了，外耳也就逐渐变平整了。

折曲的外耳是正常的，最终会恢复正常，因此很少需要医生的帮助。如果外耳的折曲现象持续存在，医生才会对此采取适当的治疗。如果很长时间折曲的外耳还没有恢复正常状态，有些医生会在婴儿外耳上罩上一个塑料帽，协助外耳塑形，利于折曲的外耳恢复正常状态。如果婴儿长期保持一侧睡眠的姿势也会持续折叠外耳软骨。采用塑料帽纠正外耳形状，也可获得很好的效果。极少数的婴儿需要接受外科手术调整外耳软骨形状。这纯属整容手术，所以大多数外科医生认为，如果外耳形状不是特别异常，应待孩子大些再实施手术。

3. 揪耳朵（生后 1～12 个月）

许多父母都认为揪耳朵是耳部感染的必然征象。其实，很多原因都可造成婴儿戳耳朵、揪耳朵、拉耳朵和搓耳朵的现象。

一些婴儿揪耳朵是因为疼痛；一些婴儿揪耳朵是因为耳朵容易被触到，而进行玩耍；还有一些婴儿揪耳朵纯属自我安慰。所以看来，婴儿揪耳朵可以是在玩耍，可以是自我安慰，还可以是在体验疼痛。

当婴儿长到 3～4 个月时，就能发现自己的耳朵了。大约此时，家长也会注意到婴儿睡觉时常会乱动耳朵；清醒时时常会拉着耳朵玩耍。家长会经常见到这些情形。特别是当婴儿感到高兴和舒适时，他会揪着耳朵来安慰自己。高兴的婴儿抻拉自己的耳朵并不是不舒服的表现。

如果婴儿哭闹时抻拉他的耳朵，很可能是疼痛所致。最常见的原因是出牙。出牙的婴儿常会揉搓、抻拉自己的耳朵，以示不舒服。

揪耳朵的另一原因是耳垢（俗称耳屎）阻塞了外耳道，这些耳垢容易刺激婴儿感到不适，这种现象不常见。有些蜡样耳垢会出现在耳的深部，因此，即使怀疑是蜡状耳垢刺激了婴儿，家长也不能插入任何东西进到婴儿耳内去清理这些耳垢，棉签也不行。

造成揪耳朵的原因还有可能是耳部感染，这也是最令人担忧的原因，这些婴儿通常伴有发热和感冒的症状。但小于 6 个月的婴儿不易出现这种情况。

对于揪耳朵，家长需要做的最主要事情是辨别婴儿是否存在疼痛。如果婴儿既高兴、舒适、饮食好、且睡眠又香，家长不必担心揪耳朵现象。如果婴儿不适，观察婴儿是否出现了发热。耳垢阻塞不会有发热，但出牙、耳部感染可能会有，但出牙时，婴儿会将所能得到的东西都往嘴里塞，比如啃自己的手、玩具、奶头或安慰奶嘴等。而耳部感染的婴儿却不这样做。当孩子平躺时，出牙的婴儿会感到更加不适，因此，通过婴儿对体位的要求来看，也可协助判断婴儿是什么问题。

对于婴儿耳内耳垢过多的现象，可向耳内滴几滴油。任何植物油都可以，比如：橄榄油、杏仁油等。使用前应将油瓶内的油进行适当的温热。每晚婴儿睡觉前，向每只耳朵内滴入 2～3 滴油以软化耳垢。这样医生就会比较容易地将耳垢取出。有时，耳垢可被自行溶解。绝不能使用长棉签等细小的物品进入耳内自行给婴儿清理耳垢。

以上是总的规则。但要记住，出牙的婴儿也能并发耳部感染，而且出牙和耳部感染都可能同时伴有耳垢增多。

如果有下列情况，应及时就医：

婴儿因为疼痛而揪耳朵；

耳部红肿或耳道内有液体流出；

婴儿体温超过 38.5℃或婴儿心神不安、饮食差、睡眠太多或太少等。

（三）鼻子

新生儿完全是用鼻子呼吸的，因此，呼吸通畅与否完全依赖于鼻腔。各种原因所造成的鼻堵，如：感冒、过敏等，就会造成新生儿呼吸声粗重，特别是在喂养时表现得非常显著。直到生后 2 个月，婴儿的鼻子和嘴才开始共同承担起呼吸的大任。一岁以内婴儿鼻子常见的问题有：

鼻塞和打鼾（出生～生后 12 个月）

两个月内的婴儿只会用鼻呼吸。这时，他的嘴只用于吃东西，而不用于呼吸的。医学上将这种现象称为强迫性鼻呼吸。由于婴儿鼻腔非常狭窄，一点分泌物就可造成鼻塞；还由于婴儿只用鼻呼吸，鼻腔一旦被阻塞就可发出明显的打鼾声。

导致婴儿鼻腔分泌物增多的原因很多：鼻腔受到刺激物的刺激（刺激物如：花粉、灰尘、霉菌、香水等）、婴儿生病，比如感冒；喂养时或喂养后，一些奶汁上返至鼻腔后部等情况都可以导致鼻腔分泌物增加，其次，出生后 4～6 个月开始出牙的时候，婴儿口腔内会产生大量口水。这些过多的液体也可上返至鼻腔后部，致使鼻腔产生分泌物。当婴儿鼻子不通气时，也就是鼻腔被阻塞时，分泌物被滞留于鼻腔后部。很多分泌物就会倒流至婴儿的咽喉，引起咳嗽和哽咽，这种现象称为鼻后倒流。

鼻塞的原因也可能是过敏所致，如地毯、猫狗的毛、香烟等。

　　婴儿发生鼻塞时采用蒸汽浴是解决此问题最好的办法。但要注意，避免热水直接接触到婴儿以免不必要的烫伤。蒸汽可进入婴儿的鼻内，几分钟后婴儿就可以流鼻涕了。然后可使用球形抽吸器吸出鼻腔内的分泌物。球形抽吸器是一种塑料制成的口鼻抽吸装置，也有人将其称为吸鼻器。每个鼻孔抽吸一两次即可。蒸汽浴是相当安全的，但不要维持太长的时间，每次最好 10～15 分钟。

　　加湿器和喷雾器与蒸汽浴具有同样的原理，只是效果稍弱而已。加湿器和喷雾器一定要定期清洁和消毒。

　　还有一种可以帮助婴儿引流鼻内分泌物的办法，就是向鼻腔内喷些液体，比如：生理盐水、纯净水或者母乳。生理盐水是药店内可以买到的医用盐水溶液。首先将婴儿竖立抱着，再将液体尽可能喷入鼻腔深部。如果孩子头后仰，经鼻喷入的液体就会经鼻腔进入咽喉，致使液体被婴儿吞入或造成哽咽，完全达不到鼻腔引流的目的。

　　保持舒服的体位可以帮助婴儿维持通畅的呼吸。当婴儿仰面朝上时，鼻阻塞和鼻呼吸不但不会得到缓解，反而会加重。鼻腔分泌物将通过鼻后部进入咽喉。家长可将婴儿置于半卧位，这时婴儿睡觉时就不会出现鼻腔分泌物倒流入咽喉了。

　　如果婴儿鼻塞是由于过敏造成的，那么就要及时清楚这些过敏源。

　　当发现婴儿有呼吸困难的症状时，千万不要将任何东西放入婴儿嘴内，包括食物和液体，要及时带孩子就医。

　　鼻塞很少并发其他问题。但如果鼻塞时间过长，阻塞鼻腔的分泌物可能逆流进入鼻窦。鼻窦是面颊上、鼻部旁、眼周面面骨内的空腔。婴儿的鼻窦很小，特别容易被分泌物阻塞，鼻窦一旦被阻塞，婴儿就会出现鼻窦感染或中耳炎。这些病症可伴有发热、情绪不稳、稠厚的鼻腔分泌物等。极少数婴儿，因为后鼻分泌物倒流进入肺脏，引起气管炎或肺炎。

（四）口腔

　　子宫内，婴儿的口腔就会吸吮拇指，还可吞咽少量自身产生的羊水。婴儿出生后，使用口腔的机会就大大增多了。他要学会一次饮用大量的奶汁，并能很好的吞咽。尔后，他要开始学发音，学会说话。他还要逐渐学会依赖口腔，而不是光用鼻子呼吸。

　　虽然新生儿很快就学会了使用口腔。但还会面临一些障碍。比如：舌头如果与口腔基底黏附得太紧，就会出现进食困难，同时吸吮妈妈乳房时妈妈也会感到疼痛。口腔也可能受到感染，最常见的是酵母菌。出生几个月后，婴儿开始出牙。出牙也可引起疼痛并流口水，从而导致一些婴儿进食方面的问题。下面就婴儿口腔可能出现的问题，做一介绍：

1. 舌系带过短（出生）

舌系带是一条细长的黏膜索带，连接舌背和口腔底部。当我们张嘴并抬高舌头时，就可见到这条索带。舌系带的一端附着于舌背，其附着点因人而异。附着点越接近舌尖，舌头越不容易伸出。这是因为舌系带揪住了舌体，使其固定于口腔底部。

舌系带过短是指舌系带附着于舌背接近舌尖的部位，致使舌头运动严重受限。存在这种现象的婴儿，进食比较困难。由于附着点限制舌头向前伸展，所以，用力时舌尖可呈"V"型。大约 1/1 000 的新生婴儿存在舌系带过短的现象。其中，大多数婴儿除了附着点异常外，没有其他问题。但个别婴儿因为舌运动受限，出现吸吮困难；或因为舌系带位置的原因，出现母乳喂养时妈妈自感乳头疼痛，或婴儿吃奶困难。对于这些情况，只有采取修剪舌系带的方法才能解决。修剪舌系带后舌头的运动幅度将会增大，吸吮也就会更加有效了。这项操作比较简单，在不需止痛药的前提下，即可实施修剪操作。由于舌系带的血液供应很少，所以整个操作过程中出血也很少。婴儿不会感到太痛，通常术后数分钟即可开始喂养了。

2. 吸吮小泡（出生～生后 4 个月）

许多婴儿上下嘴唇中间都有小泡。这些清亮或白色的小泡是因为喂养的体位和喂养时吸吮动作导致的。有些小泡坚硬，有些松软；有些表面粗糙，有些光滑。这些吸吮小泡是一种正常现象，会慢慢消失的，有时会时隐时现。吸吮小泡既不会造成婴儿疼痛，也不会影响喂养。发现婴儿出现吸吮小泡，家长不必着急。这些可自行消失，嘴唇也可完全恢复正常。

3. 出牙（生后 3～12 个月）

婴儿出生时，乳牙已基本形成，并储存于牙龈内部。这些埋藏于牙龈内部的乳牙，只有穿透牙龈才能萌发出来。第一颗乳牙将于出生后 18 月内萌发。极个别婴儿出生时就可见到 1～2 颗牙齿；绝大多数婴儿于生后 6～12 个月开始萌发牙齿。出牙意味着牙齿萌发的过程，经常伴有疼痛。有些婴儿在出牙时并不感到疼痛。

与传统观念不同的是，婴儿出牙过程不光指牙齿萌出前后的时期。出牙的征象通常从生后几周或几个月内即已开始，直至牙齿萌出为止。一般婴儿出生后 2～3 个月就表现出相应的征象了。要记住，只有 20 颗牙齿全部萌发，出牙过程才算结束。

随着乳牙在牙龈内的运动，它会刺破神经和周围的组织，引起牙龈肿胀，甚至发炎。这可能是出牙痛的原因。婴儿会感到肿痛、触痛，并流过多的口水。出牙痛是个急性过程。当婴儿平躺时，不舒适的感觉可从牙龈传导耳部；当婴儿竖坐时，耳部疼痛略有减轻。

婴儿出牙时会有过多的口水，这与唾液产生过多有关。吞食的唾液充满了胃部，还会导致食欲降低。唾液还可刺激肠道，使大便偏稀。

出牙时，一些婴儿通过咬自己的拳头或出牙玩具来安抚自己。这种方式非常有效，就如同我们按摩酸痛的肌肉可以缓解疼痛一样。环状牙胶可以达到轻轻按摩牙龈的作用。现在市面上有很多不同形状和大小的牙胶，根据婴儿的特点选择合适的牙胶，会起到良好的效果。有些牙胶具有震动的效果，对牙龈可以产生多层面的按摩。很多婴儿喜欢咬自己的手指、拳头或家长的手指，其效果与牙胶相同。凉爽的物品，例如冷冻的牙胶、勺子或冷冻的湿布，也有助于牙龈的消炎和消肿，以及缓解疼痛。注意，不要冰冻牙胶，否则会冻伤牙龈和口腔颊黏膜。出牙时，还可应用一些药物，比如：凝胶剂和镇痛剂等。

如果婴儿特别烦躁，而且家长也不能确定是否由耳部感染或出牙刺激牙龈所致时，就应请教医生了。耳部感染和出牙的症状十分相似。两者都会引起婴儿发热、揪耳朵缓解耳部疼痛、食欲差或烦躁不安。仔细观察，可将两者加以区别。出牙时，发热很少超过 38.3℃，而耳部感染时，体温会更高些。出牙时，只有婴儿平躺时才会出现揪耳朵的现象，而耳部感染时，婴儿处于任何体位都会出现揪耳朵的现象，平躺时会越发激烈。还有，出牙时食欲减低与唾液产生过多有关。过多的唾液会充满整个胃部。耳部感染时不会出现口水过多的现象。即使这样，没有经过医生的检查，很难确定出牙还是耳部感染。

大多数婴儿的出牙表现会反反复复，直到 18 个月为止。此间经常与耳部感染同步出现。另外，病毒疾病造成的咽痛或烦躁不安，经常与出牙的症状相似。如果对婴儿表现出的症状持有不解，就应拜访医生了。

除了医生用灯光对婴儿耳内进行检查确定症状与耳部感染或出牙哪个相关外，婴儿出牙时不需进行其他的检测。有时医生会发现婴儿牙龈肿胀，但并不意味婴儿一定会出现出牙引起的疼痛。

出牙的相关治疗包括三个方面：局部牙龈按摩治疗、口服止痛药和传统治疗。通常使用凝胶进行局部治疗。凝胶内含有一定药物，可缓解牙龈的肿痛。添加到凝胶内的常见成分包括：水杨酸、利多卡因、鞣酸、薄荷醇、麝香草酚、甘油和乙醇。其实，目前并没有证据证实这些凝胶真的能起到预期的作用。由于药物存留在牙龈上的时间很短，缓解症状的效果主要取决于药物应用的方法了。将凝胶涂于牙龈上进行摩擦，可产生同咬拳头和牙胶同样的按摩效果。口服止痛药主要有两类：对乙酰氨基酚和布洛芬。对乙酰氨基酚是泰诺的活性成分；而布洛芬则是美林的主要活性成分。婴儿阿司匹林是一种极不合适的药物，从不给婴儿和儿童使用。因其可并发瑞氏（Reye）综合征，这是一种导致肝功能衰竭和大脑损害的疾病。对乙酰氨基酚可适用于任何年龄的儿童，根据婴儿体重选择使用剂量。这是一种非常有效的退热药物，同时也是很好的镇痛药。布洛芬适用于 6 个月以上的婴儿，同样是根据婴儿的体重选择剂量。布洛芬具有抗炎和退热的作用。根据治疗的形式可选用滴剂、片剂、凝胶和溶液。有些草药中的活性成分具有抗炎、消肿和止痛的作用，所以也可用于出牙时。虽然这些药物为非处方药物，但是也只有在医生指导的前提下才可给婴儿使用。

出牙本身的并发问题很少。由于口水过多，大量唾液被吞咽，影响了婴儿的食欲。同时，还可引起大便偏稀。有时，还可见到婴儿口腔周围出现少量皮疹。

（五）颈部

婴儿出生时，由于颈部肌肉还非常软弱，所以孩子的颈部都是松软的。生后几周后，颈部肌肉就会逐渐强壮起来，达到支撑头并使之竖立的作用。

颈部不仅用来支撑头部，还用来支撑进食和进气的重要管道。气管将空气通过口腔导入肺内；食道将食物导入胃内。气管被韧带包裹着，以来增加其强度。但刚出生时，韧带还没有成熟，气管可能就会比较软弱，容易受到压迫。如果颈部的组织压迫了气管，孩子的呼吸声就会嘈杂、刺耳。只有当颈部和气管变得强壮后，异常的呼吸声才会消失。

出生时，颈部细长和纤瘦，但很快被脂肪组织填充。这样，颈部就会出现成圈的皮褶重叠，口水和溢出的奶汁积存其中。这些脂肪褶是婴儿健壮的表现，但皮褶间重叠的皮肤特别容易受到刺激。

颈部可能存在的异常如下：

1. 斜颈（出生～生后 3 个月）

斜颈字面的意思就是"扭曲的颈部"；医学上形容的是由于颈部两侧肌肉强度不一致，造成的头歪斜或转向一侧的现象。对新生儿来说，斜颈是个非常常见的现象。胎儿本身蜷曲于一个狭小空间内。随着胎儿的生长，颈部就会逐渐扭曲起来，以协调身体，适应子宫内的空间。颈部扭曲的结果，就会造成颈部一侧的肌肉——胸锁乳突肌——逐渐被拉长，致使颈部两侧胸锁乳突肌的长度出现差异。婴儿出生后，其头部就会偏向胸锁乳突肌较短的一侧。如果将婴儿头部保持正中位或转向另一侧，较短的胸锁乳突肌就会被伸张。

有时在胸锁乳突肌较短的一侧可触及到包块或肿胀的肌肉。这是由于分娩过程中较小的创伤所致。创伤指的是一侧胸锁乳突肌在分娩中受到牵拉，并形成轻微的炎症。出生一两周后，被创伤的肌肉继续肿胀，形成一个大硬块。这时，婴儿喜欢将头部歪向受损侧，以保持受损的肌肉处于最低张力状态。随着肿胀逐渐消退（最终一定能消退的），创伤的肌肉可完全恢复正常或形成纤维索带。由于纤维索带较硬，而且不具有原始肌肉的弹性，所以颈部肌肉运动进一步受限。

斜颈也可出生后获得。当婴儿头颅骨某处出现平面，其头部会就势歪斜，以获得舒服的休息姿势；或者父母总将婴儿放置于同一体位，比如：固定的喂养姿势和频繁使用汽车安全座椅，都会造成婴儿喜欢将头部保持于同一姿势。这些造成体位性斜颈的原因，就会造成颈部反复向一个方向扭曲，导致颈部一侧肌肉逐渐变短。

如果发现婴儿喜欢将头部偏向一侧，就应向儿科医生介绍婴儿的这种情况。通过轻轻伸张练习，可以增加较短肌肉的活动性。变换喂养姿势也可协助伸拉颈部。改变汽车安全座椅上枕头的位置也可获得较好的效果。当婴儿睡觉时可轻轻旋转婴儿的头部，特别是存在斜颈时更应如此。如果颈部两侧肌肉不对称，婴儿睡觉时特别喜欢将头部转向有问题的一侧。由于生后头两个月婴儿颅骨的形状会出现明显的改变，婴儿一旦整天保持同一睡眠姿势，颅骨着床部位就会变平。这会形成一个恶性循环，如果婴儿喜欢将头保持一个固定的姿势，颅骨就会出现一平整的区域，这一平整区域就会很容易地支撑着婴儿头部，婴儿就会更喜欢保持这一特殊的姿势。上面提及的两个问题就会并存，形成斜颈—偏头序列症。因此，当婴儿仰卧位睡觉时应时而将婴儿头保持右侧卧、时而保持左侧卧、时而保持正中位，这样可有利于缓解斜颈，并减小头部变平的可能。

虽然斜颈经常可自行痊愈，但也应让医生知道婴儿现在的情况。如果出生2～3个月后，颈部肌肉张力和长度仍然不一致，医生经常会开始伸张练习或物理治疗。

出生头几周内，经常采用颈部轻轻伸张练习就可改善斜颈。如果没有彻底解决问题，医生会建议家长咨询物理治疗师。物理治疗师会使用协调性的练习来伸张胸锁乳突肌。开始物理治疗后的三个月内，斜颈就可得到纠正。极少数病例对物理治疗没有反应。如果斜颈持续存在，可考虑外科治疗。外科手术会将颈部较短一侧的、紧绷的胸锁乳突肌适当切开，达到肌肉伸张的效果。外科手术后，还需要物理治疗，为的是进一步伸张肌肉。

斜颈的主要的并发症是偏头或扁头。有关偏头或扁头的问题，可回顾本章第二节。

2. 气道狭窄和喉鸣（出生～生后 12 个月）

喉鸣是由于气道狭窄造成的，有关新生儿先天性喉鸣的问题，我们已经在第二讲专题二新生儿家庭护理中做过介绍。除新生儿先天性喉鸣外，食物或玩具等异物阻塞气道、感染或炎症造成的气道肿胀等，也都是引起婴儿出现喉鸣的原因。

（1）感染　感染可以导致气道内或气道周围肿胀，从而引起喉鸣。其中最严重的感染要属会厌炎。会厌是位于舌根部的一块软骨，当我们吞咽时，它会覆盖于气道开口处，以避免食物进入气道。感染导致会厌肿胀，从而引起急性、进行性加重的呼吸问题，严重时还可造成完全性气道梗阻。完全性气道梗阻为一医学急症，是由于气道严重肿胀从而导致空气不能进出肺脏。患有会厌炎的儿童病情非常严重，喜欢保持坐位及双手撑地的姿势。我们将这种姿势称为三角架体位，这种姿势会使婴儿感到舒服些。引起会厌炎最常见的原因是一种称为嗜血流感杆菌 B 的细菌。还好，这种细菌目前比较少见，而且还可进行疫苗接种。

（2）哮吼　另一种引起喉鸣的原因是哮吼。哮吼是病毒引起的上气道的炎症和气道阻塞。一般来说，哮吼出现的喉鸣和犬吠样咳嗽等都具有夜间重、白天轻的特点。个别严重病例可整日存在犬吠样咳嗽。典型的哮吼将持续 3～5天。由于这是一种病毒感染，抗生素起不到任何作用。

（3）过敏　上气道的突然肿胀也可由过敏所致。过敏性反应也可出现喉鸣。患有过敏反应的儿童可出现嘴唇肿胀和皮肤出疹。嘴唇肿胀就是潜在的气道狭窄的征兆。

（4）颈部的蹼或环　还有少数病例，是在胎儿发育时期颈部血管或其他组织就包绕了气道，并从外向内压迫气管，导致气道狭窄，引起喉鸣样的尖叫声。这种环绕气道的结构称为蹼或环。

（5）声带的异常　声带的异常也可导致喉鸣。正常声带在吸气时处于分开的状态，保证气道通畅。如果一侧或两侧声带麻痹，就会造成气道狭窄；空气通过狭窄的气道，就会出现喉鸣。

当听到婴儿每次呼吸都发出低调或尖叫的声音时，就应向医生进行汇报。

如果喉鸣是由于炎症或感染（特别是哮吼）所致，凉雾和凉气都有助于减轻气道的肿胀。可以将婴儿包裹在温暖的衣物或毯子内，到外面呼吸凉爽的夜晚空气。如果下雾，效果更为理想。通常，每隔 10 分钟交替呼吸凉气和蒸汽，可明显减轻喉鸣的发作。任何时间婴儿出现了呼吸费力，家长都要紧急就诊。

（6）呼吸困难　呼吸困难是婴儿的危险症状，我们应学会识别，婴儿呼吸困难有如下体征：

①每次呼吸都有鼻翼煽动。此体征可允许更多的空气进入呼吸道和肺脏。②下颚和肩部间颈部的纵向肌肉舒缩明显可见。此体征可牵拉肺间，增加肺容积和肺内的气量。称为锁骨上窝的锁骨间凹槽可也随每次呼吸被向下牵拉。③肋骨间的肌肉舒缩明显可见。此征将肺横向拉宽，也可增加肺容积和肺内的气量。为了观察肌肉是否受到牵拉，家长可由婴儿的腋窝至髋部间画一条虚构线。通过线的中间位观察每次呼吸时肋骨的移动轨迹。此时可以见到，肋骨的移动轨迹如同一排桶的把手被拉上、放下。④每次呼吸时，腹部上下运动的幅度明显增加。这是强迫膈肌向下伸展，以增加肺的长径，获得更多的气量。⑤呼吸增快。通过呼吸加速，可增加进入肺脏空气的流速。请记住，婴儿发烧时呼吸增快是为了释放热量。这不是呼吸困难的体征，而是降低体温的很好方法。当体温正常时，正常的呼吸频率与年龄有关：新生儿为 40～60 次/分钟；婴儿为 25～35 次/分钟；小儿为 20～30 次/分钟；成人为 12～14 次/分钟。

哭闹的婴儿就会出现鼻翼煽动、张口呼吸、肋间肌肉受到牵拉、呼吸增快等症状，因此评价呼吸困难一定不要在婴儿哭闹之后。

上面提到的每项表现都是婴儿为了获取更多的氧气而表现出的体征，换句话说，如有上面的体征就代表婴儿出现了呼吸困难。如果婴儿表现出或家长怀疑婴儿存在以上两项以上的体征，就应尽快呼叫医生。当婴儿存在呼吸困难时，千万不要经口进食，包括食物和液体。

3. 颈部皮褶（出生～生后 6 个月）

正如家长注意到的那样，出生不久的婴儿，颈部皮肤会折叠在一起形成皮褶。随着体重的增长，颈部皮褶变得越来越厚，甚至有些累赘。这种情况直到生后 4～5 个月婴儿能够自行抬头时，才开始有所好转。此间，随着颈部肌肉逐渐强壮，婴儿会笨拙地将头转来转去，这时就可看到颈部的皮褶堆积一团，十分臃肿。

由于颈部皮褶的皮肤自身频繁摩擦，致使深部沟壑内皮肤受到刺激，而发红。还由于婴儿不能很好的抬头，颈部皮褶内的空气不流通，积存的汗液会进一步刺激皮肤。

当我们用手指分开婴儿颈部皮褶时，就可发现一层乳白色奶酪样的膜隐藏于内部。这层膜可能由陈旧的牛奶、爽身粉或继发感染后的分泌物组成。有时婴儿呕吐后，会有一些奶液流到皮褶内。如果不及时清洗，少量奶液就可积存于内。一段时间后，奶液凝结，形成奶酪样物质。几个小时后，积存的奶液就会发出异常的臭味。经常往颈部皮褶部擦粉，也可形成厚厚的白膜。这是因为爽身粉与皮褶内的潮气混合，加上婴儿颈部时常地运动，搅合成凝块。很快，凝结的爽身粉也开始出现臭味。皮褶内的感染也可形成一层白膜，但这十分少见。感染常引起皮褶深部皮肤发红和轻微肿胀。如果真是见到了白膜，说明局部出现了脓液或皮肤已破溃。

引起颈部皮褶感染的最常见原因是酵母菌。这与引起口腔内鹅口疮和霉菌性尿布疹的原因相同。口腔内的鹅口疮表现为厚厚的白膜，而皮肤上的酵母菌感染却表现为发红、发亮。酵母菌喜好温暖、潮湿和黑暗的环境。所以，厚厚的皮褶和深深的沟壑非常宜于酵母菌的生长。细菌也可引起颈部皮褶出现感染。与酵母菌不同的是，细菌可引起皮肤破溃，使发红区域迅速扩大。

保持皮褶内空气流通。家长可用手撑开皮褶，并用湿布轻轻擦拭深部的破溃处。继续用手撑开皮褶，尽量将皮褶抻平，再用干毛巾轻轻蘸干或吹干潮湿的皮肤。一些家长用家用吹风机的低档吹干湿润的皮褶深部，是非常好的创举。保持皮褶内通气良好是减少皮肤刺激、预防感染，特别是酵母菌感染的最好办法。

总的来说，不应使用爽身粉扑撒在颈部皮褶内。如果必须使用爽身粉，可试用玉米淀粉。用手撑开颈部皮褶，扑上玉米淀粉后掸去多余的粉末，以预防粉末凝结或形成白色奶酪样薄膜。如果婴儿出现了呕吐，应尽快清理呕吐物。如果呕吐的奶液流进了颈部皮褶内，轻轻分开皮褶，进行清洗。

颈部皮褶受损现象的治疗主要是保持局部透气。当婴儿学会抬头后，颈下的空气流通了，情况就会大大改善，皮肤受刺激的程度也会大大减轻。当然，颈部皮褶透气的同时，也在有效地治疗和预防继发感染。抗真菌药膏可治疗酵母菌感染。最常使用的是制霉菌素、特比奈芬、含有吡咯环的药物（克霉唑、酮康唑、易康唑和米康唑等）。由于酵母菌喜欢温热、阴暗、潮湿的环境，抗真菌药膏与局部透气联合应用效果更佳。抗生素可治疗细菌感染。轻度感染可选用药霜或药膏，较重感染可选用口服抗生素。与酵母菌感染一样，细菌也喜好潮湿的环境。所以，局部涂药与频繁透气应联合应用。

四、胸廓和肺部

婴儿出生后开始用肺进行呼吸。婴儿一旦开始自己呼吸（自主呼吸），就要依赖自身肺脏来吸取氧气和排出二氧化碳完成气体交换的任务，要完成这样的任务，婴儿出生前肺脏必须发育成熟，绝大多数婴儿的肺脏要在孕34周后才会成熟。出生后，婴儿第一个动作就是建立呼吸。

婴儿的呼吸方式也与儿童和成人不同。经常会出现"正常周期样呼吸"。即：深、慢的呼吸持续一两分钟后，开始加速，变得浅、促。再持续几秒或几分钟后，又变成深、慢的呼吸，以此往复。

生后两个月内的婴儿，他的嘴主要忙于学习吃奶，对呼吸没有任何帮助。主要通过鼻子进行呼吸。较小婴儿呼吸的典型通路是空气通过鼻腔，经过颈部，到达肺脏。如果，胎龄小于34周或在呼吸的通路中存在问题就可以造成孩子呼吸困难。

（一）呼吸困难的喘息（出生～生后12个月）

呼吸窘迫属于一个医学名词，用来形容严重的呼吸困难。

1. 呼吸困难产生的原因

有三个主要的原因可引起婴儿出现呼吸窘迫，即：气道梗阻、气道感染和肺脏不成熟。

（1）气道梗阻　气道梗阻是阻止空气进入到肺脏最常见的原因。气道梗阻可能与下面的因素有关：

①鼻后部极度狭窄或根本不通，医学上称为后鼻孔闭锁；②通过颈部的气道狭窄或松软，称为喉气管软化；气道狭窄或形态异常；③一些食物颗粒或玩具的某些部位滞留于气道或肺内阻塞了呼吸；④比较少见的严重过敏反应引起的阻塞。

（2）感染　引起呼吸窘迫的第二种常见原因是感染。任何从鼻、嘴到肺脏的病毒、细菌等引起的感染都会导致气道肿胀及黏液分泌增加。气道肿胀可引起梗阻，产生的黏液可阻塞深部的肺脏，造成肺炎。

无论出现以上哪种情况，婴儿都会出现呼吸困难。

较大儿童和成人的气道较粗，气道肿胀带来的问题不会特别严重。气道越粗，肿胀造成的阻塞程度就越轻。而且，年长儿和成人还能通过咳嗽排出很多黏液。因此，他们能够抵抗大多数的感染。只有明显的气道肿胀、严重的炎症，才可造成呼吸困难。炎症和梗阻的越严重，呼吸也就越困难。

（3）新生儿肺发育未成熟　引起婴儿呼吸窘迫的第三种原因是肺未发育成熟。

在肺未成熟之前就出生的婴儿可患有呼吸窘迫综合征（RDS）。呼吸窘迫综合征主要发生于早产儿。

151

2. 呼吸困难的家庭处理

（1）对呼吸道有轻度炎症的婴儿，如果，婴儿呼吸尚平稳，可采用蒸汽或冷湿气蒸汽两者交替进行的办法，蒸汽或冷湿气往往会使婴儿获得舒服感并对缓解呼吸困难也非常有帮助。具体的做法是：在穿戴暖和的前提下，吸入 10 分钟的蒸汽后再吸入 10 分钟的冷空气，两者交替进行，如果婴儿存在呼吸困难，就要及时就医了。

（2）如果小玩具或小块食物滞留于婴儿气道内形成异物，要立即让婴儿趴在家长的手臂上——婴儿面部朝下，身体骑跨于家长的前臂，家长用同侧手掌撑住婴儿的头部，另一只手叩击婴儿背部。一般连续叩击五次后，将婴儿面朝上地翻转过来，清理口腔内的"异物"；如果异物没有被叩出，再重复执行一次或几次这样的操作。

（3）一旦婴儿出现较重的呼吸困难，就应立刻紧急就诊，不得延误，以免引起严重后果。

（二）胸廓形态异常（出生时）

胸廓的正常形状应该是光滑的半圆形，由胸骨、肋骨与脊柱相连接而成。胸廓包绕着心脏和肺脏，起着对心肺的保护作用。

胸骨位于胸廓的最前面，是一块扁平骨头，从颈下延至腹上。位于胸廓的中线，肋骨前端通过软骨与胸骨连接。后面与脊柱相连。

胸骨下端有一尖头，称为剑突。顾名思义，剑突的形状的确很像"射箭的箭头"。很多家长会非常惊奇地发现在婴儿前胸和肚脐之间中线的中点处，有一尖状骨头隐藏于皮肤下，非常明显，这就是正常的剑突，随着婴儿的长大剑突就会慢慢地隐蔽起来。

如果胸廓的前面当中凹陷或突出，我们就称为胸廓畸形。每300个正常婴儿中有1例胸廓畸形的孩子，其中男孩多于女孩。

胸骨下陷使胸廓下凹，这种胸廓畸形称为"漏斗胸"；胸骨突出，胸廓呈尖状凸起，这种胸廓畸形称为"鸡胸"。其中，漏斗胸较为常见，约占胸廓畸形的85％。

胸廓畸形是在胎儿时期就形成，是由于胎儿期连接肋骨和胸骨的软骨过度生长所造成的。连接肋骨和胸骨的软骨生长过快，使得胸壁不是向外凸出，就是向内扭曲，在成胸廓畸形，有时婴儿还会存在肌肉、骨骼或血管等其他异常。这种胸廓畸形在出生时即可诊断。

对于胸廓畸形，父母也无能为力。如果胸廓畸形比较轻微，通常只是个美观问题。如果胸廓畸形比较严重，被胸廓保护的器官就只能委屈于狭小、畸形的空间内，就可能对孩子的内脏发育和功能造成影响。

对于严重的胸廓畸形，可通过物理治疗或手术治疗来改善胸廓的形态。

需要手术的情况包括：

1. 因胸廓异常的形态影响了心肺的功能

严重的漏斗胸可将心脏挤向左侧。由于心脏位置比正常心脏更偏左，干扰了进出心脏的血流，增加了心脏的负担。最终可导致心力衰竭。

鸡胸不像漏斗胸那样会压迫心脏和肺脏。但由于严重的鸡胸影响了肺脏的形态，限制了呼气的完全性。特别是运动后，气体交换增加时，更为明显，可导致严重的呼吸困难。

2. 胸廓畸形影响了年长儿和青少年的自尊或单纯为了整容

胸廓畸形的最常见问题是美观问题。随着孩子的长大，患有胸廓畸形的儿童或青少年就会自觉到身体形态的异常，强烈需要矫正胸廓的形态。但如果不是心肺功能受到了严重的损害，医生一般是不会对 8 岁以下的儿童实施矫形手术。

五、胃肠道

胃肠道起自口腔和食道，经胃部，肠道，最后结束于肛门。一个健康成人消化道总长度可超过 8～9 米。

整个消化系统在胎儿时期即已发育完成，但在婴儿出生后，他们在消化母乳或配方奶上可以出现多种问题，如：腹泻、便秘、大便味道异常或形状异常以及食欲丧失等。有关新生儿大便的特点已在新生儿的有关章节中做过介绍，在此不再重复，现将婴儿胃肠道常见问题介绍如下：

（一）腹泻（出生～生后 12 个月）

腹泻是指稀水样且次数增多的排便现象。

由于婴儿大便本身就已经很软，次数也比较频繁，要想确定婴儿是否存在腹泻有时还是比较困难的。如果大便中水分不是很多或水分已渗入到尿布内，或婴儿一天排便 2～3 次，并没有出现大便次数增多的现象，判断孩子是否出现了腹泻就更加困难了。

1. 导致婴儿腹泻的常见原因

（1）消化道感染　病毒、细菌或寄生虫感染了婴儿的消化道，可导致腹泻。现今，引起婴幼儿出现感染性腹泻最常见的原因是轮状病毒感染。

感染造成大便变稀的原因与病原菌在肠道内释放的毒素有关，同时病原菌还造成婴儿肠道内正常细菌的数量和种类发生了明显的变化。

（2）食物引起的腹泻　有些婴儿不能耐受某种食物成分。即使这些成分是存在于母乳或配方奶粉中的正常成分，有的孩子也会出现腹泻。还有，母乳喂养儿出现的腹泻还可能与妈妈食用某种食品有关。对于稍年长的婴儿来说，腹泻可能与某种食物添加有关。比如：刚更换为新品牌的配方奶粉或新增加一种辅食，婴儿就出现了腹泻。

（3）抗生素引起的腹泻　抗生素也可引起腹泻。虽然，小婴儿很少服用抗生素，但这仍然是一个值得关注的原因。抗生素导致大便变稀，其原因与感染一样，都是改变了肠道内正常菌群的平衡。还有的婴儿对抗生素过敏，出现严重的腹泻。

腹泻与常见的皮疹一样都是过敏症的特征表现。腹泻一旦出现，就需要花费一定气力才可能将其终止。腹泻时肠道受到了严重的打击，吸收能力会明显降低，其结果，大量水分和营养素随着大便排出体外。

2. 腹泻的处理

（1）婴儿出现腹泻时，首先要停止喂养固体食物，同时提供额外的液体以补充经大便丢失的水分和营养素。小于 4 个月的婴儿不能通过饮用白水补充水分的丢失，只能用特定的液体或淡茶替代平日的配方奶粉或母乳。

（2）腹泻并伴有呕吐、发热等其他症状，说明引起腹泻的原因很可能是感染。对感染引起儿童期腹泻，如果是细菌感染即使不治疗，通常也能自行痊愈。病毒感染也有着自身感染的过程。只有某些寄生虫的感染，需要使用特别的抗生素治疗。

（3）腹泻最严重的并发症是脱水。避免脱水的最好办法是适量补充额外的液体，比如母乳、配方奶粉、淡茶水或米汤。严重和持续的腹泻则需要输液治疗，否则脱水的下一步就是婴儿体内的电解质失调，那是一种十分严重的情况，可以威胁到孩子的生命。

（4）严重和持续的腹泻还可引起尿布疹，而且会快速加重。将尿布疹降至最轻程度的最好办法是婴儿排便后及时更换尿布。用清水（而不是香皂水）清洗臀部（而不是擦拭）可有效减轻尿布疹的程度。有时，使用少量护臀膏，特别是含锌的护臀膏，可帮助皮肤康复。

（5）如果是食物过敏引起了腹泻，最好的处理办法是停止再次服用可疑的食物。母乳喂养的妈妈也应停掉可能引起婴儿腹泻的相关食物。如果停掉了这些食物，婴儿腹泻就停止了，就说明孩子对这种食物不能耐受，以后就要注意尽量避免再食用这种食物。

（6）奶瓶喂养的婴儿可以更换其他类别的奶粉。配方奶粉包括以牛奶为基础的、大豆为基础的、低敏和不含乳糖等多种类别，可供选择。

（7）如果抗生素是腹泻的原因，要及时咨询医生是减少服用剂量，还是停止应用该种抗生素。

（二）大便变异的判断（出生～生后 12 个月）

不同婴儿间、不同日龄间，婴儿的大便从颜色到形状变异很大，经常引起家长的担忧。这些变异有正常的，也有不正常的，具体包括：

1. 胎便

胎便为黑色柏油样大便，属于正常新生儿大便；于生后几日内即可消失，而且以后不会再出现。

2. 母乳喂养性大便

正常母乳喂养儿的大便，呈黄色类似芥菜籽样颗粒样大便；对母乳喂养儿来说，婴儿大便的颜色有时与妈妈进食的种类有关。

3. 典型奶瓶喂养性大便

呈偏绿色匀质的大便。奶瓶喂养儿的大便不像母乳喂养婴儿经常排泄水样大便那样，奶瓶喂养婴儿通常排泄绿色、性状均匀的大便，不带有颗粒样物质。有时，婴儿也会排出黄色或褐色的大便。使用不同奶粉喂养的婴儿，大便可呈现黄色或褐色；使用多种奶粉喂养的婴儿，大便的颜色可发生变化。

4. 虽然绝大多数婴儿每天排出的大便近乎相同，但也会有个别时候，大便颜色会发生变化

大便间断呈现铜锈绿或橙色；患了轻度腹型流感的婴儿，大便颜色也有可能发生变化，直到感染消除为止。

以上这些情况，都不足为虑，但有时大便呈现有些颜色或外观形态有所改变时，应该引起我们特别注意：

5. 不正常的大便包括

（1）白色大便或含有黏液的大便是不正常的大便，可能是婴儿出牙过程中吞咽过多的口水所致。

（2）如果大便呈水样，尿布上可见泡沫，说明婴儿出现了腹泻（见本节问题一）。

155

（3）红色大便——大便带血（出生～生后 12 个月）

红色是出血的征象，大便带血即："血便"。

如果发现婴儿尿布内的大便混有血液，血液可覆盖在大便表面也可与大便分离。血液可呈现出明红、咖啡渣样的棕褐色或类似柏油的黑色，此时，为"血便"。

①如何通过血液的颜色判定出血的部位。通过血液的颜色可确定出血的部位，因为，血液的颜色与血液的陈旧程度和在肠道内历经路途的长短有着密切关系：如果血与大便相混，出血应来自于肠道。如果血液包绕大便或与大便分离，出血应来自于肛门周围的皮肤，这种状况可能性最大的是"肛裂"造成的出血。因为，在肠道内大便已经成形，出血是发生在大便成形以后，那么，一定是在肛门附近了。咖啡色、紫黑色、如同果酱一样均匀的栗子色或咖啡渣样的棕色颗粒大便，应该是经过肠道缓慢排出的陈旧血液。婴儿的胎便颜色为黑色，但婴儿出生 3 天以后就不应再排黑色大便了。如果再出现出血上述的大便颜色，那应该考虑是便血的征兆。食物引起大便带血或带黏液的众多原因中最常见的是牛奶。而由牛奶加工而成的配方奶粉或食用奶制品的妈妈产生的母乳，都可能导致婴儿大便出血。其原因是婴儿对牛奶过敏造成的，如果婴儿便血的同时又存在湿疹等其他的过敏表现，更能证实大便带血与牛奶有关。还有很多种食物也可引起大便带血或黏液。如豆奶，有时也会出现大便带血或带黏液的现象。外科急腹症："肠套叠"表现为婴儿一部分肠管与下端的肠管套在一起，这在婴儿中偶有发生，是一种严重的外科急腹症，可引起大便出血及其他的急腹症的症状。②血便的处理应根据原因采取适当治疗。如果食物敏感是祸根，就应剔除相应食物。对母乳喂养的妈妈而言，即意味着限制食物的种类；对奶瓶喂养的婴儿而言，应更改特殊配方的深度水解或氨基酸配方粉，这类奶粉是典型的低过敏源性奶粉，所含成分不会刺激肠道，不会引起不良性反应。如果原因是肠套叠，必须到外科急诊治疗，尽快释放叠缩的部分。肠套叠很少发生于婴儿期；较常见于幼儿期。（婴儿期指从孩子出生开始到满 1 周岁，幼儿期指孩子 1～3 周岁）

（4）便干——便秘　如果大便很干，如同干燥的牙膏或小球状，说明婴儿出现了便秘。

便秘指的是大便干燥，伴有排便过程困难的一种现象。这是一种比较常见的现象。对大点的婴儿来说，是否便秘与排便的规律没有太大的关系。比如：一个婴儿几天才排一次大便，但排出的是软便，就不能认为婴儿存在便秘。有时，家长可发现一段时间没有排便的婴儿会感到非常不舒服，比如：将腿抬至胸部、吃奶减少等。这很可能就是便秘的预兆。

随着孩子长大，有些情况就会发生很大的变化。孩子出生后 4～6 周时，许多婴儿排便间隔就会逐渐拉长。有些婴儿原来每天排便几次，变成每天只有 1～2 次；有些婴儿原来每天排便 1 次或隔天 1 次，变成每周 1 次。这些都是正常的转变。因此，不要把这种排便规律的正常转变和便秘现象混淆起来。

真性便秘不仅排便间隔长，而且大便干硬，有时甚至可呈硬球。干大便会给婴儿造成肛门周围的皮肤撕伤，形成'肛裂'。

有很多原因可造成便秘：如：肛门狭窄阻止了大便的排出；肠道神经发育不良延缓了大便的排出等。但引起便秘的最常见原因是婴儿饮用的牛奶。有个别时候，母乳也可以引起便秘。

通过多喝水、多进食促进肠蠕动可以起到相促进排便的作用。母乳喂养的妈妈喝一些大李子水也有利于婴儿软化大便。用奶瓶喂养的婴儿也可适当饮用少量大李子水。

6 个月左右的婴儿开始进食固体食物。新种类的食物可引起婴儿便秘，有时还会出现顽固性便秘。家长可给婴儿提供尽可能多的甜水果和富含纤维素的蔬菜，以减少便秘的发生或便秘的程度。甜水果包括：杏、大李子、桃、梨和普通李子等。富含纤维素的蔬菜包括：豌豆、菠菜等。

按摩婴儿的腹部也能帮助他排大便，详见新生儿便秘一节。

治疗便秘的方法还包括大便软化剂和润滑剂：

最常应用的大便软化剂是大李子汁和梨汁。这些富含纤维的水果汁含有一定的糖分；所含的糖分可将一定的水分留于肠内，与大便混合增加肠腔内的水分，从而软化大便，缓解便秘现象。母乳喂养和奶瓶喂养婴儿都可采用同样方法，每 12 小时喂养 30～50 毫升的大李子或梨汁，直至大便软化为止。但这种方法仅适于两个月以上的婴儿。

如果婴儿还不足两个月或果汁没起到作用，可选用乳果糖。乳果糖是一种不被人体吸收的糖，在肠道内起到与大李子汁和梨汁相同的作用。

其他大便软化剂还包括氧化镁乳剂和二辛基硫代琥珀酸钠。氧化镁乳剂的用法是每 12～24 小时服用半茶匙，以代替果汁。但使用这些方法要在医生的指导之下。

另外一种治疗便秘的方法是使用润滑剂。将软化剂涂于肛门周围和肛门内，利于大便很容易地滑过肛门。任何无色、不含香料的乳化剂都可使用，比如：凡士林或其他含有凡士林的润滑油等。有时也可使用小指头刺激肛门，可每隔几个小时或更换尿布时使用一次，也可在婴儿因为不适而持续哭闹时采用，直到大便顺利排出为止。这项操作可预防肛裂的发生和减轻肛裂的程度。但不要使用棉签或其他细窄的物品刺激肛门，以免刺伤肛门。

最有效的方法是使用肛门栓剂或灌肠剂，比如可将适于婴儿使用的甘油栓轻轻插入肛门。栓剂的自身物理特征可刺激肠道利于大便排出；融于栓剂中的润滑剂——甘油，可包裹大便也利于大便的排出。除了栓剂外，还有一种能将液体直接注入肛门的灌肠剂。婴儿使用的灌肠剂由几种物质组成，主要为事先液化的甘油。与栓剂的原理基本相同，灌肠剂既可刺激肠道蠕动，又可包绕在大便周围，从而加速大便的排出。目前市场上可以购买到的含有甘油的灌肠剂是"开塞露"。

请记住，应与医生事先沟通后，再使用刺激肛门协助婴儿排出大便的方法。家长也不必过分担忧使用这些方法会使孩子产生依赖性。

便秘的最常见的并发症是更严重的便秘。一旦婴儿经历了排干便的痛苦，他就不愿再重复这种不适的经历。于是，特别是较大年龄的婴儿或儿童，就会憋着大便尽可能不排，结果导致更严重的便秘。这种并发症比较容易解决。只要婴儿大便变成正常或软便，排便时没有疼痛，即可很快恢复往日正常排便习惯了。

习惯性便秘可引起体重增长缓慢，甚至体重增长停滞。不仅如此，顽固性便秘还可影响婴儿的食欲。使用各种办法都不能解决的严重顽固性便秘可引起中毒性巨结肠。这种少见的，但却是十分令人担忧的便秘并发症可能会危及婴儿的生命，需要采取紧急的医学处理。

家长一定要特别注意训练婴儿养成自身的排便规律，这是预防便秘的有效措施。

六、髋关节发育不良

髋关节（即：俗称的胯骨轴）又称为杵臼关节是由两块骨头组成的。一块凸面向外的骨头（股骨）被一块凹面向内的骨骼（髋臼窝）包裹，其活动范围很大。髋部可有助于我们抬腿、平衡身体和行走。

分娩前，髋部就已开始发育；分娩后，会继续不断成熟。胎儿时期的髋部凹槽就已能包裹股骨头了。婴儿出生后，他就可以开始自由地运动着双腿了。

像球一样的股骨头只有置于舒适位置，才有利于髋关节继续更好的成熟。

如果髋关节的位置不正常，今后就会存在明显的行走困难。为此，一岁以下的儿童，都应接受儿科医生的多次检查。

（一）髋关节出声和脱位（出生～生后 12 个月）

出生时，婴儿的髋部还未形成理想的球和窝的功能。存在于骨盆上的髋臼窝还比较浅；而大腿骨球状的头部只有与较深的窝相连才能起到关节的作用。所以出生时髋关节还不能起到应有的作用。出生后不久，儿科医生会对婴儿髋关节的发育情况进行检查。医生通常双手握住婴儿的膝盖，向上屈曲后再外展婴儿的大腿骨，并在骨盆的窝部旋转大腿骨头部。如果大腿骨头部所处的位置合适，医生会认为髋关节窝部发育良好。如果旋转髋关节时听到"咔哒"的沉闷声音，代表大腿骨头部脱离髋关节窝部，说明髋关节窝部太浅。较浅的髋关节窝容易造成大腿骨头部滑脱而出，长此下去可引起髋关节发育异常。原有的球和窝的结构，变成了球和板的结构。医学上称为髋关节发育不良。

还有一种情况是，出生时婴儿髋关节正常，可是一些其他原因造成了髋关节脱位，影响了大腿骨头部的自由运动，称之"真性髋关节脱位"。所以，髋关节发育不良这个名词，既可反映婴儿出生时髋关节窝太浅，也可代表生后出现的真性髋关节脱位。

100 个新生婴儿中就有一位存在髋关节发育不良的问题；而 1 000 个新生婴儿中才会出现一位真性髋关节脱位患者。这些问题常见于头胎婴儿、女性和土著美国人；还可常见于有髋关节发育不良或韧带过度松弛家族史的婴儿。在臀位生产的婴儿中，髋关节发育不良的发生率极高，可达1/4。这是因为臀位婴儿在妈妈子宫内特殊的大腿位置，不利于髋关节窝形成，而出现很浅的结局。

髋关节发育不良的常见并发症是关节疼痛和不成熟性关节炎。只是发育不良，不一定存在脱位，即可引起这些远期问题。

未经治疗的髋关节脱位引起的最严重的并发症是一条腿看上去比另一条长。实际上两条腿是等长的，只是髋关节位置不对称，造成两腿不等长。实际效果也是两条腿不等长。初期，可发现大腿后部、臀部之下的皮褶明显不对称；接着，发现两腿不等长；再后，两条腿长度的差异引起颠簸步态；最终，未治疗的髋关节发育不良的婴儿会出现髋关节疼痛和跛行。有时，也可见到一只脚向外撇。

因为对新生儿进行髋关节检查时，不是所有患有髋关节发育不良的婴儿大腿骨头部都能从窝部滑出，因此不是每个病例都可于出生时就发现得到诊断的。因此，所有婴儿，特别是上述提到的可疑婴儿，应该接受多次的髋关节检查。因为，所有髋关节发育不良病例，都会在今后的检查中出现髋关节脱位现象，也就是说所有病例都可在多次检查中得到诊断。

X线或超声波检查都可看到髋关节窝的形态。对于出生头几个月的婴儿来说，超声波检查可以精确测量婴儿大腿骨头部与关节窝的准确距离，所以应该是比较好的方法。超声波检查简单易行，但必须由具有观察髋关节经验的技师来完成。如果婴儿存在髋关节发育不良，治疗期间还要重复超声波检查。

(二) 髋关节发育不良的处理

1. 穿戴双层纸尿裤

当婴儿还在医院期间或生后几周内，髋关节检查时发现了咔哒的声音，医生通常是给婴儿使用叠加的双层纸尿裤的方法。使用一层纸尿裤是为了保持婴儿清洁；使用叠加的双层纸尿裤是为了使大腿和髋关节保持稳定的位置关系。目的是用婴儿大腿骨头部协助关节窝变圆、变深。

因为，出生时较松的髋关节，有时会在出生一周后逐渐变紧，髋关节可得到自行改善，所以，有些医生认为双层纸尿裤没有用处。但不管怎样看待双层纸尿裤，如果出生一周后，髋关节仍然松弛，就应怀疑婴儿存在髋关节发育不良。

2. 模具法

如果出生几周内没有发现髋关节脱位，仍然只是感到咔哒声或使用叠加的双侧纸尿裤一周后，髋关节仍然松弛，就可采用更积极的治疗办法，即：Pavlik 模具法。此模具是用布和塑料制成的，用于保持大腿在正确位置的一种装置。模具可限制髋部的活动，促进髋关节窝的发育。根据使用模具前髋关节发育的情况，可持续穿戴数周或数月。大多数婴儿能很好耐受模具，穿戴模具后，婴儿还能适当地活动。

3. 石膏固定法

如果穿戴模具后，效果并不理想，还可以采用石膏固定的办法。将婴儿大腿骨用石膏固定于合适的位置，同时可以牵拉有关的肌肉和韧带。

4. 外科手术

如果以上治疗都效果不好，最后的治疗办法就是外科手术了，在婴儿超过一岁，最好超过 18 个月时；或使用各种方法均获失败时，才考虑手术治疗。

七、泌尿道

（一）泌尿道的生理知识

泌尿道包括肾脏、输尿管、膀胱和尿道。

肾脏在人体后腰部脊柱的两侧，左右各一个，是产生尿液的地方。膀胱是在人体的前下腹部，左右两根输尿管将尿从肾脏转运到膀胱；而尿道是将尿液从膀胱排出体外的管路。尿道口开口在人体的会阴部，从肾脏到尿道这一整套结构，统称泌尿系统。

尿通路的顺序是从肾脏——输尿管——膀胱，再经尿道排出体外。

胎儿早期，泌尿道即已发育成熟。胎儿排出的尿与其他物质共同形成羊水，在妈妈的子宫内胎儿就是被羊水包绕着。

尿液通常呈无色、淡黄色的透明状液体。偶尔，尿会变得深黄。特别是婴儿出生的头几天，或饮水不足时，可以见到深黄色尿。

（二）泌尿道常见异常

人身体内产生的各种有毒有害的物质都要经泌尿系统清除出体外。虽然泌尿道内充满了废物，但却是个无菌的环境。可是，很多婴儿会出现尿路的感染，这是因为尿道开口处常常附有粪便的缘故。再有尿路的先天异常、肿瘤以及由尿路感染引起的膀胱炎，肾盂肾炎等上行感染，可以使婴儿的泌尿道表现出许异常的情况。泌尿道常见异常情况有：

1. 粉红色尿（出生～生后 12 个月）

健康婴儿尿的颜色会在一定范围内变化，可从透明，变成黄色，甚至深黄。与成人相同，尿液颜色的变化，反映了婴儿液体入量的多少。液体入量越少，小便越浓缩，当然颜色也就越深。

健康婴儿偶尔也会排出粉红色尿。这是由于尿液过度浓缩所致，过度浓缩的尿液是显现为粉红色的，而不是深黄色。有时，婴儿浓缩尿与纸尿裤中的强力吸附物质结合，就可形成粉红色结晶或淡粉色粉末状物质。个别时候，粉红色尿有可能是由于血尿所致。当尿液中含血量很少时，就可将尿液染成淡红色，但这种情况很少见。

偶尔发现婴儿排出粉红色的尿液，家长不必担心。如果怀疑与纸尿裤中强力吸附物质有关，可更换其他品牌的纸尿裤或布质尿布；如果怀疑是尿浓缩所致，就应尽量增加婴儿的液体入量，比如：增加母乳或配方奶的喂养量和次数，并观察粉红色尿是否能够消失。

如果发现每次小便后更换纸尿裤时都可见到粉红色尿；或怀疑是脱水尿液浓缩是导致粉红色尿的原因；或尿液从粉色变为红色时，应带孩子就诊。

2. 红色尿（出生～生后 12 个月）

当尿呈现红色，而不是粉红色时，经常就是尿中带血了，医学上称为"血尿"。尿布上见到的血可与尿液混合，也可与尿液分离。引起红色尿的原因很多，这里只介绍常见的几种。

（1）皮肤或尿道口受到刺激　如果只见一滴血，并与其他尿液截然分离，其原因很可能是尿道口的皮肤或尿道受到刺激造成的局部出血。

（2）尿路出血造成的血尿　如果血液与尿液混合，其颜色如同红泥浆，那么说明出血是来自泌尿道的。尿道是将尿液从膀胱传送出外界的管道。那么，从尿道口到膀胱内，再从膀胱上行至肾脏内，整个尿路任何部位的出血，都可出现血尿，如：

①血友病、镰状细胞贫血等遗传性出血性疾病；②多囊肾等先天性肾脏疾病；③凝血功能障碍性疾病；④肿瘤、肾结石；⑤泌尿道阻塞；⑥创伤和儿童滥用药物；⑦尿路感染；⑧肾小球肾炎等。以上情况都可以导致泌尿道出血。尿路感染是引起血尿的一个最常见的原因。（本讲中后面对尿路感染有详述）

3. 结晶尿（出生～生后 12 个月）

结晶尿一种少见的现象，即：尿布上有时可见到白色或粉色如同大盐粒样的结晶体，称为尿酸盐结晶。

尿酸盐结晶是呈现带有淡淡颜色的透明体，其形成的原因要有两个：

一是尿液过度浓缩，尿中水分极少，致使尿中的物质结晶成细小的沙粒。

二是因为纸尿裤中强力的吸附剂将尿中水分吸净，导致尿中物质析出，形成结晶。

结晶尿是一种无痛的现象，是因为尿浓缩造成的，因此，如果只是纸尿裤上见到尿结晶，家长就不必担心了，可以换个吸水性小一点的纸尿裤试试看，是否还有尿结晶的现象；如果考虑是进水少、轻度脱水造成尿液浓缩，可通过增加母乳或配方奶的摄取量解决缺水的问题。如果尿的颜色和气味出现变化，就应及时就诊，以便及时做出诊断。

4. 肾小球性肾炎

还有一种特殊的感染情况就是，身体其他部位的感染，例如：链球菌性咽炎，也可引起血尿。这是任何年龄儿童出现血尿很常见的原因，即我们常说的"肾小球性肾炎"。

患肾小球性肾炎患者尿液中的血液经常是看不出来的。这是因为出血量很少的缘故，只有在显微镜下才能看到血液的成分，因此，称为显微镜下血尿。

肾小球肾炎是一种自身免疫性的疾病，所谓自身免疫性疾病，通俗地讲，就是一种自己破坏自己的疾病，因此，罹患肾小球肾炎的孩子，除显微镜下血尿、尿中有蛋白、管型等等异常外，重要的是该病会影响肾脏的功能，并最终导致肾功能不全的严重后果。在此，不再详述。

5. 尿路感染（出生～生后 12 个月）

尿液本是个无菌的环境，当尿液出现细菌感染时，就称为"尿路感染"。

由于机体排泄的废物本身就有味道，所以尿液也会带有强烈的气味，因此，偶尔尿液出现刺鼻的味道或颜色加深，可能是正常现象；但持久的异常气味或特别颜色的尿，则可能为细菌感染的信号。

导致尿路感染的常见因素有：

（1）膀胱输尿管返流　膀胱输尿管返流造成的尿路感染，占儿童尿路感染的 30%～50%。

尿路起始于肾脏，两个肾脏排泌的尿液经过各自的输尿管，引至共同的尿液收集场所——膀胱，膀胱是储存尿液的地方，直到婴儿出现便意。然后，通过尿道排到体外。

当肾脏、输尿管、膀胱或尿道存在发育畸形、梗阻或连接部异常时，就可形成病变部位的尿液被堵住，排不下去，形成梗阻。梗阻以上的部位就会有尿液积存，尿液积存的多了就会向上返流，这种情况称为膀胱输尿管返流。

当尿路因梗阻出现尿液积存时，就如同公园里的花池积水一样，细菌就特别容易在此生长，造成感染。这就是为什么存在尿路结构异常的婴儿比正常婴儿容易出现尿路感染的原因。同时，有感染的尿液向上反流就会造成感染向上扩散，称作"上行性感染"，如细菌性肾炎或肾盂肾炎。

除肾脏发育异常或肿瘤等原因外，尿路某处的炎症也可造成膀胱输尿管返流，最常见的是膀胱炎，炎症会导致膀胱与尿道接口处或膀胱与输尿管接口处因肿胀变得狭窄，造成尿路不通畅，这就很容易引起膀胱输尿管返流，而发生炎症的机会要比发育异常及肿瘤的机会多得多。

（2）细菌污染导致尿路感染　大便中含有大量的细菌，如果大便进入尿道，尿液就可能被细菌所污染，还可通过尿道上移至膀胱，细菌就会在膀胱内迅速增殖，造成膀胱炎。由于女婴的尿道比男婴短，细菌经过较短的途径就可进入膀胱，所以女婴比男婴尿路感染的发病率要高。

尿路感染也是引起血尿的常见原因之一，当细菌在膀胱中增殖时，就会造成膀胱炎，有炎症的膀胱就会渗血，因此，膀胱炎是造成血尿的一个重要原因。

任何年龄的儿童出现发烧、排尿痛、颜色深、气味难闻时，就表示极有可能出现尿路感染，应该立即去看医生。

尿路感染的最令人担忧的并发症是感染通过尿液播散到肾脏，甚至身体的其他部位，包括血液感染。

当细菌在膀胱内增殖，上返进入输尿管和肾脏时，肾脏本身也会因感染而发炎，这就是肾盂肾炎。

肾脏的感染可以造成肾脏本身的瘢痕形成和自身组织损伤，最终少数病例出现肾功能衰竭。

尿路感染还可以波及到身体其他部位，例如：肺部感染形成肺炎；大脑周围液体感染形成脑膜炎；感染播散入血形成尿源性败血症。

以上这些情况并不常出现，但对于小于 6 周的婴儿出现以上情况的危险性要比大孩子高，所以，小于 6 周的婴儿，如果可疑尿路感染、出现发烧，需要立即住院接受抗生素的治疗。

（三）诊断泌尿道异常用的检查方法及治疗原则

（1）留取尿液进行尿常规和尿液细菌培养的检查，是诊断尿路感染的常用方法。尿常规的结果几分钟后就可得知尿路感染是否存在。

尿液培养可以得知引起感染的具体细菌种类，并可指导抗生素的选择。但尿液培养的结果 2～3 天后才能知道。所以，尿常规检查是确定尿液是否被细菌感染的第一步骤。

（2）超声波检查、CT 扫描、核磁共振成像、排泄性膀胱尿道造影、荧光镜、锝—二聚体琥珀酸扫描等检查方法，能够了解膀胱、输尿管和肾脏的大小及结构、观察是否存在尿路结构异常、肿瘤或是否有结石以及了解异常的部位是否存在输尿管和肾脏的返流的问题等。这些方法都是泌尿科医生诊断泌尿道疾病的常用手段，而最常用的是超声波检查。

在日常的生活中，如果发现孩子的尿液发红，家长应该注意婴儿是否存在疼痛、发烧，血液是与尿液相混还是孤立存在等情况，并应把这些情况提供给医生。

（3）泌尿道异常的治疗原则　根据原因采取适当的治疗。包括：使用抗生素治疗感染；使用消炎的激素或协助排尿的利尿剂治疗肾脏功能不良；外科手术切除肿瘤或纠正发育异常等。

保持外阴部清洁能够有效的预防尿路感染的发生。当女婴排大便后，擦拭一定要从上至下的顺序才行（向肛门后擦）并要认真清洗，避免大便进入尿道引起感染。

平时注意多给婴儿提供液体，保证孩子水的入量，能避免发生肾结石或其他尿路问题的发生。

八、生殖器官

（一）阴茎和阴囊

阴茎和阴囊统称为男性的外生殖器官，其大小和形状会在一定范围内变化。两者都在分娩前分化成熟，但同其他的器官一样，男婴的外生殖器官，也会有这样那样的问题，常见的问题如下：

1. 包茎

（1）什么是包茎、小婴儿的包茎有问题吗　男婴出生时阴茎头上都覆盖着包皮，包皮要比阴茎长出许多，而且，这层包皮也不容易向上翻转，有时，由于包皮口过于狭小，包皮上翻更加困难，这种情况医学上称为"包茎"。

事实上，不论新生婴儿的包皮长或是包茎，一般都属于正常现象。换句话说，新生儿的包皮都长，而婴儿的阴茎头会随着长大而逐渐露出，通常长到学龄期时，包茎即可自行解除。只有严重的包茎，影响到婴儿排尿时，才需要处理（见问题（5））。

（2）新生儿是否需要做包皮环切手术　有的人主张在孩子出生后2~4周内，就给孩子实施包皮环切手术，也就是将婴儿长出来的包皮切掉，将婴儿的阴茎头露出来。因为此时，孩子还小，不用特殊的麻醉，手术也比较安全。但是否需要这样做，目前还没有医学证据证实此举的必要性。

是否要做包皮环切术完全取决于家长生活的社会环境、文化背景及个人的观点，也就是说完全是个人的选择。从医学的角度，无论包皮是否被环切，清理和护理婴儿阴茎的方法没有多大区别。

（3）对于包皮内的脏东西用清洗吗　对于婴儿包皮下的区域，家长也不需要费气力进行清理，最好采取不干涉策略，平时注意保持外阴的清洁就可以了。不要为了清洁，而强力上翻包皮。有时包皮下区域确实积存了一些正常废物，家长也不必担心，婴儿自身是可以将其清理掉的。待婴儿长大后，包皮会自然上翻，最早也要等到2~3岁后才行。到那时，包皮就非常容易上翻，清洗局部也就十分容易了。而婴儿期如果将婴儿包皮硬性上翻清理积存的废物，反而可刺激包皮，引起局部肿胀，个别时候，包皮会出现明显肿胀，不能正常复位，这种情况称为包皮嵌顿。婴儿一旦出现包皮嵌顿则需要实施急诊手术才能缓解。同时，如果家长过早地上翻婴儿包皮，还可造成局部出现瘢痕，而形成永久性包茎。

（4）婴儿出现包皮嵌顿时怎么办　当婴儿包皮上翻后不能恢复原位时，说明出现了包皮嵌顿。

对于包皮嵌顿的婴儿，当包皮滞留于阴茎头上时，可在阴茎头上涂抹一些润滑剂，以协助包皮顺利滑回原位。如果包皮肿胀严重，就需要带婴儿去看医生，医生需要在包皮上切一个小口，以缓解包皮的张力，将包皮复位。如果包皮仍不能复位，只有采取紧急包皮环切手术了。

（5）严重的包茎怎么办　严重包茎时，婴儿排尿时包皮出现明显的膨胀现象，这是严重包茎造成的。由于包皮口过于狭小，以致尿液积存在包皮内面，造成每次排尿时包皮都会膨胀起来，长此以往，积存的尿液就容易成为感染的滋生地。

对于上述严重包茎的婴儿，可将类固醇激素药膏涂抹于包皮开口处，每天涂几次，可减轻炎症，有利于松懈紧缩的包皮开口，并需持续数周。如果包茎引起了尿路感染，婴儿需要接受抗生素治疗。

2. 隐睾症——睾丸未降（出生～生后 12 个月）

（1）什么是隐睾症 睾丸在胎儿期即开始发育，发育的部位是在婴儿腹腔。直到妈妈怀孕第八个月时，睾丸才逐渐降至阴囊内，可有些婴儿直至出生时睾丸仍未降入阴囊。如果出生时睾丸还未降入阴囊的话，就可称为隐睾症。这种现象通常见于一侧睾丸；大约 1/3 的患者可为双侧隐睾症。

（2）什么原因导致隐睾症的发生 ①早产：因为，正常情况下，睾丸应在妈妈怀孕第八个月时降入阴囊，所以，不难理解，很多早产儿会存在睾丸未降的问题。但早产儿的问题，待出生后孩子长到相当于第 8 个月胎龄时，问题就会自行解决。②引起隐睾症的其他原因：引起睾丸未降的其他原因还包括：激素水平异常、神经系统疾患、遗传因素（婴儿的父亲小时就有类似问题）或睾丸初期发育不良等。

（3）隐睾症的处理原则 发现这个问题后，家长会带孩子去看儿科医生。儿科医生会对未降睾丸进行检查。如果体外不能触及到睾丸或腹股沟部触及到了睾丸，医生都会建议再等待几周，甚至几个月，以观察睾丸是否可以降入阴囊。这通常需要等待 6 个月的时间。

如果在腹股沟或阴囊部还不能触及到睾丸的话，医生会建议去看泌尿外科的专科医生。

有观点认为可以通过使用激素刺激睾丸的下降，但现今，很少采用这种治疗的方式。只有睾丸位于腹股沟时，才可考虑应用。同时，观察所见，即使不使用这种治疗办法，如果睾丸已经位于腹股沟内时，最后睾丸也会完全下降。

最后，是实施睾丸固定手术，即：用手术的方法将睾丸拉入阴囊，并固定于阴囊内。

3. 疝气（出生～生后 12 个月）

（1）什么是疝气 疝气的字面意思就是从异常开口处而膨出的肿物（多见为肠管）。比如：常见的腹股沟疝气就是肠管通过腹股沟管滑入阴囊，形成的疝气。

（2）腹股沟疝气是如何形成的 常见疝气还有那些 在妈妈怀孕 8 个月时，睾丸自胎儿的腹腔经腹股沟管降入阴囊（腹股沟即指大腿根部的部位），携带睾丸降入阴囊内的袋子称为"鞘膜"。鞘膜在孩子出生时应该已经关闭，如果鞘膜关闭过程失败，肠管就有可能顺着鞘膜沿腹股沟滑入阴囊，形成疝气，这种疝气被称作"腹股沟疝"。可见，是关闭不严的鞘膜囊为孩子出生后肠道从腹腔滑入阴囊提供了便利。

腹股沟疝气是根据发生部位命名的。占据了人类疝气中的80％。大约2％的健康婴儿会出现腹股沟疝气，男婴明显高于女婴。

另外，常见的疝气还有肠管从腹部肌肉中挤压而出，形成"脐疝"；肠道通过挤压膈肌从腹腔膨入胸腔，形成"膈疝"。由于膈疝位于胸腔内，所以，不能通过一般的检查方法观察到。

（3）疝气的处理原则　疝气经常可以膨出和缩回。当婴儿用力时，比如：哭闹、用力或咳嗽等，肠道即可通过肌肉间的孔洞凸进阴囊。绝大多数疝气还可自行缩回。也有些疝气膨出后，需要家长轻轻按压膨出物，促使其顺利归位。如果发现膨出的疝气，通过轻轻按压可将疝气退回的过程，医学上称为复位。即使可以复位的疝气，也要让儿科医生知道这种情况。医生还要对可疑疝气进行评估和诊断。

当婴儿安静后，疝气仍不能退回，就要看医生了。请记住，婴儿哭闹和用力时，会使腹压增加，易于疝气的形成。如果疝气周围区域出现红肿，特别是婴儿哭闹不止，同时还出现呕吐、发烧等，就应立即带孩子前往医院。呕吐是十分令人担忧的症状。由于膨出的肠道必须经过肌肉间的小环，而小环又容易将肠道卡住，造成肠道的机械性梗阻。造成肠道梗阻后，肠管就上下不通了，就会引起呕吐，这是肠梗阻的一种常见症状。

如果肠管被肌肉间的小环卡住，可能出现肠嵌顿或肠绞窄的现象。肠嵌顿疝指的是肠道被肌肉缺损处卡住，出现肿胀，不能自行复位。绞窄疝是指供应卡住部位肠道的血流部分或全部中断，失去血液供应，绞窄的肠段缺乏重要的营养和氧气，最终，供应肠道的氧气中断，形成肠坏死。

绞窄疝是外科急症之一，超声波检查能够观察疝气部位的肠肿胀情况和疝气局部的血流情况。

大多数疝气通过手法复位得到缓解治疗。如果经过手法复位，疝气仍然未见减少，说明肠道可能被嵌顿或绞窄。需要紧急请外科诊断。

关于手术范围的选择，有些小儿外科医生不管手法复位是否容易、不管婴儿是否存在症状，都希望在诊断疝气后就实施疝气修补手术；有些则认为对于无症状的婴儿来说，可等待至少3个月的时间，这样可以减少手术时麻醉药的危险性，但所有外科医生认为，只要发现嵌顿疝或绞窄疝，都应立即实施手术。

总体的观点是，既然疝气已经诊断，还是早些实施手术好些，以免日后出现嵌顿或绞窄。由于腹股沟疝气多表现为一侧，值得争议的是另外一侧将会如何？有些外科医生认为，既然一侧腹股沟进行了修补，那么同时也要对另外一侧的腹股沟进行修补才行。将另外一侧鞘膜实施封闭，可避免今后出现疝气或相应的并发问题。也有的外科医生不同意这种说法，除非双侧都存在疝气的危险，否则只进行一侧手术。

4. 阴囊肿胀（出生～生后 12 个月）

阴囊肿胀的最常见原因是鞘膜积液。鞘膜积液指睾丸周围的纤维袋中存有的液体。这纤维袋称为鞘膜，随睾丸一同从腹腔内降入阴囊。纤维袋封闭时，将睾丸留于阴囊内，同时内含的一些液体也被锁于其中，这种情况称为非交通性鞘膜积液。如果纤维袋封闭不严，腹腔内的液体就可进入袋中，当然液体也可从袋中返回腹腔。这种形式的鞘膜积液称为交通性鞘膜积液，随着婴儿的成长，纤维袋会慢慢长大或缩小。大约 2% 的男性出生时存有鞘膜积液。

引起阴囊肿胀的其他原因包括：睾丸扭转、感染、血管瘤或肿瘤等引起的肿物等。这些在婴儿期很少见到。不像鞘膜积液那样，出生时即可见到，其他原因引起的阴囊肿胀将于生后某一时刻突然出现或发现。

对于鞘膜积液，家长不需使用任何解救的办法。其实，大多数鞘膜积液，特别是非交通性的鞘膜积液，会于婴儿生后 1 年内逐渐消失。用手电筒实施透光试验很容易诊断鞘膜积液。光线从阴囊的一侧照入即可。光线很容易穿透阴囊内的液体，但不能穿透实体睾丸本身。所以，透光试验可以看出阴囊内睾丸、积液和其他肿物（比如：疝气）的轮廓。

非交通性的鞘膜积液可随着婴儿长大逐渐消失，所以不需治疗。几乎所有的交通性鞘膜积液都会延续到婴儿 1 岁的时候；也有一些非交通性鞘膜积液可延续到婴儿 1 岁的时候。对此，都应实施小型的外科手术。将积存的液体引流出后，再将腹腔和阴囊相通的小管封闭。

5. 睾丸扭转（出生～生后 12 个月）

睾丸胀痛可能是由于睾丸扭转所致。睾丸被纤维囊包裹，这纤维囊称为睾丸鞘膜。鞘膜和睾丸一起被一索状结构悬挂于阴囊内，这索状结构称为精索。睾丸鞘膜附着于睾丸背面，以限制睾丸的活动。如果睾丸上鞘膜附着点过高，

169

睾丸就可连同精索一起自由旋转。精索内包存着通向睾丸的神经和血管。所以，当睾丸旋转时，精索及其包裹物一同旋转，如同用手拧去拖把中水分一样。这样，通过精索进出的血流不能自由通过，就可造成睾丸的血流中断，不仅失去血液供应，而且还中断了营养的提供。当睾丸发生扭转时，局部会出现红肿。最终，睾丸会失去血液供应，而饥饿地死去。这个过程是非常疼痛的。睾丸扭转的现象十分少见。大多数病例发生于青少年和成人。但是，仍然需要注意，这种疾病也可发生于幼小的男孩，甚至可以发生于小于 1 岁的婴儿。

如果睾丸出现了扭转，家长或医生可试图将阴囊内的睾丸进行手法复位，此项措施称为手法矫正术。如果复位成功，问题即刻就得到解决。由于睾丸扭转非常疼痛，在实施手法复位前，先给婴儿服用止痛药。在睾丸解扭后，疼痛还会持续一段时间。一般手法矫正需要进行 2～3 次，才可保证睾丸扭转完全得到了矫正。整个过程所需时间较长，所以要使用强有效的止痛药。此项操作的优点是避免了外科手术，但成功率只有 30%～70%。

如果手法矫正没有成功，就只能实施外科手术了。手术过程中，除了解扭转睾丸，还要观察睾丸的供血情况。待睾丸的血液供应正常后，再实施睾丸固定术。将睾丸固定于阴囊上，以避免再次出现睾丸的扭转。由于引起睾丸扭转的原因是睾丸鞘膜附着点位置异常，一侧出现异常，另一侧也可能存在同样的问题，通常也需要同时实施睾丸固定术。所以，为了防止另一侧睾丸也出现扭转的问题，大多数外科医生会同时实施两侧睾丸固定手术。

睾丸扭转的最严重的并发症就是睾丸坏死。当供应睾丸的血流中止时间过长，通常超过 6 小时，就可出现坏死的现象。如果睾丸出现了坏死，只能通过外科手术将其切除，以避免感染的可能。坏死的睾丸当然不会产生精子。所以，失去一侧睾丸的男性，患不孕症的机会将大大增加。

（二）女孩外阴

出生前，女性生殖器就可分化成熟，甚至可以说是达到充分分化的程度。从母体内获取的雌激素会使新生儿的阴唇变得肿胀，如同成人的阴唇一般。几个星期后，随着来自于胎盘的雌激素水平逐渐降低，婴儿的阴唇也就开始出现皱褶了。在婴儿体内雌激素水平降低的同时，有些女婴可能会排出一些如同成人月经的血性分泌物。

给婴儿换尿布的同时，就可清理外阴了。我们经常可以发现阴唇内存有白色干酪样分泌物或大便。即使这样，也没必要进行彻底的清理；只是轻轻擦洗阴唇，去除脱落的碎渣即可。如果分泌物没有将阴唇粘住，就没有必要特意去清除。

1. 外阴肿胀（出生～生后 2 个月）

妈妈怀孕期间，生长中的胎儿会通过胎盘接触到妈妈的血液。妈妈的血液中含有一些保证孕期健康的重要激素。其中的一种即是雌激素。在人体发育的历程中，雌激素会刺激阴道周围的外阴——阴唇，使之肿胀。这个过程应从青春期慢慢开始，从此，女性体内雌激素的水平就会逐渐升高。婴儿在子宫内发育过程中，也会接受到妈妈的雌激素刺激，致使女婴的外阴同样出现肿胀。因此，所有足月的女婴都会存在肿大的外阴。出生几个星期后，婴儿体内妈妈雌激素的水平会逐渐下降，外阴也会逐渐瘪缩。一个月后，婴儿的外阴就呈现典型女婴状了。当发育到达青春期前后，体内雌激素水平升高时，外阴会再次肿胀。

由于肿胀的外阴可于生后几周内消退，家长不必为婴儿出生早期肿胀的外阴而担忧。如果肿胀的外阴于生后 6～8 周内消退，家长就没有必要就此问题请教医生。其实，无需治疗，只需等待。当婴儿体内来自妈妈的雌激素水平消退后，肿胀的外阴即可瘪缩。

2. 阴道分泌物（出生～生后 3 个月）

阴道黏液，又称为阴道分泌物，是从新生女婴阴道排出的透明或白色的物质。胎儿发育期间，妈妈体内的激素，比如雌激素，会通过胎盘进入胎儿体内。出生头几个星期，婴儿体内妈妈的激素可刺激婴儿阴道产生一定的分泌物。随着婴儿体内妈妈的激素水平的逐渐消退，分泌物会逐渐减少，最终消失。有时分泌物呈现血性。当经胎盘传入的妈妈激素在婴儿体内逐渐消退，有些女婴会出现阴道出血。这种现象可看作小月经。成年女性就是当体内激素水平降低到一定程度时，出现月经现象。同样的现象也可出现在新生女婴身上。妈妈怀孕过程中，婴儿接受了来自于妈妈的高水平激素，出生后几周内雌激素水平会逐渐降低，即可出现类似月经周期样的出血。血液与黏液混合的分泌物可出现于出生至生后 6 周中的任意时间。

阴道黏性分泌物或血性分泌物都属于正常现象，家长不必为此做任何事情。在更换尿布期间，适当清理阴道即可，家长应该记住清洁的顺序永远是从上至下进行。如果阴道分泌物呈现绿色或具有臭味；如果持续数周还未消退，就应与医生取得联系。透明、白色或黄色的分泌物属于正常现象。淡淡的血性

171

分泌物也是正常现象。如果淡淡的血性分泌物持续超过了 6～8 周，就应请教医生了。如果出血呈现鲜红色，好似皮肤破口流出的鲜血，说明这已不是血性分泌物了，而是出血。一定要带婴儿去看医生。如果尿中混有血液也应去看医生。

如果家长怀疑婴儿阴道内有类似小玩具的异物，更应去看医生。异物可引起阴道感染和产生分泌物。有时家中的大孩子会往小婴儿阴道内放入东西。当小婴儿逐渐长大，能够灵活运动时，她自身也会将小物品放入阴道内。

随着时间的推移，阴道分泌物会逐渐消失。当婴儿体内妈妈激素水平降低时，血性分泌物就会出现。如果血性分泌物持续存在，需要寻找出血的部位。根据持续出血的原因采用相应的治疗。如果分泌物呈现绿色或具有臭味，说明存在感染，必须采用抗生素治疗这种分泌物。如果存在阴道异物，需要尽快取出。取出后，经常需要使用一段时间的抗生素。

3. 阴道皮赘（出生～生后 3 个月）

阴道皮赘是从阴道突出的一小块皮样组织。有时局部皮肤红肿，有时局部皮肤看似正常。家长经常在为婴儿换尿布时突然发现，好像刚长出来的新组织一样。阴道皮赘属于正常现象。胎儿发育期，婴儿皮肤经常对母体的激素比较敏感。所以，婴儿还在子宫内时，就可能出现快速增长的皮赘。婴儿出生后，体内来自于母体的激素会慢慢消退。随着激素水平的变化，皮赘可逐渐萎缩，直至完全消失。

换尿布时，应常规清理女婴的外阴。皮赘本身不比女性生殖器的其他部位敏感，所以不需特别护理或清洗，与其他部位一同清理即可。只有发现皮赘出血时，才须请教医生。虽然，皮赘出血很少见，但多发生于过度护理皮赘，造成皮赘受到损伤或刺激。大多数皮赘可随着时间自行消失。目前，没有药膏可以用于皮赘上，促进其快速萎缩。如果皮赘持续几年还未消失，为了美观因素，可采用外科切除的办法。

4. 阴唇粘连（出生～生后 12 个月）

阴道的内外唇部统称为阴唇。胎儿发育时期，两个独立的部分分别形成。但于分娩前，其下部通常出现粘连。偶尔，其粘连的范围会较大。如果小阴唇粘连在一起，即可称为阴唇粘连。有 1/4～1/3 的女婴出生时存在阴唇粘连。绝大多数粘连的范围小，只有 1～2 毫米。经常不会引起家长和医生的注意。大范围的粘连可从阴蒂一直到接近肛门的部位。粘连通常由炎症或刺激引起。

这些原因可造成阴唇黏膜黏着，并出现小瘢痕。新生女婴可出现阴唇粘连的现象，但最常见于生后 3 个月至 6 岁的女童。随着生长，大多数阴唇粘连的情况可自行消除。体内的激素，例如：雌激素，可以有助于消除阴唇的粘连。到了青春期，可以发现粘连的阴唇已恢复正常。

如果家长发现婴儿的阴唇存在粘连，就应带着婴儿去看医生。对于阴唇粘连，家长不应对此进行特别的护理。目前，很少使用促使粘连早日消除的药膏。大多数的阴道粘连不需接受医生的治疗。如果粘连范围大，覆盖了阴道开口的大部分，可增加感染和出血的机会。

阴唇粘连可用含雌激素的药膏治疗。由于激素可以消除粘连，局部应用不仅效果快，而且使用又简便。如果粘连已消失，就应停用含雌激素的药膏。雌激素药膏用于严重的阴道粘连，具有潜在的出血和感染的时候。

使用激素药膏一段时间后，阴唇还可能再次出现粘连。反复应用雌激素药膏，可造成阴唇局部色素改变。由于阴唇的特殊位置，即使出现色素脱失，也不认为出现了明显的不良反应。如果出现了尿路感染，感染自身可引起发热、排尿时烧灼痛、难闻的尿味和尿频现象等。

九、背部和肛门

脊髓终止于腰和肛门间。孕第 18 天脊髓开始形成；孕第 35 天椎管封闭。当脊髓末端形成过程中出现了问题，就会在腰部向外凸出，甚至拱破皮肤，形成脊髓膨出或脑脊膜膨出。也就是我们常说的脊柱裂。

婴儿分娩前，产科医生可通过 B 超发现婴儿存在的明显畸形。直到生后，一些细微问题才可能被发现。实际上，产科医生会很认真地发现腰部皮肤的细微异常；儿科医生也会注意到腰部皮肤的色素脱失、局部小窝形凹陷、毛发增生或纹理异常。脊髓末端上方的皮肤异常即可说明下面的脊髓出现了问题。

（一）肛裂（出生～生后 12 个月）

肛门周围的组织很容易被撑破，医学上称为肛裂。便秘引起的粗硬大便或大便后擦拭肛门周围用力过度都可导致肛裂。实际上，任何的过度刺激肛门周围都可引起组织撕裂，形成皮肤上破溃的小口，流出少量鲜红的血液。从尿布中的大便或擦拭肛门时都可发现血液与大便分离，完全不相混合。超过 80% 的婴儿在一岁之内都会经历过至少一次肛裂的折磨。引起肛裂的非常常见的原因就是便秘。

肛门周围皮肤撕裂可引起婴儿不适。肛门一旦被撕破，疼痛来自两个方面。首先，针刺或烧灼样疼痛由大便或尿液刺激撕裂的皮肤所致。用带有芳香的消毒纸巾擦拭肛门周围也可引起同样的疼痛。虽然，肛门周围皮肤愈合速度很快，但在完全愈合前每次排尿、排便或更换尿布时孩子都会因疼痛而哭闹。其次，疼痛来自于肛门部位肌肉的痉挛，肛门部位的肌肉称为肛门括约肌。当肛门受到刺激时，括约肌会痉挛；当肛门存在任何损伤时，肛门括约肌也会痉挛；当大便滞留于直肠时，肛门括约肌还会痉挛。括约肌痉挛引起的疼痛，可延缓大便的排出，导致更严重的便秘，形成恶性循环。所以，患有肛裂的儿童会持续便秘，而便秘又会再度引起肛门撕裂。只有大便便软才会减轻肛门皮肤的撕裂，才会促进已损伤的皮肤恢复正常。只有相对频繁的排便，才能持续保持软便状态。

用手电筒照射婴儿肛门经常可以确定出血的部位。仔细观察将会发现肛门内部有一很小的皮肤撕裂口。有时，撕裂的局部会轻度发红，裂口处还可见到干血迹。

有两种主要的办法治疗肛裂：肛门内涂擦润滑剂和积极治疗便秘。润滑剂可直接涂到出血的部位。当肛门局部被充分润滑后，大便就能比较轻易的滑出。任何无色、不含香料的润滑剂，包括凡士林和其他含有凡士林的油膏，都可使用。家长可用小拇指将润滑剂涂擦于肛门周围。切忌使用棉签和其他细窄的物品。每隔几小时或每次换尿布时都可使用润滑剂，直到排大便时见不到出血为止。其他治疗包括轻轻清洗肛门、避免使用含有香料的擦拭巾等。否则，会引起裂口刺痛。坐浴也可起到一定帮助，使用含有一定药物的温水，有利于肛门周围皮肤损伤的修复。如果便秘是引起肛裂的原因，必须积极治疗便秘才行。

最令人担忧的并发症是慢性肛裂，这是一种很难治愈的现象，是由于在原有撕裂的伤口还未完全愈合前，又再次被撕裂所致。个别严重的病例需要接受外科治疗。无论肛裂后婴儿排便多么频繁，极少看见并发大量出血和继发感染的病例。

（二）骶尾部小凹、小坑和多毛（出生～生后 12 个月）

骶尾部小凹，又称为藏毛窝，是位于脊柱下和臀部上骶尾部的一个小凹。比较浅的小凹称为骶尾部小坑。经常会有较密集的毛发聚集于此区域。这些通常是正常现象，仅是脊髓末端的一个标志。不论这些正常的标志，还是其他骶尾部异常的表现，都应经过医生检查才能确定。在怀孕头三个月，胎儿的脊柱即已形成。随着脊柱的发育，皮肤也将逐渐覆盖胎儿的背部。所以，如果脊柱末端发育不够完善，覆盖于此部位的皮肤就会不平整。有时一小部分脊髓着实地与生长中的皮肤相连，并用力向下拽皮肤。最极端的形式，就是将局部的皮肤拽至脊髓的终底部，因此，形成一小小的深凹。也有可能皮肤将脊髓拉出身体表面，形成脊髓突出或脑脊膜膨出，也可称为脊柱裂。很多时候都是脊髓尾端发育异常所致，因此，局部皮肤的变化就成了很好的标志。

仔细想想自己的家人和周围的朋友，很多人都有骶尾部多毛、小坑或色素沉着等现象。事实上，这是非常常见的身体特殊部位的皮肤变异，完全属于正常现象。据统计，50个正常婴儿中就有一个会存在骶尾部小凹、小坑或局部皮肤不正常的情况。只有极个别时候，小凹、小坑或多毛区皮肤的下面伴有脊髓发育问题。所以，只是婴儿骶尾部出现小坑或多长一些毛发通常不能说明什么问题。另外，脊髓与覆盖其上的皮肤相粘连，会在婴儿成长过程中及脊髓发育过程中，显现一些问题。问题在于脊柱与皮肤的粘连影响了身体下半身，包括下肢、双足、膀胱和肠道在内的神经发育。深深的小凹也有可能出现继发感染。如果小凹很深，感染就可直接深入脊髓。

除了带婴儿去看医生外，对于任何小凹、小坑或多毛现象，家长不需要做任何事情。但是要经常给婴儿洗澡，保持局部清洁；但是对于正常的小凹、小坑或多毛不需进行特别护理和关注。

如果轻轻扒开小凹周围的皮肤，可清楚见到下凹的基底，家长就不必担忧了。如果不能见到小凹的基底，或仅从小凹内生出毛发，而不是骶尾区域多毛的话，就应请教医生了。如果从骶尾部很小的区域上萌发了浓厚的毛发，或出现局部皮赘、皮肤肿胀或少见的皮肤痕迹，也应请教医生。

如果小凹或小坑发红、肿胀或存在压痛，通常说明局部出现了感染。小凹内流出清亮或发黄的液体可能是大脑和脊髓周围的脑脊液。如果流出的白色液体呈现脓性，则说明出现了感染。如果婴儿存在其中一种问题，都应去医院接受医生的检查和诊断。

绝大多数小凹、小坑和多毛区域刚好位于脊柱的尾部和臀纹之间，有些正好与臀纹重叠。如果发现小凹部位明显高于骶尾部，应请教医生。如果小凹不是位于人体中线，而是偏于一侧；或局部皮肤出现其他异常现象，也应请教医生进行检查和诊断。

175

最后，如果婴儿还存在其他明显的缺损，特别是沿着身体中线区域的缺损，就应带婴儿去看医生。人体中线是一条假想线，身体前部的人体中线是从肚脐到鼻尖的连线；身体后部是从头和颈背中线，一直到臀纹中点。此线将人体分为左右两侧。人体每侧的解剖结构基本上是对称的，而且也应该是完整的。有时会出现中线缺损的现象，比如腭裂和尿道下裂等。

如果骶尾部的小凹、小坑或多毛与其下面的脊髓相连，就应进行外科手术治疗。这种相连可限制脊髓的生长，损伤脊髓的神经。有时，也会引起脊髓感染，或脊髓周围的液体感染，形成脑膜炎。如果小凹周围皮肤出现感染，通常需要使用抗生素治疗。只能口服，不能进行局部治疗。如果液体或脓较多，就应采用引流的方法治疗。如果脊髓或脊髓周围的液体出现感染，需要使用静脉抗生素治疗。

十、下肢

孕早期时，胎儿的下肢即已形成。孕 16 周时，通过 B 超就可清晰地看到下肢的骨骼。再过两个月，胎儿就可以蹬腿了。起初，很容易受到妈妈的忽视，再后来就能清楚辨别了。运动有助于肢体的形成。随着胎儿的生长，子宫内的空间越来越狭窄，下肢被挤压成扭曲的姿势，生长也受到了限制。婴儿出生后，下肢还会继续生长、变化。刚出生时，大腿经常呈弓状弯曲。其实，C型弯曲的小腿是完全正常的。到了婴儿学走路的时候，腿部就逐渐开始变直了。一岁后，一些婴儿的下肢就会变得非常直了；而有些则仍然略有弯曲。刚出生时，双足如同搅泥板，见不到明显的脚弓。与腿部一样，双脚会根据人体的需要不断变化，承受体重并完成行走。有些婴儿双脚内旋，有些则外展。这些问题在婴儿生后几个月至几年内能自行纠正。

（一）罗圈腿（出生～生后 12 个月）

如果 2～3 岁以内婴儿的双腿呈弓状，好似刚骑过马一样，这纯属正常现象。出生后，经常可见婴儿的膝和脚踝之间的小腿骨呈现 C 型弯曲。绝大多数婴儿，在新生儿期，小腿弯曲最为明显。这种弯曲俗称为罗圈腿，医学上称为弓形腿或 O 型腿。这种自然的弯曲，不经治疗也可自行变直。

到婴儿 2～3 岁时，相反的问题会经常出现。孩子喜欢保持外八字脚、双腿向里弯曲的姿势，称为外翻足或 X 型腿。孩子 3 岁时问题最为突出，一般可持续到 7～8 岁。整个过程都是正常的。造成这种现象的原因是内外侧膝部骨骼发育不同步所致。

对于罗圈腿，家长不需要采用任何方法进行纠正。如果家长发现婴儿的两条腿存在差异，比如一侧更为弯曲的话，就应带婴儿接受医生的检查。当婴儿逐渐长大，开始走路时，家长应重点观察婴儿的步态或控制平衡的能力。如果弯曲的小腿不但没有见好，而且越来越严重的话，还是要接受医生的检查。引起小腿弯曲程度持续加重的是 Blount 氏病。这是由于小腿骨的生长板过快生长，导致小腿的胫骨自身出现了弯曲。

如果小腿弯曲严重影响了婴儿站立或行走，就应带着婴儿接受医生的检查。即使孩子已到 3 岁，在很大程度上，罗圈腿仍然可以自行矫正。如果不能自行矫正，可以请教专门的骨科医生。严重的罗圈腿经常会合并着其他骨骼问题。

过去，采用支具或石膏固定的方法治疗罗圈腿；现在不那么积极了。如果孩子存在严重的或持续加重的罗圈腿，需要密切观察小腿的变化，并每 6 个月接受一次骨科医生的检查。正常的罗圈腿不会存在并发的问题。如果罗圈腿不能自行矫正，而且急剧加重，应考虑婴儿患有 Blount 氏病或佝偻病。

（二）畸形脚（出生）

出生 1 000 个婴儿就有一个存在畸形脚，俗称为马蹄内翻足。存在此问题的婴儿脚会轻度下垂，并向内旋曲。男婴的发生率常常高于女婴；而且具有家族史的婴儿，其发病率明显增高。

真性畸形脚在胎儿发育的早期即已开始，可能与婴儿在妈妈子宫内生长过程中，他的脚所处的位置有点关系。由于脚背部及内侧韧带和肌腱发育落后于其他的韧带和肌腱，最终形成特殊的脚形。如果畸形脚比较严重，脚内部的骨骼发育一般也会受到影响。有时，畸形脚是胎儿在妈妈子宫内所处的特殊位置所致。这种通常不是真性畸形脚，而是体位性畸形脚。与真性畸形脚不同，由于脚的韧带和肌腱发育正常，儿科医生通过活动婴儿的脚即可轻易纠正体位性畸形脚。有一组问题我们称为体位性畸形，除了上面提及的体位性畸形脚外，还有包括足弓内收在内的可治疗的脚畸形、斜颈等子宫腔越狭窄，婴儿身体某些部位越容易出现轻度的体位性畸形。由于双胞胎和三胞胎共享狭窄的子宫空间，体位性畸形的发生要高过单胎的婴儿。

婴儿出生时，绝大多数的畸形脚即可确诊。儿科医生会试图轻轻地将婴儿的脚向上、向外转动，以测试韧带和肌腱是否已缩短。如果轻轻旋转，就可完全纠正脚的畸形，就说明是体位性畸形脚；如果不能纠正到正常位置，则为真性畸形脚。

真性畸形脚需要接受石膏的固定治疗，以逐渐拉长已缩短的肌腱和韧带。每周都要更换石膏，并重新固定，直到缩短的韧带已被拉长，脚能自然地处于正常位置为止。整个治疗过程称为序列石膏固定法。接受石膏固定治疗的初期，需要进行脚的 X 线检查，以确定脚是否被固定于适当的位置上。

将近一半的畸形脚可通过序列石膏固定法得到矫正；而另一半的病人只能接受外科手术了。先进行序列石膏固定法的治疗，待婴儿出生 3～6 月的时候，外科医生会决定是否需要实施外科手术。即使出生时非常严重的畸形脚，也要先接受一段时间的序列石膏固定法的治疗。对于少数严重的病例，医生会等到婴儿 8～12 月大小时，才实施手术。外科手术就是切开已缩短的韧带和延长肌腱的过程。手术后，患侧脚和小腿会用石膏固定 6～12 周；然后换用塑料支具继续固定数周或数月。

由于固定的石膏限定了肌肉和韧带的运动，所以接受石膏固定期间，婴儿还应同时接受物理治疗。否则，长时间治疗下来，脚和腿部的肌肉就会萎缩、韧带就会变硬。

如果畸形脚没有及早地接受石膏固定治疗；如果畸形脚非常严重，只能接受手术治疗。未接受畸形脚治疗的婴儿，今后走路时，会出现脚外侧皮肤的磨损。长时间后，会出现脚骨的损伤。

十一、神经系统

神经系统包括大脑、脊髓及所有传导至肌肉和器官的神经束。神经系统如同一错综复杂的网络，在 1 毫秒内就可将信号传至全身。到婴儿出生时，神经系统已基本成熟，只是很多神经纤维还处于裸露状态。缺少绝缘层的裸露神经纤维会影响信号传导的有效性和传导速度。这就是为什么婴儿对某些刺激特别敏感的原因。一个受到惊吓的儿童刚开始时，可能出现喘息和尖叫；接着就会伸展四肢并剧烈抖动，再后号啕大哭。这说明婴儿身体内每根神经相继都受到了刺激。婴儿出生几个月，神经就覆盖上了被膜——髓磷脂。这时，家长就会发现婴儿比较容易合作了，也能很好控制身体的运动了，还能记住大人的脸和居住场所了。

神经系统常见的异常情况是：

（一）阵挛性发作和惊厥（出生～生后 12 个月）

婴儿刚出生时，大脑和全身的神经纤维间绝缘层发育还不完善，就如同一捆无绝缘的电线一样。所以，一根神经受到刺激，不论刺激大如巨声，还是小如刺痒，都会引起临近的神经一同出现反应。有时，出现伸胳膊、踢腿、哭闹等混杂的异样反应；有时，会引起相应部位的可重复出现的肌肉运动——反射。无论是哪种形式，缺少绝缘的神经都会使生后几周至几个月内的婴儿由舒适安静的状态，突然变成伸胳膊、踢腿，并开始哭闹。婴儿经常会于即将睡醒的时候，出现这样的动作。

反射是婴儿对外界某一刺激出现的本能的反应。婴儿出生时具有的一系列反射，随着生长，大约于生后几个月后，这些反射就会逐渐退化。这些反射包括：吸吮、拥抱、握持、强颈、踏步、觅食、爬行和降落伞反射等（在第二讲，专题二，新生儿的家庭护理中的"神经反射"中有详细介绍）。所有这些反射都是对触摸、声音或动作的反应。除了爬行和降落伞反射出现于生后几周外，其他反射都可在婴儿出生时引出。随着婴儿的成熟，这些反射都将退化消失。如果反射不能引出，或持续时间过长，都是神经系统异常的表现。

有时家长不易分清婴儿的动作属于正常反射，还是脑神经的异常发作表现——惊厥。特别是不能确定拥抱反射的真实性。虽然真正的惊厥可有不同的表现形式，但婴儿期惊厥的表现常常十分典型，非常容易确定。典型的表现是强直性肌肉收缩后，出现的阵挛性发作。阵挛性发作是指四肢的某一肌肉群出现的交替性的、具有节奏性的肌肉收缩和舒张的系列动作。惊厥的阵挛性发作通常仅持续 1～2 分钟，少数病例可持续超过 5 分钟。

惊厥期间，婴儿会出现呼吸困难，甚至呼吸暂停。惊厥一旦停止，婴儿就会开始正常呼吸，但常处于极度嗜睡状态。

生后 6 个月至 6 岁的儿童出现惊厥的最主要的原因是高热或体温增长过快。这类惊厥成为热性惊厥。2%～5% 的 6 岁以下的儿童至少出现过一次高热惊厥。

因为正常新生儿反射纯属正常，不需任何治疗。惊厥的治疗依赖于引起惊厥的原因。如果婴儿存在细菌感染，就应使用抗生素治疗。如果发热引起了惊厥，首先应该控制体温。如果 CT 扫描、核磁共振成像或脑电图异常，就应采取针对特别问题的特殊治疗。

如果正常新生儿反射不能引出或持续时间过长，可能会存在中枢神经系统的损伤，应尽快评估。惊厥最主要的并发症是呼吸暂停。惊厥时，大量神经受到影响，许多肌肉群立即同步受到刺激，像呼吸这样的许多正常功能就会受到抑制。惊厥时，婴儿会出现全身发青，但那时又不能进行心肺复苏和口对口的呼吸。只有惊厥停止时，才可进行，但此时呼吸往往已恢复。惊厥期间出现呕吐时，婴儿可将一些呕吐物咽下，也可将一些呕吐物吸入气管，出现哽咽或窒息。当出现呕吐时，应轻轻将婴儿头转向一侧，减少吞咽和误吸呕吐物的机会。记住，婴儿惊厥时，不要往婴儿嘴中放任何东西。

（二）脑震荡与脑损伤

婴儿的脑震荡和脑损伤不是一定要摔了、碰了才会造成的。

我们在新生儿生理特点的章节中，曾提到新生儿的头占身体长度的 1/4，而我们成人头部占身体长度的 1/8，随着孩子慢慢长大，孩子头部与身体的比例才达到成人的情况。

对于 1 岁以内的婴儿来说，婴儿的头部还是相对的大而重，而且，小婴儿各组织、器官都非常脆弱，颈部的肌肉也很软弱无力，如果，为了逗孩子玩，把孩子抛的高高或让手推车走在过分颠簸的路面，或使劲的摇动摇篮或者手推车，就有可能造成孩子脑震荡，使孩子的脑部受到损伤，甚至留下永久的后遗症。因此，对待小婴儿，一切动作要温柔，更不能使劲的摇晃婴儿。

除脑震荡外，频繁的摇晃孩子，还可以导致孩子患"摇晃综合征"，比如孩子总是哭个不停，家长或看护人员，就使劲的摇晃孩子，孩子在很短的时间内，被摇晃多次，就可造成孩子脑部的损伤，甚至猝死，请大家一定要注意，不论何种情况，都不能摇晃孩子。

十二、全身问题

绝大多数婴儿的健康问题已在前面各章节中通过介绍身体各部位时进行了讲解，本章将介绍涉及全身整体的几个问题。这几个问题都是婴儿 1 岁之内可发生在每个家庭中常见的问题。这些引起新父母最常担心的问题包括：发热、哭闹不止、脱水、睡眠问题及皮肤发青等。

由于没有一个问题会单独存在，没有一个症状具有特异性，因此认清这些问题还是比较困难的。由于婴儿间存在个体差异，解决问题时就会遇到非常复杂的事情。另外，还要考虑到有些医疗问题与婴儿的病情有关。

　　还好，解决这些问题还是有些简单、合理的方法。发热时，能测定体温，还能控制体温；哭闹不止的原因常常也能被找到；脱水能够得到预防，至少能够得到确诊；睡眠方式的改变会随着时间的推移逐渐恢复正常；只要家长掌握了心肺复苏的方法，遇到孩子皮肤发青时，绝大多数家长就不会特别惊慌了。

（一）发热（出生～生后 12 个月）

　　一天内人体温度出现小幅度的变化是正常现象。比如：穿着过厚、气候炎热和运动锻炼都可使体温轻度增高。发热的概念意味着体温增高的程度已超过日间体温正常波动的幅度。人体正常的平均温度为 37℃（98.6 ℉）。通常将超过 38℃（100.5 ℉）的体温定义为发热。

　　一个刚出生的小婴儿不能调节自身的温度，好似蛇一样，是种变温动物。当外界变冷时，体温就降低；包裹几层毯子并戴上帽子后，体温又可能过高。生后几个星期，婴儿调节自身温度的能力就越来越强了。在此之前，温暖的环境可使婴儿感到暖和，但环境温度过于"温暖"也会导致婴儿"发热"。所以，遇到小婴儿出现发热时，首先将包裹婴儿的毯子松解开，待 10 分钟后再进行体温的测定。如果体温还是偏高，就认为是真性发热。

　　从婴儿到成人，发热时人体经历的过程非常一致：发热时，人体会出现心跳加速、血管扩张，引起皮肤发红、变暖。这个过程是为了更多血液能流经皮肤，达到有效散热、降低体温的效果。大多数的发热对人体无害，是人体对抗疾病的自然过程。

　　如果体温徘徊于 37.2～38.0℃（99～100.5 ℉）之间，人体会感到温热，此时不必惊慌。如果温度超过 40℃ 或 40.5℃（104 ℉ 或 105 ℉）时，我们称为高热。高热可能会带来的问题，本节接下来会做详细的介绍。

　　当生后 4～6 周之内的婴儿出现了发热，而且体温超过 38℃（100.5 ℉）时，儿科医生一般还是非常紧张的。因为此年龄的婴儿自身免疫系统几乎为空白状态。机体没有能力产生任何抗体，没有能力保护机体的任何部位。一旦受到病毒或细菌的侵袭，病情会快速加重。而此时，婴儿还不能向家长表述自己的难受程度。所以，对于小于 4～6 周婴儿的发热，我们要特别关注。接下来关于检测和结果分析的段落中会有详细介绍。

　　感染可来自多种途径。出生前的胎盘和羊水，分娩过程经过的妈妈的产道，都可能是新生儿感染的途径来源。有时，感染菌可滞后发作，多达六周之久。由于空气可传播别人通过咳嗽、喷嚏散发的病菌，所以婴儿和年长儿可通过空气获得感染。其实，唾液也携带着许多种病菌。亲吻婴儿、共享食物、争咬玩具都可传播感染。

家长应该做的最重要的事情就是给发热的婴儿测定体温。有许多测定体温的方式。过去常用水银柱的体温计测量婴儿的体温，现在主要使用数字式体温计了。

经肛门测定直肠温度是一种非常准确的方法。将数字式体温计插进肛门内大约 1～1.5 厘米深时，进行温度测定。插入温度计时婴儿会有异样的感觉，但不会引起刺痛。还可将体温计放置于婴儿腋下进行测温。体温计头部必须放于腋窝内，并使婴儿同侧上臂紧贴于身体侧面，使腋窝内的空气不能流通。这样才能测到准确的体温。即使这样，通常认为腋下温度比实际体温低 0.2～0.3℃（0.5 ℉）。

耳道温度、口腔温度和前额温度的准确性都较差，与实际体温可相差0.5℃（1.0 ℉）以上。耳道体温计测定的是鼓膜的温度。如果婴儿耳道狭窄，测定时体温计不能将外耳道全部阻塞，外界的空气就会影响测定结果，所以对儿童或成人来说，此方式比较精确。对婴儿来说，不能完成将体温计头端置于舌下并闭嘴数十秒的动作，所以测定口腔温度是件非常困难的事情。条纸样温度计很容易粘于前额，但测定的精确度太差，现已不再使用。

如果大于 6 周的婴儿出现发热，家长可做主给婴儿使用退热药物。药物在服用后 15～20 分钟后开始发挥作用。给婴儿服用药物后，再与医生取得联系。如果小于 6 周的婴儿，体温超过了 38℃（100.5 ℉），不要擅自给予退热药物，应立即请教医生。根据医生的指导，合理使用退热剂。

最常应用的两种非处方的退热剂包括：对乙酰氨基酚（泰诺林）和布洛芬（美林）。对婴儿来说，可以使用滴剂；对儿童来说，可以选择液体。对乙酰氨基酚还有直肠栓剂。

对乙酰氨基酚适用于任何年龄，每次服用剂量要根据婴儿的公斤体重来决定，10～15 毫克/公斤/次。一定要计算出合适的剂量，过量可引起中毒。很多非处方治疗咳嗽和感冒的药物中也含有对乙酰氨基酚。使用前，家长要阅读药物的标签，了解对乙酰氨基酚的含量。不要同时使用几种含有对乙酰氨基酚的药物。一般来说，非处方的治疗咳嗽和感冒的药物不适于 6 个月以下婴儿服用。布洛芬只适于 6 个月以上的婴儿，也要根据婴儿的体重计算药量，10 毫克/公斤/次。药物的剂量通常印在药盒上。如果有任何不清楚的问题，都应请教医生。对高热来说，对乙酰氨基酚和布洛芬可联合应用，也可交替应用。如何将两种药物混合使用，应听取医生的意见。儿童阿司匹林是适用于十几岁以上的病人，不能给婴儿服用。阿司匹林可导致儿童患上瑞氏综合症。只有在医生的指导监督下，才可使用阿司匹林。

发热的来源一经确定，就可能开始进行药物治疗。细菌感染时，选用抗生素。针对细菌的类型可选用针对性强抗生素。病毒感染时，没有针对的药物可以应用，只能使用解热镇痛剂，或等待病情自愈。只有疱疹家族的病毒感染是个例外，比如对单纯疱疹和水痘带状疱疹病毒感染，可选用有效的抗病毒药物。

发热主要的并发症是热性惊厥。当体温非常高或体温上升非常快时，容易发生。发热的并发症主要与病因有关。细菌感染可播散到身体其他部位，引起相应的继发问题。这就是为什么要积极处理发热的原因。特别是小于 4～6 个月的婴儿，很容易出现感染的播散。

（二）哭闹不止（出生～生后 12 个月）

哭闹不止指的是婴儿在不停的哭闹。无论将婴儿抱起还是放下，无论是抱着婴儿摇摆还是静止不动，无论是喂养还是吸吮安抚奶嘴，婴儿总是不停地哭闹。家长只有带着孩子去看急诊，否则别无办法。在去医院看医生之前，家长应该先注意以下几点。

哭闹不止的第一个原因是细丝缠绕。头发等细丝缠绕住手指或脚趾。有些男婴的阴茎也会被细丝缠绕。缠绕后几分钟，供应远端组织的血液循环即被中断。缺乏血液供应就会引起剧烈的疼痛。所以，要先检查哭闹不止的婴儿手指、脚趾，还应包括男婴的阴茎。

哭闹不止的第二个原因角膜擦伤。覆盖眼球的外膜被擦伤可引起流泪和疼痛。即使家长发现婴儿角膜出现了擦伤，还是要带孩子去看医生。提早证实这个问题，家长可明确婴儿哭闹的原因。

哭闹不止的第三个原因应该是发热。当体温超过 38℃（101 ℉），说明婴儿出现了真性发热。感染应该是发热的原因，也应该是引起哭闹的原因。

腹部疼痛应该也是哭闹不止的另一原因。婴儿出现呕吐、腹泻、便秘、返流或排气过多等症状都可引起腹痛。肠绞痛不同于常提及的腹痛，也可引起婴儿哭闹不止。有很多理论可以说明肠绞痛形成的原因。一般来说，婴儿一旦出现哭闹，很难被轻易地平静下来。患有肠绞痛的婴儿，其哭闹常起始于傍晚，歇斯底里地哭闹可持续数小时。只有持续抱着婴儿、不停摇晃婴儿、不断安抚婴儿才能获得短暂的平静。即使这样，有些婴儿仍然不停地哭闹。

根据哭闹不止的原因，选择相应的检测项目。对于细丝缠绕，不需进行任何检查。角膜擦伤可用含有荧光素的特殊滴眼剂证实。这是一种无痛技术，将滴眼剂滴到眼内可显示出受损角膜的确切部位。如果婴儿出现发热，就需要接受对脑脊髓液、血液和尿液在内的一系列的相关检测。腹痛伴有严重呕吐或腹泻时，应该接受进一步的检查。首先进行腹部的物理检查。腹部 X 线检查可用于观察胃肠道的大体轮廓。如果怀疑婴儿患有阑尾炎，可采用超声波检查。只是婴儿极少患有阑尾炎。如果 X 线和超声波检查都不能明确诊断，可选用 CT 扫描。如果怀疑肠道感染，可进行大便的检查。

根据哭闹不止的原因，采用相应的治疗方法。角膜擦伤后，需要使用抗生素眼膏，还要将受伤眼睛遮盖。如果发现细丝缠绕现象，必须尽快解决。可用小剪刀剪断。如果是头发缠绕，剪刀又很难将其剪断时，可使用脱毛剂溶解头发。根据发热的原因，采用相应的治疗。抗生素用于治疗细菌感染引起的发热，但对大多数的病毒感染是无效的。如果出现高热，可使用对乙酰氨基酚和布洛芬等退热药物。腹痛的治疗更要基于原因才能选定。

婴儿哭闹不止所能带来的最为令人担忧的并发问题，就是家长或看护者的烦躁情绪。家长和看护者出现情绪烦躁时，就会不断摇晃婴儿，希望他能快速安静下来。结果婴儿不仅没有安静下来，反而会因这频繁和剧烈的摇晃，发生大脑内出血和脑神经损伤。其结果引起严重的神经受损，甚至死亡。家长遇到婴儿哭闹时，一定要稳定自己的情绪。如果家长情绪暂时不能稳定下来，就先将婴儿放在安全地带或交给其他人员暂管一下。待短暂休息和调整后，再继续护理婴儿。

（三）脱水（出生～生后 12 个月）

根据重量计算，水分约占人体内 60％。人类主要通过饮用水分来保证体液充足；主要通过出汗、流泪、唾液、排尿和呕吐丢失体液。还有少量体液通过呼吸，以水蒸气的形式丢失。脱水的字面含义就是体液过少。血液在人体内动静脉中流动。当体液水平正常时，人体内血流速度稳定，并且有足够的多余水分形成眼泪、唾液、尿液和粪便。脱水的病人体液减少，水分缺乏。这时，病人会出现哭时无泪、口腔干燥、砂纸样舌面、尿色深黄。由于体液较正常时候减少，尿液浓缩，而且一天总尿量也会减少。严重者，出现心跳加速、血压变化。

导致儿童出现脱水最常见的原因是胃肠炎（腹型感冒）和液体摄入过少。呕吐和腹泻引起的体液丢失是胃肠炎导致脱水的常见原因之一。由于胃、肠受到损伤，每次试图饮水都会引起呕吐或腹泻。所以，在呕吐腹泻停止之前，体液不可能得到完全的补充。另外，呕吐导致脱水的原因还可能包括肠功能不良、食物过敏和严重的返流。

导致脱水的另一常见原因是液体摄入过少。异常的解剖结构引起的喂养困难，例如：腭裂；口咽疼痛引起的吞咽困难，例如：真菌感染引起的鹅口疮、病毒感染引起的手足口病及细菌感染引起的链球菌性咽喉炎等。婴幼儿为了避免疼痛而拒绝饮水，最终出现脱水。有时候，配方奶粉与水混合的比例不当——奶粉中所加水量过少，也可引起婴儿出现脱水。所以，配方奶粉的配置应根据标签上的说明进行。再有，母乳喂养的妈妈本身处于脱水状态，所产的乳汁量极少，也可造成婴儿脱水。

首先，测定婴儿的体重。体重可以帮助我们确定脱水的程度，但是我们往往不知道病前近期的婴儿体重。所以，现在的体重只能作为基线，以了解从现在开始整个疾病期间脱水是否加重。根据脱水的过程，也需进行其他的检查。如果怀疑胃肠感染，医生会建议检查大便，并作大便细菌培养。如果有指征表明感染已播散入血，还要进行全血细胞计数和血培养的检查。对于严重呕吐或腹泻的婴儿，应进行电解质的监测，以了解疾病是否影响了血液的正常平衡。胸部 X 线检查可以确诊是否存在肺炎，因为肺炎患者也可出现呕吐。尿液分析和尿培养等尿液相关检查可以了解呕吐是否由泌尿系统感染所致。

治疗脱水的最好方法是补充液体纠正脱水，可采用不同的方式。根据孩子的接受能力，少量多次口服补液是最好的方式。无论孩子是否还存在呕吐，都应开始补液治疗。有时你会感到惊奇。难道每次 5 毫升（一茶匙）每 5～10 分钟一次的少量喂养可以起到作用吗？的确，这样已足可以开始控制事态的恶化了。

当孩子不能耐受口服补液，并存在中或重度脱水时，就应开始静脉补液。首先放置静脉导管，这样液体才能直接进入静脉。静脉补液可以很快使婴儿见好。当婴儿已能经口摄入足够的液体，而且不再呕吐时，就可以停止静脉补液了。根据需求，控制静脉输液的时间长短。对中度脱水的婴儿，可能需要几个小时的静脉补液；而对重度脱水的婴儿，可能就需要几天的静脉补液了。如果婴儿患有感染，必须接受适当的治疗。最常选用的是抗生素。如果肠道不能很好的工作，特别是存在梗阻时，就需要外科介入，进行修复。未经治疗的严重脱水会危及生命。血容量严重不足可导致休克；脑血流减少或体内电解质紊乱可导致惊厥。对非常严重的病例来说，脱水可导致死亡。

（四）睡眠（出生～生后 12 个月）

有许多技巧可以帮助婴儿进行整夜的睡眠，每个家庭可根据自己的情况选择自身合适的方法。本节不是在讨论睡眠的训练，而是解释婴儿体内的生物钟是如何工作的，根据家长的想法如何帮助不同年龄的婴儿建立良好的睡眠习惯。可是，每个人的睡眠习惯间存在很大的差异，有些婴儿的睡眠就是比其他婴儿长。在此，重点是理解影响婴儿睡眠的因素，只有这样才能保证婴儿获得最长的睡眠时间。本节叙述的是足月婴儿的通畅睡眠方式。

虽然婴儿自身感觉不到，他每天大部分时间都是在睡觉。新生儿每 24 小时的平均睡眠时间为 16～18 个小时，但每隔 2～3 小时会醒来吃奶。这种方式会造成家长睡眠的缺乏，但却可以保证婴儿的充足睡眠。有些新生儿是个大懒虫。一次睡眠可坚持 2 个多小时，然后醒来、吃奶，又继续睡眠。而有些只是个瞌睡虫，每次睡眠只能坚持 15～20 分钟，醒后即睁开双眼，到处乱转，有时哭闹是为了吃奶，有时就是为了引起大人的注意。睡眠之间清醒时间较长。这些婴儿已经获得了足够的睡眠。我们很难预测到多长时间的睡眠对婴儿来说才算充足。到了出生第三周，婴儿两餐之间的间隔时间就会长起来。起初为每两个小时一次喂养，逐渐变成每 3～4 小时吃一次奶了。这是因为他们的进食能力大大提高，每餐可以食入比较多的奶液。足够的奶液可以保证长时间的睡眠。两个月以下的婴儿，每天需要喂养 7～12 次，逐渐的喂养次数在减少，睡眠时间在增加。

喂养和睡眠息息相关。一次婴儿能够进食较多的奶液，就可与下次喂养间隔较长的时间。影响婴儿进食量的因素包括胃内容量、每次喂奶量或母乳产生量、吸吮的积极性等等。所以，一旦婴儿一次能够进食较多的奶量，就可拉开与下次喂养间的时间，一次睡眠也就可以保持的长些。

睡眠持续时间是一件事情，睡眠规律性又是另外一件事情。当婴儿长到 4～6 周的时候，绝大多数婴儿在头半夜会有较长一段的睡眠。经常从晚上 7～8 点睡起，直到午夜时分。醒后，婴儿会疯狂地吃奶。有时，家长不得不让他中间停下来，适当休息一下。婴儿的生物钟与他在子宫内生活的规律有关。怀孕的妈妈会发现一整天劳累后，刚躺在床上，肚子里的胎儿就开始剧烈地运动。许多妈妈诉说，深夜时孩子的踢腿和运动会达到最高点。所以，婴儿需要调整出生后的生物钟，使自身预置的生物钟提前。多数 6 周之内的婴儿从午夜时分开始进入最高潮的活动时期。

与睡眠规律结合起来，就可看出喂养的重要性和实用性了。奶瓶喂养的婴儿每次食物量基本相同，而母乳喂养的婴儿每次进食量会有一定的变化。大多数妈妈到分娩后 1 个月时，每日清晨产奶量最多，可持续到午后。然后，产奶量逐渐减少。夜间达到一天中最少的时刻。所以，家长就会发现孩子半夜时分特别饥饿，每次喂养的间隔也会缩短。这就得出了喂养和睡眠息息相关的基本结论。有些婴儿也不能坚持长时间的睡眠，但他们最终都能获得自身的充足睡眠。有些生后 1～2 个月以上的婴儿，也会每睡两个小时后就醒来。

婴儿生后头两周内，家长不必试图改变婴儿的生活习惯，而是努力观察孩子的喂养和睡眠的习惯和方式。所有新生儿每天要接受至少 8 次的喂养；有些可多达 10～12 次。即使新生儿睡得十分安生，若一次持续超过 4～5 小时，也应将婴儿弄醒，进行喂养。当婴儿长到 4～6 周的时候，他就能耐受比较长的喂养间隔了。如果还不到满月的婴儿，一次睡眠持续超过了 5 小时，他就不可能在一天内的其他时段，把应该所需的喂养补上，长此就会出现体重增长缓慢。有些婴儿必须被频繁叫醒，才能获得足够的喂养。一般医生都会告诉家长间隔多长时间就应叫醒婴儿接受喂养。

无论家长将婴儿放在何处睡觉，比如：婴儿自己的小床、摇篮或在大人床旁、床上。这是家长的选择，但同时一定要注意安全问题。应该让婴儿仰卧位睡眠。俯卧位睡眠可增加婴儿猝死综合症的发生。如果婴儿喜欢侧卧睡，就可用一楔状或卷成圆筒的毯子抵住婴儿的后背，但要低于婴儿的肩部。即使婴儿还不会翻身，也会扭动和蠕动，千万不要将物品置于口鼻周围。否则，会增加婴儿猝死综合症的发生。婴儿睡觉时，小床上不能存在软垫、松动的毯子、多余的枕头和填充的玩具。

睡眠方式会随婴儿的生长而变化。如果婴儿频繁醒来，说明婴儿处于饥饿状态，医生会强烈要求家长改变喂养程序。这样可以增加婴儿的睡眠。如果婴儿喂养和生长都好，只是过于兴奋不能很好睡觉的话，也没有药物或其他治疗的方法，唯一可以做的即是等待。现在有许多书籍可以提供很多的策略，帮助婴儿增加睡眠时间。睡眠太多的唯一并发症就是体重增长缓慢。睡眠太少，致夜间清醒时间太长，唯一的并发症就是造成家长情绪急躁，最终导致婴儿情绪急躁。

（五）过度喂养（出生～生后 12 个月）

简单来说，过度喂养就是吃的太多，通常是吸吮反射的结果。婴儿生后就知道如何吸吮，这是他保持自身平静的唯一方法。婴儿不会抓痒痒、不会擤鼻涕，却会吸吮。家长经常将这种不断的吸吮动作认为是饥饿的表现，所以在间隔很短的时间内又再次喂养，因此增加了很多次的喂养。其结果婴儿吃进了比自己自身需要还要多的母乳或配方奶。其实，婴儿的吸吮动作只是为了自我安慰。很多时候家长都可以发现，不管什么时间，给婴儿喂养的是母乳或某一品牌的配方奶，都不能终止婴儿的吸吮动作。事实上，对婴儿来说，还不具有感受饱感的能力；对家长来说，又很难了解婴儿真正的需求量。过度喂养婴儿的体重增长比较快，有些是非常快。由于胃部过度饱满，婴儿很容易出现呕吐。由于胃内容量有限，饮用过多的奶汁必然引起呕吐。

可是，由于很多原因都可导致婴儿吃奶后出现呕吐，家长很难确定哪种情况是由于过度喂养所致。有时，婴儿对配方奶或母乳中的某些成分（与妈妈饮食有关）敏感；还有时，保持食物存于胃内和预防食物返流回口腔的控制肌肉功能不够健全，都可出现吃奶后呕吐的现象。医学上将后一种现象称为返流，会在下面节段内进行介绍。另外一些引起频繁呕吐的原因，比如食物不能排入肠道——幽门狭窄，也将在后面阶段中阐述。

如果婴儿出现了过度喂养的情况，最简单的干预方式就是减少每次喂养量。请记住，婴儿还不具备感受饱感的能力，而且一有机会婴儿就会无休止的进行吸吮。因此，为了减少喂养量，必须减慢喂养速度，使婴儿能有充分的时间体会吃饱的感觉。当怀疑奶瓶喂养婴儿出现过度喂养时，也应采取缓慢喂养的方式——每喂养 30～50 毫升的配方奶就停顿几分钟。在喂养一半量的时候，就促使婴儿打嗝，有利于胃内气体排出，更有利于减缓喂养速度。有些奶瓶喂养儿吃奶过快的原因是奶眼过大，不需怎么费劲就可获得大量的奶量。选择奶眼小些的奶头，可以促使婴儿增加吸吮力气，延长喂养时间。对于母乳喂养婴儿出现过度喂养时，也增加两侧乳房喂养交替的间隔时间。如果妈妈的一侧乳房中的乳汁就足以喂养婴儿时，每喂养 5～10 分钟就强行中断喂养，协助婴儿打嗝，然后再继续喂养。有些妈妈母乳的流出速度很快，特别是刚开始时，很容易造成婴儿哽咽。此时，妈妈应该在喂养起始时，人为限制一下母乳流出的速度，可以获得良好的效果。如果婴儿在喂养后还在继续吸吮，就可用手指或安抚奶嘴满足婴儿的需要。保持吸吮动作可很好地安抚婴儿。婴儿一旦能够体会到饱感，他就会停止吸吮，进入睡眠状态。

　　治疗过度喂养的唯一方法就是减少每次喂养量。可参见的措施上面已经谈及。没有任何药物治疗这种现象。过度喂养的主要并发症是返流和肥胖。返流是一种痛苦的呕吐形式。返流将在本章后面的章节进行阐述。对正常婴儿来说，生后头 3 个月，每天体重应增长 15～30 克；接下来的 3 个月，每天增长 8～15 克；而肥胖婴儿每天体重增长是正常婴儿的 2～3 倍。现有很多事实显示成人肥胖与儿童肥胖有关联；但对于过度喂养或体重增长过快是否可以引起儿童或成人肥胖还不能定论。由于体重过重限制了婴儿运动能力，所以运动功能发育相对比较缓慢。表现在坐立、翻身、站立和行走等方面。缓慢的运动能力不能消耗体内很多热量，致使婴儿体重增长更快。一旦婴儿能很好控制自身活动，就能消耗更多的能量，体重增长速度就可减慢。体重增长才可得到控制，婴儿也就容易对周围事情产生更大的兴趣，同时就会对吃饭减少兴趣。两者合并的结果就可使婴儿在生后第二年逐渐变瘦下来。

　　有时非常难以判断婴儿是否已吃足。最好的办法是定期测量婴儿的体重。出生头几天婴儿都在丢失体重，但几天后体重就开始重获，每天可增长 15～30 克。婴儿不是一直按照这个速度增长，否则一年内婴儿就可增至 18 公斤！随着婴儿逐渐成为更有效的进食者，他会学会一次用较长时间进食，拉长每次喂养间隔、留出充足的睡眠时间。一般不需进行任何治疗。

（六）生长障碍（出生～生后 12 个月）

　　医学上用生长障碍这个词形容婴儿体重增长不良。虽然，有些患生长障碍的婴儿体重会减轻，但绝大多数婴儿体重还是增长缓慢。体重增长程度是评定婴儿健康状况的重要指标。婴儿体重增长越快，说明婴儿生长的越好，大脑发育的越好。当然，体重增长的程度也不能超过一定的限度，否则就是体重增长过快了。这些已在本节段中作了介绍。

　　每次看医生时都应该测量婴儿的体重，并将体重测量值标在生长曲线上，以备今后了解体重增长的趋势。标准的生长曲线由数个百分位等位线组成，包括第五、第十、第二十五、第五十、第七十五、第九十和第九十五百分位的等位线（详见后面章节介绍的生长发育评估）。根据婴儿的年龄和体重，确定相应的百分位。

　　百分位式生长曲线一般不太容易被家长看懂。家长需要注意以下几方面的

189

问题。首先，不必要特别关注婴儿一次体重的绝对百分位值。比如三个月前婴儿体重还在第 50 百分位线，而现在却降到了第 25 百分位线，这就应该提醒我们给予适当的关注了。我们关心的不是体重的绝对值或每次体重的百分位具体值，而是与上次体重百分位值的变化率。其次，百分位值是相对值。现在有关于身高、体重和头围的生长曲线。身高和体重通常伴随而变。如果婴儿体重的百分位值出现下降，身高的百分位值多半也会降低。每次观察婴儿的生长要几个生长曲线同时看。再次，婴儿的生长发育过程与父母的体型极为相关。如果家长瘦长，孩子的体重百分位往往低于身高的百分位。另外，如果家长矮小、结实，孩子就可能有较高的体重百分位和较低的身高百分位。最后，给生长障碍下个定义，一段时间来，婴儿体重一直低于第二百分位水平，就认为婴儿出现了生长障碍。换句话说，短时间内，婴儿体重从第 50 百分位降到第 10 倍分位以下，就是生长障碍。实际上，体重的变化通常比较缓慢。

很多原因可引起婴儿生长障碍，大体上可将其分为两类：热量摄入过少或热量摄入过多。热量摄入过少的常见原因是喂养不足。有些婴儿不能摄入自身需求的奶量。对母乳喂养儿来说，妈妈不能产生足够的母乳；对奶瓶喂养儿来说，每次吃奶量太少，或一天 24 小时总的吃奶量太少。也有一些少见的原因，比如奶中所含热量不足等。有些神经系统疾病、口腔或胃肠解剖结构异常影响了婴儿摄入适当的饮食。还有一个少见原因，非常严重的返流可造成婴儿不能获得适当的体重增长。关于返流的内容已在上面章节中作了介绍。

有些时候，即使婴儿摄入了足够的热量，甚至过多的热量，也可出现生长障碍。这是吸收不良的后果。吸收不良指的因肠道吸收食物中养分的能力很差所导致的一种疾病。引起吸收不良的原因如下：奶过敏，婴儿对牛奶过敏或对母乳喂养妈妈饮食中某种食物敏感；婴儿对母乳或配方奶中的脂肪吸收障碍；肠道感染，特别是寄生虫感染。

有时，婴儿体内热量燃烧过快也可引起生长障碍。体内含有过多的甲状腺激素或生长激素，可致婴儿代谢异常，引起生长障碍。心脏或肺脏等重要器官疾病，也可消耗很多热量，导致体重增长缓慢。再有，生长障碍还与染色体异常有关。患有遗传性疾病，比如唐氏综合症的儿童，早期体重增长通常缓慢。

家长经常很难确定自己的婴儿是否摄入了足够的热量。对于奶瓶喂养儿来说，由于能够计算出每日牛奶的消耗量，所以很容易得知入量是否充足。但是，摄入充足热量并不代表体内吸收了足够的养分。为了得知您的婴儿每次喂养是否获得了足够的入量，每次喂养完毕时，家长可注意以下孩子是否还存在饥饿体征——四肢乱动和到处寻觅、不断吸吮等。如果婴儿在上次喂养后，很快又开始激烈地寻觅食物，说明上次婴儿根本没有吃足。如果家长认为自己的婴儿体重增长不足，可试着增加喂养频率或每次的喂养量；同时记录婴儿喂养、排便和睡眠的情况。这些有助于你与医生进行详尽的讨论。母乳喂养的妈妈也可通过增加液体的摄入，试图增加母乳的产生量；或增加喂养的次数。用吸奶泵抽吸母乳可以有助于妈妈产生更多的母乳。有些民间方法也可有助于增加母乳的产生量。

如果家长认为自己的婴儿体重增长不足，就可与医生联系。通常医生希望家长能够带着婴儿到医院进行婴儿体重的测定。如果婴儿每次食奶量很少，比如每次奶瓶内都剩余很多奶液或很短时间就结束了吸吮乳头，家长应该向医生说明这种情况。还有，如果婴儿每日大便量急剧增多，或大便呈水样、恶臭、油腻状、血性或混有黏液，都应该带孩子到医院就诊。如果医生已经确定婴儿生长障碍，家长应该同医生一起制订下一步的喂养和体重增长计划。除了频繁的随诊外，家长应尽量多向医生询问相关的问题。

如果增加了热量的摄入，问题就得到了解决，当然就不需要做任何检查了。可是，根据体重丢失的程度和婴儿的表现，需要进行相关的检查。全血细胞计数可了解贫血的程度，这是一个慢性问题。电解质的检测可了解肾脏功能和体内电解质平衡情况。肝脏功能异常可证实一些其他慢性疾病。尿液检查除了可了解感染的情况，还可进行代谢问题的筛查。大便检测其中脂肪含量，确定是否存在吸收不良。大便检测还可证实是否存在寄生虫等感染，证实是否因为食物过敏或肠道炎症引起了肠道出血。

X线检查可以了解肠道结构。偶尔，让婴儿吞食钡剂，可以通过X线了解肠道黏膜的情况。微小的照相机经过口腔插入胃内，进行上消化道内窥镜检查；或经过肛门插入大肠，进行结肠内窥镜检查，了解胃肠内部的情况。

如果生长障碍的原因是热量摄入过少，治疗的原则就是增加每日热量的摄入。有时，只是简简单单地增加喂养频率或增加喂养量即可解决问题；但有时婴儿的身体状况或解剖原因限制了热量的摄取，只有先纠正这些问题才可能改善生长障碍。例如：腭裂的婴儿不能进行有效的喂养，进行修补手术前，只有采用特殊奶头才可进行奶瓶喂养。

如果生长障碍发生于高热量摄入的婴儿，要根据原发疾病采取相应的治疗方法。例如：只有改变饮食种类才能纠正吸收不良；内分泌专科医生才能解决体内激素水平异常的问题；患感染的婴儿需要接受药物治疗。

(七) 皮肤发青（出生～生后 12 个月）

红细胞是血液中能携带氧气的一种细胞，也是正常人粉红色皮肤的物质基础。当红细胞暴露于氧气中时，血液即变成红色。当氧气不足时，红细胞就变成蓝色。所以，如果血液中没有充分的氧气，婴儿皮肤就会变青，这就是紫绀。有很多原因可以导致刚出生不久的婴儿出现紫绀，有些是正常现象，有些则令人担忧。

有时，婴儿身体某些部位发青，却没有医学危险存在。实际上，刚出生时，所有的婴儿的手脚都是发青的。手脚处于外周循环的部位。外周循环是动脉系统结束的标志，在此，血液将逆转通过静脉回流到心脏，再流经到肺脏进行重新氧合。外周循环在维持人体正常功能方面起着重要的作用。当婴儿出现寒冷时，手脚的血管就会收缩，以致热量能够保存于身体内部。有时手脚发青可见明显有趣的界限，好似婴儿戴上手套及穿上袜子一样。口周也属于外周循环的部位，所以经常可以看到婴儿口周有些发青。正常保护机制引起的部分部位的皮肤发青通常没有令人担忧的原因。

无论父母的肤色如何，大多数婴儿出生时皮肤都发白。皮肤的正常色素会于生后几个小时，或者几天后沉积于皮肤上。对于刚出生的婴儿，通常很容易观察到皮肤颜色苍白还是发青。但是，几个小时后，对于黑人婴儿，父母就很难观察孩子皮肤是否发青了。这时，最容易观察的部位应该是手掌和脚掌，以及口腔内的黏膜。请记住，手脚发青可能是正常现象，但牙龈及口腔内黏膜发青就一定是异常现象了。

如果婴儿全身发青，活动减少，拒绝吃奶、甚至没有哭闹，说明这种青紫是异常现象。其主要的原因是心脏和肺部出现了问题。为了弄清为什么会出现这种现象，首先要了解血液在体内是如何流动的。血液在身体内流动，氧气从红细胞中释放出来；血液就会由鲜红色变成蓝色。氧气器官（包括大脑）、肌肉和组织的燃料来源。血液流回到肺脏，进行氧合后，再流向全身，释放氧气。心脏作为驱动泵维持从全身到肺脏的循环。

人类心脏分成左右两侧：一侧将来自身体并已释放完氧气的蓝色血液泵入肺脏；另一侧将来自肺脏并已补充了氧气的红色血液泵到全身。如果心脏两侧间连接异常，比如：两侧连接的组织上存在一个小洞，蓝色和红色的血液就可能出现混合。当混合后的血液流经人体时，皮肤就会呈现蓝色。关于心脏是如何将血液泵到全身等相关信息可通过本节后的推荐网站进行了解。

　　肺脏在皮肤发青方面起着重要的作用。如果婴儿肺脏不能很好地工作，就不能向血液提供足够的氧气。如果肺部出现感染、萎陷、结构异常，如果连接肺部的气管出现阻塞，如果婴儿停止呼吸，都会影响到肺脏的功能。这时，即使血液能够沿着正常途径流动，也没有足够的氧气经肺脏流入全身。致使由心脏泵到全身的血液仍然为蓝色，同样可以导致皮肤发青。

　　还有许多致使皮肤发青的潜在因素。有些婴儿出现屏气时，几秒后皮肤就会发青。这种情况称为呼吸屏气发作。如果婴儿发生惊厥时，就不能有效呼吸，皮肤就会发青。如果婴儿误服了毒素，毒素可直接黏附于红细胞上使其变形或间接减慢呼吸动作，都可引起婴儿的皮肤发青。

　　对于皮肤发青，家长首先确定婴儿是否存在呼吸。如果婴儿停止呼吸，就不会见到胸廓和腹部的运动；鼻翼也不会煽动，婴儿也会变得异常安静。停止呼吸后很短时间，也就是几秒钟，婴儿就会全身发青。如果婴儿没有呼吸，即刻开始心肺复苏，并同时呼叫 120 急救站。

　　不到两个月的婴儿主要通过鼻子进行呼吸——嘴负责进食，鼻负责呼吸。呼吸时，婴儿的腹部会上下运动。当婴儿鼻腔出现轻微肿胀时，就会发出非常嘈杂的呼吸音。当外周循环的血管收缩时，特别是当口周发青时，很难确定婴儿是否存在缺氧。如果婴儿嘴唇发青，核对身体内氧气水平的最好办法是打开口腔。如果牙龈为粉红色，通常提示身体内有大量的氧气；否则，就应立即呼叫 120 急救站。

　　当氧气水平低时，婴儿必须直接接受氧气的治疗。有时需要通过面罩或鼻导管提供，有时则需要通过气管插管由机器泵入氧气才行。根据低氧和皮肤发青的原因，采用相应的治疗。如果肺部出现感染，形成肺炎，就需使用抗生素治疗。对于 4～6 周以上的婴儿，可采用口服的方式；而对于 4～6 周以下的婴儿，特别是新生儿，只有接受静脉内直接注射的方式。为了确定感染的精确原因，必须进行全血细胞计数和血培养的检查。当婴儿第一次患有肺炎时，应开始使用非常强有力的广谱抗生素。一旦确定了感染的细菌种类，就可选择更为有效的抗生素了。细菌引起的肺部感染可以使用抗生素治疗，而病毒引起的肺部感染就很少可以通过有效的药物治疗了，因为传统的抗生素只能杀灭细菌，不能杀灭病毒。所以，当病毒成为肺部感染的原因时，治疗的办法通常包括氧气的提供和密切观察。一段时间后，病毒一定会自行消失。

　　还有其他引起肺功能不良的原因需要接受特殊的治疗。必须重新复张萎陷的肺脏。有很多治疗办法可以治疗由于解剖的变异引起的肺功能不良，其中最常用的是手术疗法。如果进入肺脏的气道被阻塞，要根据阻塞的原因采用适当的治疗。有时是异物，比如玩具或食物颗粒，进入了气道，就需要由专科医生进行异物清除。有时感染或过敏引起了气道肿胀，就需要接受药物治疗。

如果心脏不能很好地将血泵到全身，而引起的皮肤发青，需要请心脏病专家进行诊治。除了通过面罩、鼻导管或呼吸管提供氧气外，有些药物也可改变流经心脏的血流方向，从而解决问题。有时，还需要接受外科手术治疗。

低氧造成的最严重的并发症是重要生命器官严重缺氧状态。大脑是控制许多器官功能的统筹器官。如果大脑出现缺氧，就不能执行正常的工作，人体最基础的，包括呼吸在内的生命功能就受到了破坏。这就是为什么人体会提供大量的血液进入大脑的原因。大脑接受的血液，也就是氧气，要比身体内其他器官都多。所以，即使血氧水平较低时，大脑内的氧气水平通常还是较高的。对于许多严重的病例来说，低氧可导致器官衰竭，甚至死亡。

专题二　预防接种

疫苗接种，又称为免疫接种或预防接种，是为了增强婴儿预防特殊感染的能力，使婴儿免受严重感染性疾病，有时是致命性疾病的侵袭。

疫苗分为很多种类：

有些是实验室内人造的细菌或病毒部分结构的复制品，称为重组疫苗。

有些是黏附于细菌上的蛋白质，称为结合疫苗。

还有少数疫苗就是完整的细菌和病毒，但是这些细菌和病毒已通过加热处理，其中的蛋白已变性，成为无活性和无害的物质。将这类疫苗称为灭活疫苗或死疫苗。

再有，一些疫苗就是从活病毒制备儿来。病毒通过减弱毒性的处理，形成疫苗。这种疫苗不会引起完整的疾病过程，称为减毒活疫苗。

所有疫苗都会诱骗婴儿的免疫系统，使其误认为婴儿真的暴露于细菌或病毒之中。免疫系统就会产生相应的抗体，用来击败这种特定的感染。以致，今后婴儿真正暴露于病毒或细菌面前时，身体已事先作好了充分的准备，免疫系统已拥有的抗体就会将其杀灭。

过去几十年间，我国预防保健部门推荐了多种疫苗，并将这些疫苗分为一类疫苗和二类疫苗：

第一类疫苗，是指政府免费向公民提供，公民应当依照政府的规定受种的疫苗，包括国家免疫规划确定的疫苗，省、自治区、直辖市人民政府在执行国家免疫规划时增加的疫苗，以及县级以上人民政府或者其卫生主管部门组织的应急接种或者群体性预防接种所使用的疫苗；

第二类疫苗，是指由公民自费并且自愿受种的其他疫苗。

许多家长担心疫苗对婴儿和健康和发育有着长期的影响。他们担心的问题很多，从含汞原料的防腐剂，到一次多种疫苗同时注射等。本章就对婴儿生后1～2年内可能接触到疫苗的基本信息进行概括说明。虽然，下面叙述的有些疫苗不全是给1岁以内婴儿提供的，说明这些是为了让家长对婴幼儿的免疫接种有个较全面的了解。

一、卡介苗（第二讲专题二新生儿家庭护理）

二、乙型肝炎疫苗（第二讲专题二新生儿家庭护理）

三、甲型肝炎疫苗

一岁半到两岁以后的儿童才可接种甲型肝炎疫苗。一般只需接种两剂，首次接种后的6～12个月后再接种第二剂。两岁以上的任何年龄的人群都可接种，包括儿童、青少年和成人在内。

肝炎是发生于肝脏的炎症，经常由病毒感染所致。引起肝炎的病毒按传统中文数字排列，从甲型、乙型、丙型、一直到庚型肝炎，以后还会证实更多的肝炎病毒，还会继续往后排列。由于乙型和丙型肝炎可以导致长期的肝脏损害，所以目前最为人们所关注。其实，甲型肝炎最为常见，但是比较容易诊断和治疗，而且本身也并不十分严重。

甲型肝炎感染后可出现呕吐、腹泻，病程可持续6个月以上。很多儿童患有甲型肝炎感染后完全没有任何症状。实际上，成年人是这种病毒感染的易感人群。虽然少见，甲型感染也可造成肝功能衰竭。甲型肝炎病毒经粪便排到我们生活的环境中，再通过手—口传入人体。所以，在群居环境中特别容易暴发流行，主要见于幼儿园、住宿学校等等地方。这些地方的工作人员可能会清理尿布、厕所，还可能为孩子们准备饭菜。所以，在准备饭菜前一定要清理鼻腔，否则偶尔擦拭自己的鼻子后就有可能将病毒播散到饭菜中，引起感染流行。甲型感染还可通过水源传播；贝壳类海鲜是此病毒的栖息地。

在中国，只有一些地区建议每个儿童都必须接种甲型肝炎疫苗，由于世界各地都存有这种病毒，所以对旅行者来说，非常有必要接种这种疫苗。甲型肝炎疫苗的副作用非常常见，但却极其轻微。不良反应包括注射部位疼痛（20%）、头痛（5%）、食欲下降（8%）等。所有的不良反应在注射后几天内都会自行好转。极个别人在接种次疫苗后可能会出现皮疹。

四、脊髓灰质炎疫苗

直到最近，脊髓灰质炎疫苗还具有两种制剂形式：减毒活疫苗，一种口服的水剂，称为OPV；及死疫苗，一种注射制剂，称为IPV。从2009年起，中国已进口注射形式的脊髓灰质炎死疫苗，在某些城市可以作为自选疫苗。一共需要接种4次：生后2个月、3个月、4个月、及4～6岁的加强针。

脊髓灰质炎是一种由病毒引起的感染，它可破坏脊髓和大脑的神经细胞。1955年以前，还未发明出脊髓灰质炎疫苗的时候，成千上万的婴儿因患此病而变成瘫痪。有些患病婴儿还可出现呼吸肌麻痹，导致窒息，甚至死亡。从世界范围来讲，野毒株型脊髓灰质炎仍然是一个值得关注的问题。虽然，很多地区都会有脊髓灰质炎的暴发流行，但这种病主要发生于东南亚、非洲和地中海地区。由于这种病毒还存在于全球内的一些地区，现在仍然建议旅游者应该接种这种疫苗。世界卫生组织有决心在全球范围内根除这种疾病。为了达到这一宏伟的目标，世界上绝大多数人群都必须接种这种疫苗。

由于口服脊灰疫苗是减毒活疫苗，口服疫苗前1小时不要给婴儿喂奶，服用疫苗时出现呕吐，难于估计接种剂量。对于患有先天性免疫缺陷的患儿，比如出现过肛周脓肿等情况，应该接种注射型脊灰疫苗。接种注射型脊髓灰质炎死疫苗也会出现一些不良反应。报告的不良反应包括：注射部位红肿痛（15%）和发热（30%）。目前还未接到严重不良反应的报告。

五、白喉、破伤风、百日咳联合疫苗

顾名思义，白喉、破伤风、百日咳联合疫苗是针对白喉、破伤风和百日咳三种疾病的。现在，推荐接种5次，程序是生后3个月、4个月、5个月、1岁6个月；6岁、初中3年级和大一新生应该接受白喉、破伤风二联疫苗。

虽然，白喉可以导致人体其他部位感染，但最主要还是喉部。可引起喉部黏膜肿胀，使黏膜变薄、变得更加脆弱。感染和引起气道阻塞，或播散入血影响心脏、神经和大脑。目前，在美国虽然很少见到白喉的病人，但仍然隐藏着暴发的危险。在发展中国家，白喉的发生还是比较常见的，所以进行出国旅行前，还应特别强调接种这种疫苗。

破伤风是一种众所周知的疾病。如果不小心踩上了生锈的钉子或被脏物割伤，携有破伤风毒素的细菌就可引起肌肉痉挛。有些严重病例可影响到全身的肌肉，使人体变成僵直状态。牙关紧闭是典型破伤风的表现。呼吸肌也可受到累及，出现痉挛，引起潜在致命性的并发症。

百日咳则是以喘息样咳嗽为主要特征的常见疾病，所以也称为喘息样咳嗽。对于年长儿、青少年和成人来说，百日咳可引起长时间持续"断奏"样咳嗽，以致被感染者出现严重的气喘和喘息。这就是百日咳的"喘息"现象。对于婴儿，特别是小于 6 个月的婴儿来说，在出现咳嗽之前就可能出现突然的呼吸停止——呼吸暂停。如果患有百日咳的婴儿没有得到急诊治疗，就可以完全停止呼吸而死亡。有些研究表明，60% 成人患者会持续咳嗽超过 3 周。为什么百日咳会如此流行呢？这是因为预防接种 5～10 年后体内就失去了免疫的效果。由于青少年和成人只常规接种白喉和破伤风，不再接种百日咳，因此任何超过 10～12 岁的人都是这种细菌感染的易感者。虽然，很少见到患有百日咳的年长儿和成人病情十分严重，但是他们对婴儿构成了极大的威胁。

1996 年以后，白喉、破伤风和去细胞的百日咳联合疫苗（英文简称为 DTaP）被广泛使用。在此之前，使用的是白喉、破伤风、百日咳联合疫苗（英文简称为 DTP）。DTP 所含的是整细胞的百日咳细菌，而现在是去细胞的。老式的 DTP 可引起较多的不良反应，包括超过 40℃ 的超高热在内。超高热可引起一些婴儿出现热性惊厥。有些婴儿接受老式 DTP 后可出现休克，甚至死亡。当百日咳疫苗形式发生变化后，严重不良反应的发生就明显减少了。目前，我国很多城市已不再使用老式 DTP 的疫苗了。

接种 DTaP 后最常见的不良反应包括注射部位疼痛（5%）、低热（5%）和注射部位及周围肿胀（8%）。只有 1/3 000 的婴儿可能出现高热。其他不良反应还包括：婴儿持续尖叫或哭闹超过 3 小时（1/2 000）、惊厥（6/10 000）和对某一种成分的过敏现象。

许多家长希望为婴儿分开接种白喉、破伤风和百日咳。但我国既不生产也不建议使用。接种百日咳疫苗的唯一方法就是使用 DTaP 疫苗。对于破伤风来说，有单独的疫苗，还有破伤风和白喉联合疫苗。可是，无论破伤风单独疫苗，还是破伤风、白喉联合疫苗，只建议应用于 6 岁以上的儿童。

六、麻疹疫苗、麻疹和风疹二联疫苗；麻疹、风疹和腮腺炎三联疫苗

现在很多地区已不建议婴儿生后 8 个月接种单纯的麻疹疫苗，换成麻疹、风疹二联疫苗。一般对大学一年级的新生才考虑接种麻疹疫苗。麻疹、腮腺炎、风疹联合疫苗需要接种两次：生后 18 个月及 4～6 岁期间。疫苗可预防麻疹、腮腺炎和风疹（也称为德国麻疹）这三种由病毒引起的疾病。在美国，每种疾病都曾在儿童内暴发流行过，有时还呈现周期性暴发。每次都可波及上百万儿童。自从广泛使用这种疫苗后，这些严重疾病的流行就此消失了。

麻疹可引起全身鲜红的点状皮疹，先从发际开始，逐渐波及到面部，再延至全身。患有麻疹的儿童经常会出现咳嗽、流鼻涕、口腔痛和眼睛感染（结膜炎）。发热会使病儿出现烦躁不安或嗜睡现象。虽然，大多数麻疹患者只出现少量问题，但每 1 000 名患者中就会有一名因为严重并发症而住院。最危险的并发症就是大脑感染——脑炎。这是十分危险的疾病，经常可危及生命。

腮腺炎可引起体内器官的炎症和肿胀。可引起唾液腺肿胀，致使儿童腮部明显突出、隆起。胰腺、女性的卵巢和大脑周围区域（也就是脑膜）也会肿胀。还有一侧或两侧男性睾丸也会肿胀，出现睾丸炎，发生率可达 25%。但很少见到因睾丸炎导致不育的实例。与麻疹一样，腮腺炎的儿童可患有高热，会出现烦躁不安的现象。

风疹是一种比较轻的疾病，有时根本不会出现症状。有些婴儿就如同患感冒一样，只是伴有淋巴结肿大和皮疹。可是，怀孕期间的妇女患有此病，可传染给腹内的胎儿，胎儿就会发生先天性风疹综合征。如果发育到足月，这些婴儿会出现智力低下、耳聋和失明。许多胎儿都会停止生长，最终出现流产。

麻疹；麻疹和风疹二联疫苗；麻疹、腮腺炎、风疹联合疫苗是免疫程序中出现的少有的几种减毒活疫苗，另外三种是乙型脑炎、水痘和流感疫苗。

接种麻疹、腮腺炎、风疹联合疫苗后的最常见的不良反应较轻：17% 的儿童会有发热、5% 的儿童会出现皮疹、极少数儿童可表现颈部淋巴结肿大。另外，疫苗也可并发惊厥（1∶3 000）和暂时性血小板减少引起的淤血或出血（1∶30 000）。少数儿童可能会对其中一种成分过敏。由于麻疹、腮腺炎、

风疹联合疫苗制备于鸡胚种的液体，对于严重鸡蛋过敏的儿童，不能接种这种疫苗接种。如果一旦接种，就可能出现严重的过敏反应。对于大多数轻、中度鸡蛋过敏的儿童来说，接受此疫苗接种还是安全的。

目前存在的比较大的争论就是麻疹、腮腺炎、风疹联合疫苗接种与日益增长的孤僻症发病率之间的因果关系问题。近来的众多研究表明，麻疹、腮腺炎、风疹联合疫苗与孤僻症之间没有关系。但是，争论仍在继续。

七、乙型脑炎疫苗

流行性乙型脑炎（可简称为乙脑，或日本脑炎），是由乙型脑炎病毒引起的主要在夏秋季节流行的一种急性传染病。该病由蚊子传播，主要侵害儿童。患有乙型脑炎后，不仅病死率高，而且后遗症相当严重。大约30％的患者会留有不同程度的大脑后遗问题。

乙脑主要在亚洲国家和地区流行，有明显的季节性，是目前已知的导致亚洲儿童病毒性脑炎的主要原因。近年来有成年人感染增多的趋势。控制和预防乙脑是流行区内各国卫生防疫部门的重要工作。由于对在自然界中大量繁殖的带毒蚊子采取控制是不可能的，因此接种疫苗是最有效、最经济的方法。

乙型脑炎患者起病急，可出现高热、头痛以及不同程度的意思障碍，如嗜睡、昏迷、烦躁、谵语等。很多患者病愈后，留有失语、瘫痪、痴呆、麻痹、抽搐、视神经萎缩等神经障碍。

8个月龄以上的健康婴儿和由非疫区进入疫区的儿童和成人均应接种疫苗。北京市建议婴儿在1岁时进行初种，两岁时进行复种。

对于正存在发热、患急性传染病、中耳炎、活动性结核、慢性心、肾及肝脏疾患等疾病的婴儿；以及有过敏史、癫痫、先天性免疫功能缺陷者、近期正在进行免疫抑制剂治疗的婴儿不能接种乙脑疫苗。

接种疫苗后，少数婴儿可能出现发热反应，一般不超过2天，可自行缓解。偶尔出现散在皮疹，一般不需特别处理，必要时在医生的指导下进行对症治疗。

八、流脑疫苗

流脑全称是流行性脑脊髓膜炎，由脑膜炎双球菌引起的严重脑部感染性疾病之一。任何人都可患上脑膜炎双球菌导致的疾病，但是 1 岁以下婴儿和某些存在健康问题的人，特别是脾脏切除患者更为易感。流脑占据 2～18 岁儿童细菌性脑膜炎的首位。目前，流脑疫苗分为流脑 A 和流脑 A＋C，国外还有流脑 ACWY。

A 群流脑疫苗：婴儿在 6～18 月时接种第 1、2 剂，两剂间隔时间不得少于 3 个月；3 岁时接种第 3 剂，与第 2 剂接种间隔时间不得少于 1 年；6 岁时接种第 4 剂，与第 3 剂接种间隔时间不得少于 3 年。

A＋C 群流脑疫苗：接种对象为 2 岁以上的人群；已接种过 1 剂 A 群流脑疫苗者，接种 A＋C 群流脑疫苗与接种 A 群流脑疫苗的时间间隔不得少于 3 个月；已接种 2 剂或 2 剂以上 A 群流脑疫苗者，按种 A＋C 群流脑疫苗与接种 A 群流脑疫苗最后 1 剂的时间间隔不得少于 1 年；接以上原则接种 A＋C 群流脑疫苗，3 年内避免重复接种。

按照最新扩大免疫程序规定，流脑疫苗接种 4 剂，1、2 剂用 A 群流脑疫苗，儿童自 6～18 月龄接种第 1 剂，第 1、2 剂为基础免疫，2 剂次间隔不少于 3 个月；第 3、4 剂次为加强免疫，用 A＋C 群流脑疫苗，3 岁时接种第 3 剂，与第 2 剂间隔时间不少于 1 年；6 岁时接种第 4 剂，与第 3 剂接种间隔不少于 3 年。

疫苗接种后一般婴儿可出现注射局部的轻微红肿痛，极少数出现发热现象。

以上疫苗属于一类疫苗。2009 年北京市预防接种程序进行稍微调整，可见下表。

北京市扩大免疫规划疫苗免疫程序

（2009 年 1 月 1 日版）

年龄	卡介苗	乙型肝炎	甲型肝炎	脊灰疫苗	无细胞百白破疫苗	麻疹疫苗	麻风疫苗	麻风腮疫苗	乙型脑炎疫苗	流脑疫苗
出生	＋	＋								
1 月龄		＋								
2 月龄				＋						
3 月龄				＋	＋					
4 月龄				＋	＋					
5 月龄					＋					

（续）

年龄	卡介苗	乙型肝炎	甲型肝炎	脊灰疫苗	无细胞百白破疫苗	麻疹疫苗	麻风疫苗	麻风腮疫苗	乙型脑炎疫苗	流脑疫苗
6月龄		+								+
8月龄							+			
9月龄										+
1岁									+	
1.5岁			+						+	
2岁			+						+	
3岁										(A+C)
4岁				+						
6岁					+ （白破）			+		
小学四年级										+ (A+C)
初中一年级		+								
初中三年级					+ （白破）					
大一进京新生					+ （白破）					

九、嗜血流感杆菌 B 疫苗

现在建议的嗜血流感杆菌 B 疫苗（英文简称 HiB）属于二类疫苗，最好连续接种 3～4 次：出生 2 个月、4 个月、12～18 个月，并根据生产厂家的提示，可于 4～6 岁间加强接种 1 次。

在 20 年前疫苗还未诞生的时候，嗜血流感杆菌 B，也称为 H 流感，每年会引发很多儿童患上脑膜炎，会导致太多婴幼儿死亡。虽然，嗜血流感杆菌 B 只是引起脑膜炎众多原因中的一种，但却是婴儿和幼儿脑膜炎最主要的原因。直到疫苗产生后，这种情况才得到改变。嗜血流感杆菌 B 不仅可以引起脑膜炎，还可引起气道开口处的会厌炎。一旦出现会厌炎，气道开口处就会明显肿胀，影响气体进入肺脏。另外，还可引起关节的感染——败血症性关节炎；肺部感染——肺炎；骨骼内感染——骨髓炎、和血液感染——菌血症。

嗜血流感杆菌 B 疫苗于 1985 年起正式使用。现今，每年只能见到很少的嗜血流感杆菌 B 脑膜炎。有些只接种过一次或未完成整个接种程序的儿童也有可能患上嗜血流感杆菌 B 脑膜炎。

有 25％的儿童接种嗜血流感杆菌 B 疫苗后，出现注射部位的肿痛。大约 5％的儿童于接种后 24 小时后出现发热和烦躁不安。所有这些症状将于注射后 3 天全部消退。

十、流感疫苗

流感疫苗属于可选择接种的疫苗，每年都要接种一次，每年接种的时间是流感季节开始之前，10～12 月份的时候。流感疫苗虽然也作为儿童常规疫苗程序中的一种，但不作为儿童入学前必须完成的项目。不满 6 个月的婴儿不能接受流感疫苗的接种。不满 9 岁的儿童在首次接种流感疫苗时，需要连续接种两剂，两剂之间间隔 4 周。如果首次接种流感疫苗时，年龄已超过 10 岁，只接种一剂就可以了。

流感是病毒引起的一种严重的感冒。每年引起流感的病毒类型会有轻微的变化，所以每年冬季流行于世界范围内的流感病毒株也会有所不同。

流感的典型表现包括高热、咳嗽和流涕等在内的上呼吸道症状，还可能会影响站立或行走的肌肉疼痛等。流感更容易在年长儿和成人中流行播散，而小婴儿受感染的机会相对较少。但是，一旦受到感染，对非常年幼的婴儿和非常年长的老人来说，病情将十分严重。对于婴儿来说，特别是有些冬季，流感是呼吸窘迫和住院的最常见的原因。据记载，流感的流行已剥夺了数百万人的生命。

儿童一旦患上流感特别容易发展为呼吸衰竭、需要住院治疗、而且死亡率也较高。对于有早产、哮喘、纤维囊性变、慢性心肺疾患、镰状细胞贫血、慢性肾脏疾病和艾滋病等免疫系统疾病病史的儿童来说，情况更为严重。如果怀孕妇女在流感季节来临时正好处于孕中、晚期，就应接种流感疫苗，以防母婴受到流感的影响。

由于每年流感的菌株都有变化，流感疫苗的成分也会相应改变，所以每年都应重复接种一次疫苗。流感疫苗的有效性是来自于科学家对来年冬季流感菌株的预测，因此流感疫苗只在近一两年有一定的效果。

流感疫苗有两种形式：注射型的灭活死疫苗或滴鼻剂的减毒活疫苗。滴鼻剂是一种新的形式，不能用于 5 岁以下的儿童。流感疫苗的副作用就是在接种疫苗 12 小时内出现的轻度流感的表现。主要的表现包括发热和肌肉痛，另外还有注射部位红肿。由于流感疫苗从鸡胚中制备而成，所以对于鸡蛋严重过敏的人群不能接种此疫苗的注射。如果注射了流感疫苗，很可能出现严重的过敏反应，甚至过敏性休克。许多对鸡蛋轻、中度过敏的儿童接种流感疫苗后还是非常安全的。有少数病例接种流感疫苗后可引起机体的炎症反应，甚至出现暂时性瘫痪——格林—巴利综合征。

许多流感疫苗的制剂中都存在含汞的防腐剂，所以一定为儿童选用不含汞的疫苗制剂。在给儿童接种疫苗之前，应该向医生请教这个问题。

十一、肺炎球菌结合疫苗

肺炎球菌结合疫苗，其商品名的英文是 Prevnar，要进行四次接种：出生后 2 个月、4 个月、6 个月和生后 12~18 个月。对于没有进行常规接种的婴儿来说，可实施补救程序。如果婴儿已满 12 个月，就需补种两剂；如果婴儿已满 24 个月，则只需补种 1 剂。

肺炎球菌结合疫苗可保护婴儿免受肺炎链球菌（或称肺炎球菌）的侵袭。链球菌是一类细菌的家族名称，家族中含有众多的家庭，每个家庭中的细菌可引起人类发生不同的疾病，比如：链球菌感染性咽炎等。肺炎链球菌可引起肺部感染——肺炎；血液感染——菌血症；大脑周围液体感染——脑膜炎；以及每年众多的耳部感染——中耳炎等。肺炎链球菌这个家庭中含有很多成员，其中只有几种可引起人类疾病，但引起的却是极为严重的疾病。目前，肺炎球菌疫苗只针对此家庭中的七名危险成员，所以，也将疫苗称为 7 价肺炎球菌疫苗。现在国外已开始使用 13 价肺炎球菌疫苗，这样其覆盖面更大，预防效果更强。

肺炎链球菌可以感染任何年龄的人群，其中最为危险的即是 6~18 个月的婴儿。肺炎链球菌是此年龄阶段的婴儿出现菌血症和耳部感染的主要细菌，也是细菌性脑膜炎的常见原因。

对于肺炎球菌疫苗的短期不良反应进行了很好的研究，包括：注射部位的红肿、胀痛（12~20%）和发热（30%）。由于此疫苗是新近才列入免疫程序内的，对于长期的不良反应还缺乏事实资料。

肺炎球菌结合疫苗不含汞类防腐剂。但是，专门为两岁至成人研制的肺炎球菌疫苗中却含有汞类防腐剂。如果想给超过 2 岁的儿童接种肺炎球菌疫苗，应事先向医生进行咨询。

十二、水痘疫苗

水痘疫苗是一种为 1 岁以后任意年龄儿童接种的单次剂量疫苗。但是，如果儿童超过 11 岁，就需接种两次才行。

水痘是最常见的儿童期疾病之一。大多数自然感染上水痘的儿童会出现发热、痒感的水疱样皮疹，整个病程只持续几天。这种自然界中的水痘病毒也可称为野毒株型或水痘—带状疱疹病毒。据估计，2 000 名患病儿童中有一位会出现严重的并发症。剧烈抓挠水疱能引起皮肤破溃，导致皮肤感染和结疤。最严重的皮肤感染可由链球菌所致，这种链球菌称为食肉性链球菌。水痘病毒也可播散入血，进入肺脏，引起肺炎；进入肝脏，引起肝炎；进入大脑引起脑膜炎或脑炎。这些严重并发症的发生率随着年龄的增加而增高。据估计，成人患有野毒株水痘病毒感染后，有 20% 患者可并发肺炎；患病后的死亡率也比儿童高 25 倍。水痘疫苗是列入免疫程序中少有的减毒活疫苗中的一种，其他还有麻疹、腮腺炎、风疹联合疫苗和流感疫苗。接种后的不良反应包括注射部位肿痛（20%）、发热（10%）和皮疹（5%）等。接种后所出的皮疹酷似水痘，也会从小红肿块，转向水疱，然后干燥结痂。不像野毒株水痘病毒感染那样，全身会起上百个水痘；而是在口腔、食道或外阴部出现数量不多的、不具痒感的水疱。典型的皮疹于疫苗接种后 7~10 天消失，但也有报告说皮疹可持续超过一个月。

据统计，已接种过水痘疫苗的儿童中，约有 1/10 可与接种后数月或数年后再次患有水痘。可是，所起皮疹的情况会明显减轻。身上可见不多的水疱，不伴痒感，很少伴有发热。水疱也会在 1~2 天之内完全消退。与未接种过水痘疫苗的儿童形成鲜明的比较，这些儿童全身可见上百个水疱，常伴有高热，整个病程可持续 7~10 天，或者更长些。

未接种过水痘疫苗的儿童与患病的儿童进行了接触后 72 小时之内，尽快进行水痘疫苗补种，可将水痘疾病程度降至最低。但这种补种疫苗对人体的保护程度远不如数周、数月、甚至数年前就接种过疫苗的效果好。现今，儿童接触公共场所的机会越来越多，家长很难知道，也很难预料，哪些儿童有可能出现水痘或其他疾病。

由于不能证实疫苗对 1 岁以下婴儿有效，所以接种的最小年龄是 1 岁。所以，如果 1 岁以下婴儿患上了水痘，家长能够做到的就是根据需要给孩子服用退热药物、进行麦片浴使婴儿感到舒适以及口服抗组胺药物缓解痒感等。同时要注意，将婴儿的指甲剪短，将皮肤的破损和抓痕减小到最轻。

十三、轮状病毒疫苗

轮状病毒是引起婴幼儿腹泻，特别是秋季腹泻的主要原因。轮状病毒性肠炎来势凶猛，极易引发脱水。如果脱水不能及时有效纠正，可能导致休克、大脑损伤、甚至危及生命。

我国自主研制的轮状病毒疫苗是减毒重组的活疫苗。接种对象主要为 6 个月～5 岁以下婴幼儿。这是一种口服疫苗，可直接喂于婴幼儿。用量为每人一次口服 3 毫升，切勿用热水送服。

（一）有以下症状和疾病的患儿禁用轮状病毒疫苗

1. 患严重疾病、急性或慢性感染者；
2. 患急性传染病及发热者；
3. 先天性心血管系统畸形患者，血液系统、肾功能不全疾患者；
4. 严重营养不良、过敏体质者；
5. 消化道疾患，肠胃功能紊乱者；
6. 有免疫缺陷和接受抑制治疗者。

（二）口服此疫苗需要注意以下几点

1. 接种过其他疫苗者，应间隔 2 周以后方可接种本疫苗；
2. 请勿用热开水送服，以避免影响疫苗免疫效果。

除了上述介绍的疫苗，可能家长还会遇到 1 岁以后给孩子接种的狂犬疫苗；人乳头状病毒疫苗；伤寒疫苗等。这些特殊疫苗需要征得相关医生同意，按医生推荐的进行接种。

专题三　生长发育评估

"生长发育"这个词，包含着两个概念——生长及发育。
生长：指的是身体和器官形态的增长，表示的是一种外部形态长大的

205

过程。

发育：指的身体各器官、系统的发育和生理功能逐渐成熟过程，是指孩子身体内部的变化过程。

评估身体生长的变化，可以用秤、尺等测量工具进行测量。测量的结果也有一个正常的参考范围，如：体重、身长（高）、头围、身长别体重等。

评估发育的指标通常用功能项目表示，比如：坐、爬、站、走等。目前，在世界卫生组织推出新的生长曲线的同时，也有发育量表推出。

生长发育的各指标直接反映了婴儿营养及健康的状况。在连续观察过程中，我们推荐使用生长曲线图。

我国和很多国家都有各自的儿童生长发育曲线图，但是，自 2006 年世界卫生组织发布的 5 岁以下儿童新的生长发育曲线以来，全世界各地都在极力推广这套儿童生长发育曲线。原因是这套生长发育曲线的数据均来自母乳喂养的健康婴儿。数据样本来自巴西、加纳、印度、挪威、阿曼和美国六个不同地区、不同文化、不同地理环境的国家。这些婴儿都正规接受了预防接种，而且家庭具备保障婴儿健康生长的环境和条件，并确定母亲不是吸烟者，因此，是更为客观实际的指标。

生长曲线的意义不是为了说明自己的孩子目前是居于量表上的多少百分位水平，而是为了动态观察孩子的生长状况。所以，仅仅一次的测定值很难说明孩子的生长状况，应该进行连续监测。将每次监测数值连成线，就可知道儿童的生长过程是否正常。举个例子，如果你连续测量了几个月，从图上看，你的宝宝的生长曲线是一条直线，说明你的宝宝一直没长。可能，孩子的体重百分位，还在正常范围（体重百分比的范围是第 3 百分位到第 97 百分位），但事实上孩子没有长体重。

正常儿童的生长应该是基本按照一个百分位生长。比如：出生体重位于第 50 百分位，一个月、两个月或数个月后，他的体重测量结果应该还在他那个年龄段的第 50 百分上。当然，也不能过于机械地盯住一个百分位，但变化范围不应超过上下 5 个百分位。如果波动过大应该咨询保健科医生。

一、体重

体重是反映儿童生长与营养状况的灵敏指标。婴儿生后第一年是体重增长最快的时期，是人体生长的第一高峰。体重增长速度随年龄增长而减慢。生后头 3 个月的体重增加约等于一岁内后 9 个月体重增加之和，是个非匀速增长过程。

体重曲线的横坐标代表儿童的十足年龄——月或年；纵坐标代表体重，以公斤表示；曲线范围从第 3 百分位至第 97 百分位。百分位的意思是说同龄儿童中低于这个数值的儿童数量。比如：第 15 百分位，代表有 15％的儿童体重比此值低。

体重百分位的正常值，一般为第 3 至第 97 百分位的范围。换句话说，如果，低于第 3 百分位，你的孩子就太瘦了，超过第 97 百分位，你的孩子就太胖了，第 50 百分位，是这个年龄段孩子体重的平均值。

二、身长（高）

身高指头、脊柱、下肢长度的总和，即头顶到足底的垂直总长度，用厘米表示。由于两岁以内婴儿不能很好站立接受身高的测量，多是平躺进行测定，其测定值略长于站立测定值，所以称为身长。

婴儿出生第一年增长最快，约 25 厘米，为生长第一高峰时期。身长（高）增加速度随年龄增加而减慢，第一年前 3 月的身长增长相当于第一年后 9 月身长的增长之和，而且也是一个非匀速增长过程。

三、身长别体重

身高别体重指一定身高相应的体重增长范围，比如，同样是一岁的孩子，有的个子大些，有的个子小些，如果用个子大一些的孩子的体重和个子小一些的孩子的体重作比较，就不会得出很合理的结果，换句话说，一般来讲，个子大的孩子体重会比个子小的孩子重，但是，个子大的孩子，也可能很瘦，个子小的孩子也可能很胖，很可能，大个瘦孩子的体重比小个胖孩子的体重还轻。因此，就用"身高别体重"来比较，就是在同样身高的孩子间来比较，看你的孩子的身长是在什么百分为上，这就称作"身长别体重"。

身长别体重反映的是孩子身体的匀称程度。以等级表示结果。超过 2 岁的儿童，直至成人，身体匀称程度用体块指数表示。

$$体块指数（BMI）＝体重（千克）/身高（米）^2$$

可见，体块指数代表的是身体每平方厘米的重量，那么不管你的身高是多少，都可以用每平方厘米的重量来比较，这就排除了个子大小的因素了。

身长别体重的测定值最好落在第 50 百分位处。百分位越高，说明儿童体重相对身长来讲过重，是肥胖的征兆；百分位越低，说明儿童体重相对身长来讲过轻，是生长迟缓的征兆。

四、头围

头围指头的最大围径，用厘米表示，反映脑和颅骨的发育。头围过大或突然增长过快可能与脑积水或脑肿瘤有关；头围过小或者不能正常增长可能与脑发育不良或小头畸形有关。正常儿童不会出现头围的短期快速变化。

五、发育历程

根据世界卫生组织的调查数据显示儿童五种大运动发育历程，即：
①辅助站立；②手—膝式爬行；③辅助行走；④独立站立；⑤独立行走。

生长发育，重要的在于一个长字，就是看孩子长得好不好，因此，为了获得孩子生长发育的实际状况，家长一定要了解孩子生长过程。只有通过生长曲线进行连续的观察，才能真正准确评价儿童的生长。

注意，切忌与其他儿童进行比较。每个孩子都有自己的生长轨迹和发育历程，包括发育的每项指标，对于每个儿童来说也都有各自的发育时间，同样也不要进行互相比较。有个现实的例子，有两个孩子，一个男孩一个女孩，在 4 岁时，女孩比男孩高半头，男孩的妈妈气得直骂孩子，光吃不长个。可等长到 14 岁时，男孩比女孩高一头。因此，在一定的时间内，只要你的孩子在图中介绍的时间范围内成功完成发育项目就是一个正常的儿童。

参 考 文 献

劳动和社会保障部教材办公室上海市职业培训指导中心组织编写.2005.家政服务员.北
　京：中国劳动社会保障出版社.
人力资源和社会保障部中国就业培训技术指导中心.2009.育婴员.北京：海洋出版社.
郑玉巧.2008.育儿经：婴儿卷.南昌：21世纪出版社.

图书在版编目（CIP）数据

月嫂 育儿嫂多媒体教程／丁丽翔主编 . —北京：
农村读物出版社，2014.9
（一技之长闯天下多媒体丛书）
ISBN 978-7-5048-5735-4

Ⅰ.①月… Ⅱ.①丁… Ⅲ.①产褥期-护理-教材②
新生儿-护理-教材③婴幼儿-哺育-教材 Ⅳ.
①R714.6②R174③TS976.31

中国版本图书馆 CIP 数据核字（2014）第 191686 号

责任编辑	王华勇 李 夷
出 版	农村读物出版社（北京市朝阳区麦子店街 18 号楼 100125）
发 行	新华书店北京发行所
印 刷	北京中兴印刷有限公司
开 本	720mm×960mm 1/16
印 张	13.75
字 数	190 千
版 次	2014 年 9 月第 1 版 2014 年 9 月北京第 1 次印刷
定 价	200.00 元

（凡本版图书出现印刷、装订错误，请向出版社发行部调换）